南京中医药大学"校院联合专项"社科项目"医疗重点环节中的临床沟通"
（项目编号：2025XYLH11）

献给所有致力于提升医疗服务质量 保护患者权益的医务工作者

医疗环节中的
医患沟通

主编 徐凯 王艳翚

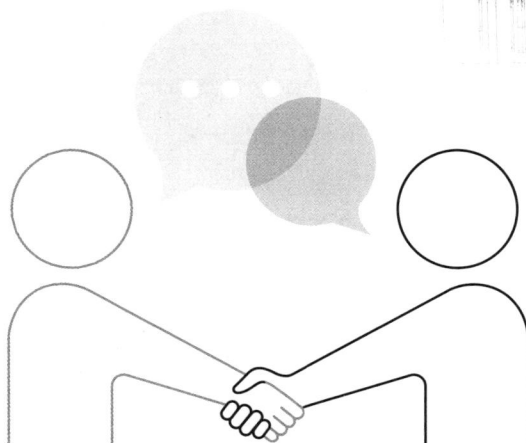

U0674525

Doctor-patient communication
in the medical process

全国百佳图书出版单位
中国中医药出版社
·北 京·

图书在版编目（CIP）数据

医疗环节中的医患沟通 / 徐凯 , 王艳犇主编 .

北京 : 中国中医药出版社 , 2025. 7

ISBN 978-7-5132-8765-4

Ⅰ . R197.323.4

中国国家版本馆 CIP 数据核字第 20252EP716 号

中国中医药出版社出版

北京经济技术开发区科创十三街 31 号院二区 8 号楼

邮政编码　100176

传真　010-64405721

廊坊市佳艺印务有限公司印刷

各地新华书店经销

开本 710×1000　1/16　印张 26.5　字数 378 千字

2025 年 7 月第 1 版　2025 年 7 月第 1 次印刷

书号　ISBN 978 - 7 - 5132 - 8765 - 4

定价　129.00 元

网址　www.cptcm.com

服 务 热 线　010-64405510

购 书 热 线　010-89535836

维 权 打 假　010-64405753

微信服务号　zgzyycbs

微商城网址　https://kdt.im/LIdUGr

官 方 微 博　http://e.weibo.com/cptcm

天猫旗舰店网址　https://zgzyycbs.tmall.com

如有印装质量问题请与本社出版部联系（010-64405510）

《医疗环节中的医患沟通》

—— 编委会 ——

舒 序

在医学日新月异、社会诉求日益多元的今天，医疗服务不仅仅是诊断与治疗的过程，更是一种深刻的人际互动，是医者与患者之间共同面对疾病、构建信任、实现疗愈的全过程。医患沟通，正是在这一复杂而微妙的关系网络中起到桥梁与纽带作用的关键环节。

长期以来，医学教育往往偏重于专业技能与临床知识的传授，然而，越来越多的实践证明，缺乏有效沟通能力的医务人员，即便具备高超的医疗技术，也难以真正赢得患者的信任与合作。一场良好的沟通，不仅有助于明确诊断、提高依从性、优化治疗效果，更在潜移默化中缓解患者焦虑、构建和谐医患关系、预防医疗纠纷。

我很高兴看到，本书作者在长期的医疗管理与实践工作中，敏锐地捕捉到了这个问题，并以《医疗环节中的医患沟通》一书做出了积极回应。全书立足于"医疗全过程"视角，紧扣国家医疗质量安全十八项核心制度，从接诊、会诊、检查、治疗、护理直至治疗效果评估与中医特色诊疗等多个环节，系统分析各阶段中医患沟通的重点、难点与实践策略。其内容兼具理论深度与实践可操作性，书中大量案例来源于真实临床，情境贴近且分析深入，展现出较强的实践指导意义与借鉴价值。

更为可贵的是，作者没有停留在技巧层面，而是始终坚持以患者为中心的价值理念，将沟通放置在医学伦理、法治意识和心理支持的整体框架中加以理解，从而展现出其对医学人文的真切关怀和专业思考。这既让我们重新认识了传统医学中关于医患关系的智慧，也促使我们反思当下医疗服务中沟通能力的现实缺口。

本书既面向医疗管理者和临床医护人员，也兼具对医学生与相关专业学习者的启发意义。作为一名长期从事医学教育工作的人员，我始终认为，医学教育不仅要教会学生如何"看病"，更要引导他们学会如何"看人"。在我看来，医术与医德、技术与人文，从来都是医学这架天平上不可偏废的两端。本书正是推动这一理念实践的积极成果。

诚望此书能够成为广大医务工作者在提升医患沟通能力、优化医疗服务质量道路上的有益参考，也为医学人文教育提供一部内容充实、体系完整的专业读本。愿此书所承载的理念与实践，能够在更多医疗场景中生根发芽，最终提升我国医疗服务的人文温度与专业水平，并汇聚成推动健康中国建设的涓涓之力。

2025 年 5 月于上海中医药大学

编写说明

人民健康，实乃民族昌盛与国家富强的重要标志。党的二十大报告已将"健康中国"明确为我国 2035 年发展总体目标的关键一环，强调"把保障人民健康放在优先发展的战略位置，完善人民健康促进政策"，并对"推进健康中国建设"进行了全面而细致的部署。医学教育，作为医疗卫生事业发展的坚实基石，是培育合格医学人才的主战场。人文关怀是医学教育永恒不变的主题。无论是西方医学奠基者希波克拉底所著的《希波克拉底文集》，还是中国古代医家孙思邈所撰的《大医精诚》，无一不彰显出：人文关怀既是一种医学崇尚，亦是医学价值取向的终极体现。

近年来，我国社会法治建设日益完善，各级医疗机构技术水平持续提升，医患关系总体呈现和谐稳定状态。然而，随着社会健康水平和人民群众就医认知的不断提升，当前的医疗服务能力仍难以满足广大群众的多元化需求，医疗纠纷数量呈现出增多之势。在此背景之下，如何有效解决医患纠纷，从医疗领域提升临床沟通技巧，已成为学界研究的热点话题。

现代医疗实践中的临床沟通不仅是医疗过程不可或缺的一部分，更是保障患者医疗知情同意、规避医疗纠纷的重要途径。随着经济的蓬勃发展、医学技术的飞速进步和医疗模式的不断创新，患者对医疗服务的期望日益提高，医疗环境也愈发复杂。良好的临床沟通既能提升医疗服务质量，又能有效保障患者权益，规避医疗纠纷，构建和谐的医患关系，彰显医学的人文关怀。

医疗知情同意，作为西医学伦理和法律中的重要原则之一，强调患者在接受医疗服务前应充分了解相关信息，包括诊断结果、治疗方案、潜在风险及预后情况等。同时，要求医疗机构和医务人员在提供这些信息时，能够通过有效的沟通方式，使患者真正理解并做出知情选择。然而，在实际医疗过程中，医疗知识的专业性和复杂性，患者的个体差异、文化和语言障碍，以及随着信息技术发展而产生的远程医疗平台等因素，都可能导致信息传递出现误解或不足。诸多医疗纠纷的根源，并非在于医疗技术的缺陷，而是在于沟通的匮乏和误解。患者和家属往往因对医疗过程、风险和预期缺乏了解，或对医疗结果不满意，从而产生不满和冲突，而良好的沟通能帮助医务人员及时了解患者的感受和反馈，解答疑虑，化解矛盾，避免小问题演变成大纠纷。

本书通过系统梳理诊疗行为规范，分析并总结相关医疗损害案例，希望能够凸显医患沟通和人文关怀在患者就诊、治疗、出院等各个环节中的重要价值。

本书在编写过程中，我们将医患沟通的具体技巧与医疗重点环节紧密结合，以国家卫生健康委员会医政司出台的"医疗质量安全十八项核心制度及医疗重点环节"为纲领，从理论分析和实践操作两个维度，分别对每一个相关环节中医患沟通遇到的问题及解决方案进行深入剖析。同时，在每一章节都附有具体案例，结合现实情境提供解决技巧，从而体现了内容针对性强、可操作性强、理论分析深入的特点和优势。希望本书能为医务人员更好地理解和掌握临床沟通的核心要素及技巧，提升医患沟通的"效"与"质"贡献力量。

本书研究成果得到了南京中医药大学"校院联合专项"社科项目"医疗重点环节中的临床沟通"（项目编号：2025XYLH11）的资助，在此特表谢忱。

本书在编写过程中，得到了众多专家、学者和医务工作者的大力支持和无私帮助，他们的宝贵经验和智慧为本书内容奠定了坚实基础。在此，我们向所有为本书付出辛勤努力的人表示最诚挚的感谢。

我们坚信，良好的临床沟通不仅是医务人员的基本素养，更是构建和谐医患关系的重要保障。通过不断提升沟通能力和水平，医务人员可以更好地保护患者的知情同意权利，维护患者健康权益，推动医疗服务的持续改进和发展，为构建和谐的医患关系作出积极贡献。

谨以此书，献给所有致力于提升医疗服务质量、保护患者权益的医务工作者。

《医疗环节中的医患沟通》编委会

2025 年 5 月

目 录

第一章

医患沟通概述

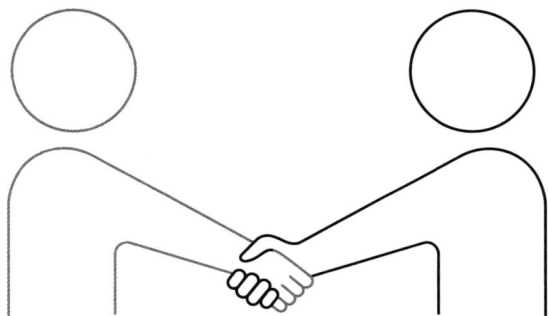

第一节　医学与人文

一、医学与人的关系

医学与人的联系，既深邃又广泛，贯穿人类历史的漫长河流之中。医学是守护人类健康、延展生命长度、提升生活品质的基础学科与实践活动。它不仅囊括了自然科学领域的诸多知识，如解剖学、生理学、病理学等，还涉及社会科学方面的丰富内容，诸如医学伦理学、医学心理学等。医学的独特性在于其科学性与实践性的完美结合，其终极目标是实现精准、有效且饱含人文关怀的治疗。

（一）健康保障

医学的首要使命，乃是维护和促进人类的健康。通过疾病的预防、诊断与治疗，它助力人们抵御病原体的侵袭，减轻或消除疼痛与不适，使身体功能得以恢复正常。在此过程中，医学宛如人类健康的坚强后盾，为社会的和谐稳定以及个人的幸福安康提供了坚实保障。

（二）延长生命

随着医学技术的日新月异，诸多曾经的不治之症，如今已有了有效的治疗手段，甚至得以根治。这不仅极大地提高了患者的生存率，还显著地延长了人类的平均寿命。医学，成为人类生命延长的神奇力量，让我们有机会享受更加漫长的生命旅程。

（三）提升生活质量

医学不仅关注生命的长度，更关注生命的质量。通过康复治疗、心理咨询、健康管理等多种方式，医学帮助患者恢复身体功能，提高生活自理能力，减轻心理负担，从而全面提升患者的生活质量。此外，医学还特别关注老年人、残疾人等特殊群体的健康需求，为他们提供更加个性化、人性化的医疗服务，让每一个生命都能绽放出独特的光彩。

（四）推动社会进步

医学的发展不仅增进了人类个体的健康与福祉，还对整个社会的进步产生了深远的影响。医学技术的进步推动了医疗设备的研发、制药产业的蓬勃发展，以及医疗体系的不断完善，为社会创造了巨大的经济价值。同时，医学还促进了公共卫生体系的建立健全，有效防控了传染病的流行与蔓延，为社会的稳定与安全筑起了一道坚实的防线。

（五）体现人文关怀

医学不仅仅是一门科学，更是一种人文关怀的深刻体现。医师在诊治疾病的过程中，不仅要密切关注患者的生理状况，还要悉心关怀他们的心理需求、情感状态，以及社会支持情况。这种以人为本的医学理念，体现了对生命的尊重与关爱，使得医学成为一种充满温情与情感的实践活动。

二、人文对医学的影响

人文，乃是人类社会与文化体系的知识瑰宝，包括哲学、艺术、历史、文学等诸多方面。人文的特点在于其深邃的思想性、丰富的文化性和深切的人文关怀，追求的是对人类精神世界的深刻理解和无微不至的关怀。人文对医学的影响，主要体现在以下四个维度。

（一）提供思想基石

人文知识为医学提供了坚实的思想基石。哲学的深邃思想可以引导医学的伦理道德建设，艺术的美妙表现可以提升医学的人文关怀水平，历史的宝贵经验可以启迪医学的发展道路，文学的生动描写可以让人更加深刻地理解病情。

（二）促进医学伦理建设

人文知识在医学伦理建设中发挥着举足轻重的作用。它引导医师遵循职业道德规范，尊重患者的意愿和权益，提供优质的医疗服务。同时，人文知识还为医学伦理的实践提供了有力的理论支持和思想指导，使医学伦理更加完善、更加人性化。

（三）丰富医学教育模式

医学教育不仅仅是灌输医学知识的过程，更是培养医学生人文素养的重要环节。通过人文知识的学习，医学生可以更加深刻地理解患者的需求和心理，增强与患者之间的沟通和对患者的关怀能力。这有助于培养出既具备扎实医学知识又具备良好人文素养的医学人才，为医学事业的发展注入新的活力。

（四）推动医学研究深入发展

医学研究需要综合运用不同学科的知识和方法，其中人文知识也扮演着举足轻重的角色。医学研究不仅要考虑患者的生理状况，还要考虑患者的文化背景、社会环境等因素。通过人文知识的应用，可以更好地理解和解释研究结果，为医学研究的深入发展提供新的思路和视角。

医学与人的关系紧密相连、不可分割。医学不仅是人类健康的守护者、生命延长的神奇力量、生活质量提升的重要途径，还是社会进步的强大推动力和人文关怀的深刻体现。在未来，随着医学技术的不断发展和医疗体系的不断完善，医学将继续为人类的健康与福祉作出更加卓越的贡献。

三、医学中的人文精神

西医学在中世纪晚期受到文艺复兴运动的深刻影响，挣脱了迷信和教会的束缚而崭露头角。英国历史学家罗伯特·玛格塔在《医学的历史》一书中深情地写道："文艺复兴给了医学两个最不朽的影响：人道主义和解剖学。"美国著名生命伦理学家佩雷格里诺与大卫·汤姆斯玛在《医疗实践的哲学基础》一书中也深刻地指出："医学既不是纯科学，也不是纯艺术，而是艺术和科学之间一门独特的中间科学；医学是人文科学中最科学的，是科学中最人道的。"因此，从医学的学科定性和研究范围来看，"医学是人学"这一论断无疑具有深刻的道理。

医学虽然首先是一门自然科学，因为它研究的是一种自然现象，即人体、生命、健康、疾病，以及防病治病的客观规律；然而，医学的研究对象是人本身，人既是自然人，具有生物属性，更是社会人，具有社会属性。医学从其诞生之日起就蕴含着丰富的人文性和社会性，散发着浓郁的人文气息。医务工作者面对的不仅是一个患有疾病的生物体，更是一个具有丰富社会关系和多重社会价值的活生生的人。诺贝尔和平奖获得者阿尔贝特·施韦泽曾深情地说："一位伟大的医师一定是一位伟大的人道主义者，他不仅以高超的技艺和人格力量在救助患者于困厄之中，同时也在职业生涯中汲取着、享受着无穷的快乐和幸福。"复旦大学王卫平教授也曾掷地有声地指出："没有人文科学的医学将是人类的灾难，医学的人文精神将永远长存。"因此，医学在本质上不是人与机械、人与药物、人与生物监测数据等冷冰冰的关系问题，而是人与人之间充满温情与关爱的交流问题。医学不应仅以治疗疾病为唯一内容，更应以人文关怀为己任。医学的人文水平将决定医学的根本命运和走向，从而引领医学事业不断向前发展。

医学与人文之间存在着紧密且复杂的关系，它们相互依存、相互促进，共同推动医学的发展和人类社会的进步。因此，在医学实践中，我们应该注重人文关怀的融入，以患者为中心，提供人性化的医疗服务。医患沟通中的人文精神是医学人文精神在医患交流中的具体体现，它强调在医疗过程中对患者的关怀、尊重和理解，让医疗变得更加温暖和人性化。

第二节　医患沟通的概念、功能和意义

一、医患沟通的宗旨与理念

（一）医患沟通的宗旨

医患沟通的宗旨，必须在社会主义核心价值观的引领下构建。2012年11月，党的十八大报告明确提出了"三个倡导"的社会主义核心价值观，即"倡导富强、民主、文明、和谐，倡导自由、平等、公正、法治，倡导爱国、敬业、诚信、友善"。在新时代医疗卫生事业的发展中，我们更需要从国家、社会、个人三个层面整体弘扬和贯彻社会主义核心价值观。

我们要把践行社会主义核心价值观作为医疗卫生工作，特别是和谐医患关系建设的主要内容，将其融入医疗服务过程和制度建设中，形成科学有效的医患表达机制、医患利益协调机制、医患矛盾调处机制、医患权益保障机制，以最大限度地增进医患关系和谐。因此，社会主义核心价值观能够最直接、最有效地指导医患沟通的宗旨。

医患沟通，是在中国改革开放市场经济环境下，医疗卫生行业工作者科学思考、勇于探索、开拓创新而孕育出的新型医疗服务实践与学术研究方向。它旨在引导医疗卫生工作者践行社会主义核心价值观，确立现代健康与医学人文精神，与时俱进地提升医德水平、文化素养、法治观念、心理素质、管理能力，掌握医患建立共识并分享利益的客观规律和应用技能，推动西医学模式的渐变与转型。同时，医患沟通也旨在充实患者和社会人群的基本医学知识和健康意识，义不容辞地承担起医务工作者促进大众身心健康和社会文明进步的责任。其现实和历史意义将随着医患沟通新的实践与研究而日趋重要。

（二）医患沟通的理念

医患沟通是医学实践的思维方式和行为准则，是医疗卫生服务中不可或缺的环节，是医学专业与人文言行相融合的平台。它的作用如下：提高诊疗技术与人文服务水平，赢得患者和社会的信任与合作，促进医学事业与社会文明的进步和发展。

近年来，我国医患关系不够和谐的直接原因，是市场经济发展和社会转型造成的利益格局调整和新旧观念的碰撞，而根本原因，则是医患双方对自我身心全面认知的不足，导致医疗保障、法律法规、人文环境及医院管理建设等方面的欠缺。

医务工作者应以人为本，践行救死扶伤的人道主义职业宗旨，努力担当社会责任，发挥医疗行业的主导作用。全面开展医患沟通，善意化解医患纠纷，全面实施生物－心理－社会医学模式，以医患沟通为桥梁，重建医患信任合作关系。

医患沟通，即人与人的沟通。本质上是医患对自身的认知与觉醒。医患一体，人人皆患者，人人皆医者。医者维护人的生命健康，患者则是医学和医者最好的助手，是医者生存和发展的根本所在。

医患沟通是生物医学与多门人文社会学科综合而成的实践与学问，是医学、科技、伦理、心理及法规等联合应用的艺术。医患沟通具有一定的技巧性，但绝非单纯的技巧，需要从思想观念、知识结构、机制制度及法规上整体构建与实施。

二、医患沟通的概念

由于中国与西方国家在文化、法律、经济及医疗制度与管理等方面存在较大差别，特别是在中国当代经济社会环境下，我国医患沟通的内涵与国外有所不同。

"医"的含义：狭义上指医疗机构中的医务人员；广义上则指全体医务工作者、卫生管理人员和医疗卫生机构，还包括医学教育工作者。

"患"的含义：狭义上指患者及其家属亲友等相关利益人；广义上则指除"医"以外的社会人群。在我国社会环境下，医疗机构在处理医患矛盾时，不仅需要面对患者，还常常需要面对社会舆论。因此，广义的患者概念更有利于医患关系的和谐。

"沟通"（communication）的含义：是人际通过全方位信息交流，建立共识、分享利益并发展关系的过程。沟通并非常规的"交流"，也非单纯的"技巧"，其核心内涵是人与人之间的相互理解、相互信任。人际交流的全方位信息，包括口头语言、书面语言、肢体语言和环境语言。环境语言是指人们通过有目的地设计特定空间内的文化物体、场景布局及物理环境要素（如房屋结构、家具陈设、书画装饰、卫生状况等），向感知者传递的非言语信息。

医患沟通（doctor-patient communication）的含义：在医疗卫生服务过程中，医患双方围绕诊疗、服务、健康、心理和社会等相关因素，以医方为主导，将医学与人文相结合，通过医患双方各有特征的全方位信息的多途径交流，使医患双方形成共识并建立信任合作关系，指引医务人员为患者提供优质的医疗服务，以达到维护健康、促进医学发展的目的。医患沟通不仅是长久以来医疗卫生领域中重要的实践活动，而且是当代经济社会发展过程中凸显出来的医学学术范畴。

由于"医"和"患"都有广义与狭义之分，因此医患沟通也有狭义与广义的内涵。狭义的医患沟通是指医疗机构医务人员在日常诊疗过程中，与患者及亲属就诊疗、服务、健康、心理和社会相关因素，主要以医疗服务的方式进行沟通交流。它构成了单纯医学科技与医疗综合服务实践中的基础环节，发生在所有医疗机构的每次医疗服务活动中，是医患沟通活动的主要构成部分。其重要价值在于科学地指引患者伤病的诊疗，并提高医疗卫生服务整体水平，使患者和社会满意。广义的医患沟通则是指医学和医疗卫生行业人员，主要围绕医疗卫生和健康服务的法律法规、政策制度、伦理道德、医疗技术与服务规范、医学人才标准和方案等方面，以非诊疗服务的各种方式与社会各界进行沟通交流，如制定新的医疗卫生政策、修订医疗技术与服务规范和标准、公开处理个案、开展健康教育等。它是在狭义医患沟通的基础上衍生出来的医患沟通方式，由许多未处理好且社会影响较大的医患沟通（关系）个案所引发。广义的医患沟通产生的社会效益和现实意义是巨大且长久的，它不仅有利于医患双方个体的信任、合作及关系融洽，更重要的是能推动医学发展和社会进步。

三、医患沟通的功能和意义

医患沟通之所以重要，是因为它与医疗服务的各个环节紧密相连，是高质量医疗服务的基本技能和基础条件。医患沟通的功能和意义体现在以下十个方面。

（一）建立良好的医患关系

医患沟通是建立良好医患关系的基础。通过沟通，可以与不同年龄、不同病情、不同文化背景、不同身份和社会阶层的患者建立良好的医患关系，取得患者的充分信任，建立治疗联盟，这是高质量诊疗的基础。我们日常生活中的良好关系，也是从良好的沟通开始建立起来的。

（二）提高患者治疗依从性

依从性是指患者认可、接受并执行医师为其制定的诊疗方案的行为。良好的沟通可以提高患者的依从性，而良好的依从性是有效治疗的前提。例如，同一个患者，同一种疾病，看了几位医师，每位医师开具的药物处方，患者都是服用几天就自行停药了，结果病情不但不见好转，反而加重。通过沟通发现，患者个性急躁，吃了药没有很快见效就自己判断药物无效，然后再更换就诊医师和药物。对患者详细解释疾病的治疗周期和药物的起效时限，使患者理解治疗机制，开始配合治疗而得以痊愈。提升患者的依从性，才能保证治疗的顺利进行。

（三）获得完整准确的病史资料

良好的沟通可以促进医患之间的信任，使患者能够毫无保留地向医师提供病史，这对正确的诊断十分重要。良好的沟通还能促进患者理解各项检查的必要性和意义，配合各种诊疗活动，完成必要的检查。特别是涉及患者隐私的科室，如妇科，如果患者不信任医师，很难提供详细的病史资料。

（四）制定正确的治疗方案

医师提供的治疗方案与患者期望的治疗方案不一定一致。患者由于焦虑、紧张，可能对治疗有恐惧感。例如，一位产妇在产前因担心疼痛，要求进行剖宫产。医师详细讲解产妇目前的身体条件及胎儿状况适合自然分娩，并告知自然分娩对产妇和胎儿的益处。最终，产妇顺利娩出胎儿，避免了过度医疗。

（五）提高疾病诊疗效果

全面、准确地收集病患信息是做出正确诊断的基础，前提是医患之间必须进行有效的沟通。医学诊断过程是一个包括医患双方在内的多方协作的过程，其中最重要的是医师与病患之间的密切配合。在互信、互动中，病患才能把自己的病患信息完整地告知医师，医师才能全面、准确地收集各种病患信息，做出正确的分析与判断，进而提出正确的治疗方案。而一些治疗方案也必须与患方进行充分的沟通，征得他们的理解、支持与配合，才能取得良好的治疗效果。不仅如此，医师对患者的尊重、体贴和关爱，本身就是对患者战胜疾病信心的鼓励。因此，医患沟通作为提高疾病治疗效果的重要措施之一，受到了越来越多医师的认可和重视。

（六）告知预后

每一位患者都希望自己的疾病能够痊愈。然而，有的疾病因多种因素难以达到痊愈，甚至会留下残疾，无法恢复到患病前的生活质量。通过良好的医患沟通，让患者理解并接受这一现实，并对未来的健康和生活有全方位的准备，接纳疾病的预后。

（七）诊疗费用的合理支付

患者对治疗费用总是十分关注。特别是有些疾病，如癌症、慢性重症疾病、复杂手术等，往往需要高昂的费用，而且即便花了这些费用，也不一定能获得痊愈。这也需要与患者进行良好沟通，使患者在考虑自己支付能力的基础上，选择可以接受的治疗方案。

（八）化解医疗纠纷

有统计数据显示，在医患纠纷中，有 80% 与医患沟通不畅有关。可见，良好的医患沟通是促进信任、诚信、理解、尊重，缓解医患矛盾和化解医疗纠纷的重要环节。

（九）提供对患者的人文关怀

医疗服务的对象不是被修理的机器，而是有尊严、有人格的人。疾病常常使患者面临应激和痛苦。医患沟通除围绕医学技术服务以外，还有重要的心理和人文关怀服务。包括对患者的理解、鼓励、情感支持，提供希望和信心。这些心理和人文的支持与关怀，反过来又会影响患者的就医行为，促进疾病的良好转归。即便在医学技术上无能为力的时候，良好的沟通也会让患者感受到关爱，维护着患者的尊严。

（十）健康指导

良好的沟通可以帮助患者了解自己为何患此疾病，可能的病因是什么，以及如何防止病情的发展或促进康复。用患者能理解和接受的方式给予健康指导，可以提高患者的就医满意度。

第三节 医患沟通的研究对象与研究内容

一、医患沟通的研究对象

医患沟通的研究对象包括医者、患者及其相关因素。医者与患者，作为同一体系中的不同角色，承载着各异的利益诉求，他们既受到各自独特因素的影响，又共同受制于某些外部条件。因此，医患沟通的研究需深入剖析医者与患者的个性特征及其规律，同时探寻激发医患双方互动动机的共通法则。简而言之，即要发掘医患双方和谐共处的契合点，并推动其良性运作。

二、医患沟通的研究内容

医患沟通以医学专业及诸多人文社会学科和相关边缘学科的基本理论为指引，深入探究西医学与现代医患关系的客观实况及变迁规律。其研究内容主要包括以下五个方面。

（一）医患沟通的基础理论

医患沟通的基础理论由多学科理论体系中关于人的主体性和人际关系的理论构成，包括哲学、政治经济学、医学、社会学（特别是社会医学）、伦理学（尤其是医学伦理学）、心理学（包括医学心理学和社会心理学）、法学（特别是医学法学），以及人际沟通原理等。这些理论为医患沟通铸就了坚实的理论根基和导向框架。

（二）医患沟通的基本原理

医患沟通的基本原理旨在探讨医患双方在沟通过程中的行为模式、心理特质及影响因素。这涉及医患双方信息的传递、接收、理解和反馈机制，以及沟通中语言、非语言因素（诸如表情、动作、姿态等）对沟通成效的影响。同时，还需研讨医患双方在沟通中的角色界定、权利义务及沟通策略等议题。

（三）医患沟通的分类、原则、方法及经验

医患沟通可根据不同标准进行分类，如按沟通内容可分为疾病信息沟通、情感沟通、治疗决策沟通等；按沟通形式则可分为口头沟通、书面沟通、电子沟通等。医患沟通的原则包括尊重原则、诚信原则、同情原则、耐心原则等。医患沟通的方法包括倾听、介绍、解释、共情、引导等技巧，以及如何利用现代科技手段（如电子病历系统、远程医疗服务等）实现高效沟通。同时，还需总结和分析医患沟通中的成功案例与失败教训，提炼出行之

有效的沟通经验和策略。

（四）医患沟通在医学中的地位与作用

医患沟通在医学领域中占据着举足轻重的地位，发挥着不可替代的作用。首先，它是医疗诊断的基石，疾病诊断的准确性依赖于对患者疾病起因、发展过程的全面了解，而这一过程的质量直接关乎病史采集的可靠性和体格检查的可信度。其次，医患沟通是临床治疗的关键，医疗活动需医患双方携手共进，有效的沟通能提升患者的治疗依从性和治疗效果。再者，医患沟通是医学发展的助推器，随着科技的飞速发展和社会－心理－生物医学模式的确立与发展，医患沟通的重要性愈发凸显。最后，医患沟通是化解医患纠纷的良药，通过有效沟通能增进医患之间的信任与理解，减少因误解和沟通不畅所引发的医患纠纷。

（五）现代医患关系的状况及成因

医患沟通还需深入探究现代医患关系的实际状况及其成因。这包括剖析医患关系在政治、经济、法律、卫生政策、文化、教育、社会心理、行为生活方式等多重背景下的真实面貌，以及透过现象看本质，把握医患关系中各因素的内在联系和主要矛盾的主要方面。通过这些研究，可以更有针对性地解决医患沟通中的根本问题，促进医患关系的和谐共生。

第四节　医患沟通学科的设立

一、医患沟通学科性质

医患沟通是一门研究医务工作者与患者之间如何相互理解、信任并合作，以共同战胜疾病、维护身心健康的新兴交叉性、应用性学科。其理论知识源自两大领域：一是生物学、临床医学等医学相关学科；二是人文社会科学，如心理学、伦理学、法学等。医患沟通是医学科技与人文社会科学的有机结合，形成了兼具自然科学和社会科学双重属性的应用型学科。它不仅关注生物医学层面的沟通，更侧重于心理、社会、经济、法律等多层面的交流。因此，医患沟通已成为西医学不可或缺的重要组成部分，生物医学与人文社会科学的深度融合是时代发展的必然趋势。

二、设立医患沟通学科的意义

迈入 21 世纪，市场经济全球化趋势日益明显，政治趋向民主化，文化价值呈现多元化，科学知识和高科技全面渗透至社会生活的各个领域，医学模式转型的社会需求愈发强烈。正是在这一社会大变革、大发展的特殊时期，医患沟通肩负着为西医学贡献力量的重任，架起医方与患者之间理解、信任与合作的桥梁，成为医患双方共同的新财富。它将修复因历史发展不规则所"断裂"的医患关系，用人类理性的思维抚慰医患双方受伤的情感，携手并进，和谐共存，共同战胜疾病带来的痛苦，共享身心健康带来的美好人生。

（一）确立新理念

应将医学科技与人文精神相融合，确立医患沟通在西医学中的核心地位和积极作用。要从经济发展和社会进步的现实出发，站在人类共同利益的高度，转变传统生物医学的思维模式，树立全新的医患关系理念，构筑医患和谐相处、诚信沟通的心灵纽带。

（二）构建新机制

医患沟通需从法律、政策、医疗卫生服务管理机制和医疗技术规范制度等层面入手，营造医方与患者相互理解、信任与合作的人文氛围，形成医患理性沟通的长效基础框架。

（三）实现新模式

医患沟通应针对不同疾病和个体差异，在医疗卫生服务工作中融入各具特色的人性化关爱服务方式，构建临床上医患沟通的操作平台，实现科学、规范、统一的生物－心理－社会医学模式。

（四）培养新型人才

医患沟通需为医学教育（包括继续医学教育）适应西医学模式的转变提供必要的教学内容，更新医学人才培养模式，培养出兼具人文素养和专业技能的优秀医疗卫生人才。同时，也要提升当前一线医务人员的人文素养和沟通能力。

三、医患沟通与相关学科之间的关系

医患沟通作为探究西医学模式的一门新兴应用型交叉学科，需要理论支撑，特别是人文社会科学中成熟学科的支持、交叉与融合。

（一）医患沟通与哲学

哲学探讨的是人们对整个世界（包括自然界、社会和人类思维）的总体看法和观点，即世界观。马克思主义唯物辩证法为医学中医患、人与社会、人与自然、人与医学的辩证关系提供了总体思维模式。历史唯物主义的根本观点——物质资料生产方式是社会发展的决定力量，以及经济基础和上层建筑的关系理论，在哲学的高度揭示了社会转型期医患关系变化的根源和新型医患关系的发展方向，为医患沟通奠定了理论基石。

（二）医患沟通与医学

西医学是一门研究人类如何维护身心健康、提高生存质量、延长生命时间的科学体系与实践活动。基础医学、临床医学、预防医学、口腔医学、护理学、康复医学等学科均从不同角度探索这些规律。医患沟通作为医学的组成部分，完全遵循医学的目的、原则及理论，只是它以医患双方全方位信息的沟通为视角和方法，来促进医学目的的实现。它更加注重将心理和社会因素与生物医学中的自然科学部分相结合，成为推动西医学诊治伤病和维护健康的积极有效手段与方法。

（三）医患沟通与伦理学

伦理学研究的是社会道德原则与规范。医学伦理学将伦理学的基本原则和方法应用于医学领域，并着重研究医患角色行为的权利和义务，以及医患人际沟通的行为准则。因此，医患沟通在调整和改善医患关系时，必须遵循医学伦理学的基本原则和规范。此外，医患沟通又从实际出发，用发展和辩证的思维来应用医学伦理学原理。

（四）医患沟通与心理学

心理学研究的是人的认知、情感、意志等心理过程以及能力、性格等心理特征的规律。医学心理学主要探讨人类健康与疾病相互转化过程中的心理现象及其规律；社会心理学则主要研究人类社会现实和人际关系对人心理影响的规律。无论是心理学还是其分支学科医学心理学和社会心理学，其主要理论都是医患沟通的骨架理论和应用依据。

（五）医患沟通与法学

法学研究的是国家与社会的法律和法规的形成、发展、变化的规律。现代社会已进入法治阶段，法律在调整人际关系中的作用日益凸显。医患沟通以法律精神、民法基本原则，以及《中华人民共和国民法典》《医疗事故处理条例》《中华人民共和国医师法》等相关法律法规为重要理论依据，强调依法行医、依法沟通、依法经营，并突出医学法学在处理好医患关系和医患纠纷中的重要作用。

（六）医患沟通与人际关系学

人际关系学研究的是影响人际关系的主观和客观因素，以及改善人际交往、建立人际沟通等规律。特别是人际沟通的原理，也是医患沟通的骨架理论之一。医患沟通将普通的人际沟通原理与上述相关学科有机融合，以解决更为复杂的医患关系问题。

（七）医患沟通与管理学

管理学研究的是现代社会如何通过合理组织和配置人力、物力、财力等因素，提高生产力水平。其中，人本原理是核心理论之一，即人是管理活动的核心，应在尊重人的思想、感情和需要的基础上，充分发挥人的主动性、创造性和积极性。在管理学原理的指导下，医患沟通应研究如何使医务人员理解、尊重、同情患者，积极有效地协调管理患者的就医行为，提高医患沟通的效果，更好地发挥医疗服务中医患双方合作的作用，而卫生学和医院管理学是医患沟通特别需要借鉴和应用的管理理论。

（八）医患沟通与社会医学

社会医学研究的是社会因素与健康、疾病之间相互联系及其规律的一门学科。其主要理论，如医学模式、社会因素与健康、卫生服务的需要与利用等，是医患沟通需要探索并实践的重要内容。社会医学提出了医学与社会相矛盾的诸多问题和解决的基本策略，医患沟通则以此为导向和目标，研究如何具体解决这些问题。

第五节　国外医患沟通研究现况

一、国外的医患关系

西方希波克拉底曾言："比了解疾病更为重要的是了解患者。"著名医学史专家西格里斯也指出，每一个医学行动始终涉及两类当事人——医师和患者，或更广义地说，是医学团体与社会。医学，实则是这两群人之间多方面的关系交织。由此可见，医患关系堪称医学实践的核心环节。医疗纠纷、医患矛盾，作为医疗服务行业的副产品，是全球性的普遍问题，在各国均有不同程度的体现，且近年来呈现出上升增多的趋势。

美国，作为医疗技术十分发达的国家，其医疗状况却并非尽善尽美。据美国科学研究院医药研究所报告统计，全美每年因医疗事故死亡的患者人数高达 4.4 万～ 9.8 万，这一数字与工伤、车祸和艾滋病死亡人数的总和相当，年损失高达 290 亿美元。2013 年的一份报告显示，该年度美国医疗场所共发生暴力事件 9000 余起，其中大部分由患者或其家属实施，占所有工作场所暴力事件的 67%。由此可见，美国的医疗事故及医患纠纷并不罕见。然而，得益于美国在医疗方面的完备立法、保险制度及相关配套措施，一旦医疗纠纷发生，医院管理部门、律师和保险公司等机构便会迅速介入，有效缓解了医师与患者之间的紧张关系，使得医患关系相对和谐。

加拿大，同样作为北美发达国家，其医疗体系却与美国截然不同。加拿大实施的是全国统一的社会医疗保险制度，这一制度让民众享有较高的安全感和公平感，因医疗费用问题而引发的纠纷相对较少。良好的医疗保障使得每位患者都能拥有自己的家庭医师，仅急诊或大病患者才会转入医院。家庭医师与患者之间能够建立长期的医疗保健与信任关系，这极大地降低了医患纠纷的发生率。

德国，作为欧洲经济和科技的发达国家，其医疗水平同样领先。然而，即便是在这样一个中等人口的发达国家，每年医疗事故总数仍高达 10 余万起，其中 2.5 万起事故导致了患者的死亡。但值得一提的是，德国医疗供给体系的设置使得民众在医师和医疗机构中拥有较多的选择权。健全的医疗保险制度在很大程度上减轻了患者的经济负担，基本避免了"以药养医"的现象。因此，医师在民众心目中的公信力普遍较强。德国人对待医疗事故的态度也相对明智，医患关系并未成为突出的社会问题。

英国、日本、韩国以及其他欧洲发达国家的情况均呈现出类似特征：良好的医疗保障、高效的司法体系，以及高水平的专业团体共同作用于医患关系的和谐促进，有效减少了医疗纠纷的发生。尽管这些国家的制度并非完美无缺，但其思路与做法仍值得我们借鉴与学习。

二、国外的医患沟通

（一）美国的医患沟通

早在 18 世纪与 19 世纪初，美国便已在临床工作中实行了知情同意（informed consent）制度。即在医务人员为患者提供充分的医疗信息的基础上，由患者自主决定是否接受医疗治疗。随着知情同意权逐渐被确立为患者的一项基本权利，医患关系开始向平等化和共同参与的方向发展。知情同意是一个持续的临床沟通过程，而非仅仅签署一张表格那么简单。依据美国法律条例，知情同意必须包含四种成分：知情（informing）、信息（information）、理解（understanding）以及同意（consent）。一旦医师传达了基本的病情和推荐的诊治建议，他们必须确保患者是否明白并能否同意医师的诊治计划。对于具有相当危险性的介入性操作和特殊诊疗方法，患者应对其危险性和基本知识有着清晰的了解，并明确表示是否同意。知情同意不仅满足了医师与患者之间的法律需求，更为临床实践中的不确定危险性提供了转移至医患联盟共同努力减少危险的机会。

正确处理医患关系，还需深入了解医疗关系的不同类型和特点。1976年，美国学者萨斯（Szase）与荷伦德（Hollender）将医患关系划分为三种类型：主动—被动型（active-passive model）、指导—合作型（guidance-cooperation model），以及共同参与型（mutual participation model）。主动—被动型的特征为"医师为我做什么"，适用于危重、休克、失去知觉的患者以及婴儿等难以表达主观意识的患者；指导—合作型的特征为"听从医师的吩咐"，此种医患关系多适用于急性病患者；共同参与型的特征：在医师的帮助下进行自主治疗，这种类型多见于慢性病患者，他们不仅意识清醒，而且对诊断和治疗都有所了解。针对不同类型的医患关系，医师需找到正确的沟通对象，采取合适的沟通方式，方能实现良好的沟通效果。

大量研究已证实，良好的沟通在医患交流中能发挥积极作用。因此，美国医学界对医患沟通能力的教育极为重视，认为医患沟通技能是临床医师必备的技能之一，也应成为医学生的必修课程。一项由美国医学院校协会开展的关于沟通技能教学的调查显示，在115所医学院校中，有87%的院校开设了专门课程来讲授沟通技能，其中85%以上的学校在第一年便开始为医学生授课。

除在学校开展医患沟通技能教育外，美国还在临床工作中广泛推广了以患者为中心的沟通模式（patient-centered communication，PCC），旨在帮助医师为患者提供有针对性的医疗服务。这一模式要求医师全面关注患者的各方面情况，通过开放式提问、倾听、积极关注等具体技术鼓励患者充分表达，深入探索和理解患者的观念、意愿、感受、疾病体验，以及对医师的期望，使患者能够积极参与临床治疗过程，形成一种共同参与的医疗决策和医疗照护模式。作为高质量医疗照护的核心组成部分，PCC已得到广泛认可与接受。

在制度层面，美国的医疗立法极为严格。一旦证明医院或医师有过失，美国法庭的判罚往往很高，赔偿金额可从数十万至数百万美元不等。因此，美国医师通常会拿出自己近三分之一的收入用于购买保险，且保险费率还会根据是否发生过医疗纠纷等情况而浮动。这对医师的医疗质量形成了一种有力的监督。此外，一旦出现医疗事故或差错，受害者本人及家属可聘请律师，通过司法诉讼来寻求正义。如果患者或家属采取暴力行为或直接纠缠医师，也会受到法律的严惩。在诉讼过程中，患者并不会与医师直接交涉，医院法务部门、律师和保险公司是主要的参与者。这些措施共同保证了医患纠纷在法律框架内得到妥善解决。

对美国医疗服务提供方而言，严格落实知情同意制度、根据不同医患关系类型采取不同的沟通与治疗方式、大力推广以患者为中心的沟通模式、在医院和医学院校加强医患沟通教育等是防范医患矛盾的主要措施。对于已经发生的医患矛盾，医院的风险管理部门或法务部门会专门负责调查，医务委员会和伦理委员会则对医师的执业行为进行审查。其中，伦理委员会的成员由医师、护士、律师、医务社会工作者、医学伦理专家，以及社区代表等组成，能够更全面地反映和平衡各方面的利益和诉求，也为医患双方提供了一个进行有效沟通和协商的平台。这一机制的成功运作，对减少美国医患纠纷和提高医疗质量起到了至关重要的作用。

（二）欧洲发达国家的医患沟通

一项在荷兰、英国、德国、西班牙等 10 个欧洲国家进行的关于医患沟通的比较研究表明，目前欧洲国家临床上同时存在着生物医学模式、生物 - 心理 - 社会医学模式，以及社会心理医学模式三种医患沟通模式。选择何种沟通模式及如何有效地进行沟通，除了受医师和患者的性别影响，还取决于不同国家的文化特征以及人们对健康、健康行为规范和价值观念的认识。研究显示，在英国、德国和瑞士，沟通中积极的情感表达行为（如向患者表达同情、关心和支持等）更为普遍；而在荷兰、波兰和爱沙尼亚，医师则更倾向于实施生物医学模式的沟通。

作为老牌现代化国家，英国在医患沟通方面有着许多独特之处值得借鉴。首先是英国的全科医师（general practitioner，GP，即英国社区医师）制度。英国的医疗系统以社区为基础，所有居民都必须在就近的全科医师诊所注册并预约看病。如有必要，才由其转诊至专科医院或综合医院就诊。全科医师体系对英国的医患沟通水平产生了深远影响，他们与患者的关系更加紧密、相互了解更加全面、沟通时间也相对充裕，因此医患沟通的效率较高且相互信任程度也较好。其次，在英国的医院体系中，通常都设有医务社会工作者（medical social worker）部门。他们接受过与医疗、社会服务、心理以及临床沟通相关的专业培训，会与主任、教授一起查房。如发现患者对医疗过程产生疑惑或不理解，社会工作者会立即与之沟通或通知其相关亲属进行解释。此外，医院还以专科为单元，印制了多种生动活泼的患者须知和健康指导材料，以加强患者对疾病知识的了解。病区均设有专门的医患沟通办公室，方便与患者进行单独的交流与沟通。

在德国，医患纠纷的处置首先得益于一个相对公平和稳定的法治环境。其次，民众对待医疗事故的态度较为理智，大多会选择在合法途径内通过调解或司法诉讼的方式来解决纠纷。德国还专门设置了独立的医疗事故调解机构。医疗事故发生后，患方通常会先与当事医师或院方进行接触以确认事实并协商赔偿方案。如未达成一致，患者可向医疗事故调解机构求助。该机构会根据情况组成专家小组，在得到患者和医师双方同意后开展工作。该机构的主要作用是避免当事人经历漫长的诉讼过程和承担昂贵的诉讼费用。但其最后的处理意见仅为建议性，并不具有法律效力。若当事双方无法达成一致，则可诉诸法律程序。在德国法院裁决的案例中，仅有约10%判定患者一方胜诉，且仅有0.3%的案件医师需要负刑事责任。这体现了对医学特殊性和复杂性的尊重，而非对医师的宽容。

英国采用的是以三级投诉机制为主导，辅以法院裁决的医患纠纷处理架构。在该体系中，医师与医院之间存在着明确的雇佣关系。一旦患者对医疗行为产生不满，其首先需向提供服务的医院提出投诉。医院方面可责令相关人员以口头形式向患者进行答复，或启动调解程序，乃至进行深入调查。若患者对于处理结果依旧不满，可申请由医院或医疗管理部门召集独立审查，此过程需与非专业领域的独立人士磋商后，组建专项小组对投诉内容进行详尽调查，并将调查结论反馈至原医疗机构，责令其妥善解决问题。倘若患者对此处理结果仍持异议，还可继续向医疗巡视官提出投诉。医疗巡视官作为独立于医疗机构与政府的第三方，有权依法对投诉做出最终裁断。然而，现行的投诉流程并不包括医疗事故的赔偿事宜，患者能否获得赔偿及赔偿的具体金额，均需通过法律程序，由法庭进行裁决。

（三）日本的医患沟通新貌

迈入 21 世纪，日本民众对医疗服务品质及医患沟通质量的不满情绪日益凸显，成为社会各界关注的焦点。日本的一项研究显示，在 19 项相关变量中，医师的解释沟通水平（the level of doctor explanation）成为影响患者就医选择的首要因素。另有一项针对日本与美国医患沟通状况的比较研究揭示，日本医师与患者之间的总体互动时间较美国为短，日本医师在体格检查及与诊断相关的沟通上投入更多时间，且在沟通中占据更为主动的地位；相比之下，美国医师则在社交性交谈上花费更多时间，患者在沟通中也表现得更为积极。鉴于此，日本医学界在医学教育、医师执业考核及临床工作中，显著加强了对医患沟通的重视，通过实施一系列举措，有效提升了医患沟通的水平。

这一变革源于日本医患关系模式的社会心理转变。随着全球化进程的持续深化，传统的日本式医患关系开始发生变迁。曾经被视为沉默、顺从的日本患者已愈发罕见，这些变化促使医疗界积极应对。一方面，日本致力于提升服务质量，增强医患间的信任度。自 2004 年 6 月起，由日本厚生省（现厚生劳动省）、医师协会、医院协会、健康保健联合会共同发起成立的医疗评估机构，开始定期对所有医院在医疗记录管理、主治医师责任制执行、病例研究深度、医师进修制度建立、患者权利明文规定五个方面进行全面评估。评估合格者将获得合格证书，并在多种媒体上公开发布评估结果。这些举措有助于患者选择更优质的医疗服务，同时增强了患者对医师的信任感。另一方面，日本在医学教育中强化了对医患沟通技能的教育和培训要求。2005年，日本文部科学省明确将沟通技能和行为培训纳入医学教育核心课程体系，所有医学院校均需调整教学体系以满足此要求。这一变革极大地促进和改善了日本医患沟通的质量和水平。

日本处理医患纠纷的方式主要包括三种：医患双方自行协商、医师协会与保险公司的联合处理、法院调解和诉讼。在医师协会与保险公司的联合处理模式中，日本力求确保处理的公正性和透明性。参与处理的专家团队中，包括在高校从事医学伦理研究的学者和独立的法律专家，他们占人员总数的40%。这样的人员结构配置有效保障了案件处理的独立性与公正性。为减少医疗纠纷的发生，日本厚生劳动省建立了医疗事故数据库，并成立了由医师、律师、民间组织代表组成的医疗事故信息研究会，对医疗事故进行深入调查研究，为预防类似事故的发生及发生事故时的应对策略提供建议。此外，政府要求并监督医院为医师购买"事故责任保险"，大多数中小纠纷均可通过保险公司得到妥善解决，有效避免了医患纠纷的进一步升级。

发生医疗事故后，医院需及时向有关部门报告，并向患者家属做出详细解释。若属院方过错，医院需诚恳道歉，并在经济上给予合理补偿，力求以和解方式解决纠纷。若医患双方存在争议且难以达成共识，可诉诸法律。有关部门将依据调查结果进行处理，对于触犯刑法的行为，还将依法追究刑事责任。

值得一提的是，日本政府还建立了相关制度，以缩短医疗事故诉讼案的审理时间，为在医疗诉讼中处于相对劣势的患者和家属提供帮助。厚生劳动省对医疗事故中的受害方患者家属实行了"无过失补偿制"，即无论医院是否存在医疗过失，受害患者家属均可获得一定的补偿金。补偿金额的大小则由第三方机构经过认真评估后确定。

知识链接

美国纽约州东北部的撒拉纳克湖畔，E.L.Trudeau 医师的安息之地静静坐落于此。其墓志铭上镌刻着那句不朽的名言："To Cure Sometimes，To Relieve Often，To Comfort Always。"翻译成中文，便是那温暖人心的"有时去治愈，常常去帮助，总是去安慰"。这句名言穿越时空的长河，历久弥新，至今仍在人间熠熠生辉，散发着浓郁的人文光辉。

步入 21 世纪的中国，经济蓬勃发展，人民群众对于健康的追求也日益增长。他们不仅渴望身体伤病的治愈，更期盼心理与精神疾患的调治，同时，对医务工作者的人文关怀也提出了更高的要求。转换医学模式的社会需求，如同春日里蓬勃生长的嫩芽，愈发强烈。

然而，近年来，医患关系的紧张态势却不容乐观，医患纠纷呈现出日益增多的趋势。这些问题如同阴霾，不同程度地笼罩在各级医院管理者的心头，更给广大的医务工作者和患者带来了身心的创伤。医患之间的信任桥梁似乎变得摇摇欲坠，和谐之路也显得愈发崎岖。

因此，加强并改进医患沟通，重建那座信任的桥梁，建立和谐的医患关系，已成为时代的大势所趋，是医务界与社会各界共同的责任与使命。唯有如此，我们才能让医疗更加温暖人心，让健康之光普照大地。

第二章

医疗质量管理办法及医疗重点环节

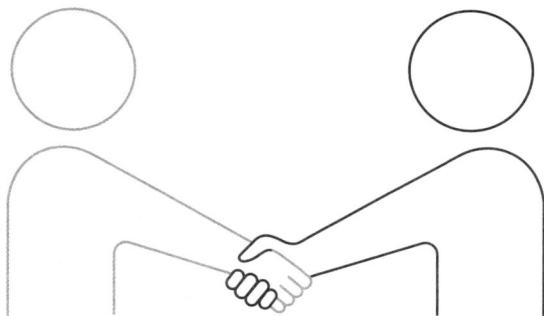

第一节　医疗质量管理办法

一、医疗质量管理的发展历程与现状

医疗质量，是指在现有医疗技术水平、能力及条件下，医疗机构及其医务人员在临床诊断及治疗过程中，遵循职业道德及诊疗规范要求，给予患者医疗照顾的程度，而医疗质量管理，则是按照医疗质量形成的规律和相关法律法规要求，运用现代科学管理方法，对医疗服务要素、过程和结果进行管理与控制，以实现医疗质量系统改进、持续改进的过程。

医疗质量管理的核心目标，在于提高医疗服务的质量和安全性，确保患者能够获得科学、合理、有效的治疗。医疗质量管理涵盖医务人员、医疗设备、医疗技术，以及药品耗材等多个方面，贯穿医疗服务的各个环节，并通过严格的质量控制措施确保服务质量。为了持续改进医疗服务，还需定期对服务结果进行评估与反馈，例如通过病例讨论、患者满意度调查等方式，深入了解医疗服务的成效与存在的问题，为后续优化提供有力依据。伴随着医学科学的进步、医疗服务模式的转变，以及社会需求的不断提升，医疗质量管理经历了从简单到复杂、从经验管理到科学管理的演变过程。

（一）初步设立阶段：近代医疗机构的建立与质量管理初探

随着近代医学科学的进步和医疗机构的建立，医疗质量管理开始受到更多关注。一些医疗机构开始制定医疗质量标准和规范，以确保医疗服务的质量和安全。这些标准和规范主要基于医学知识和实践经验，为医疗质量管理提供了基本的框架和指导。

国外近代医疗机构的建立可以追溯到中世纪的欧洲。随着医学科学的发展和社会对医疗服务需求的增加，欧洲各国开始建立专门的医疗机构来提供医疗服务，这些机构逐渐演变为现代医院的前身。例如，英国伦敦盖伊医院，其历史可以追溯到1721年，作为一所综合性医院，盖伊医院建立了全面的质量管理体系，通过制定严格的诊疗流程、加强医护人员培训、引入先进的医疗设备和技术等措施，不断提高医疗服务的质量和效率。同时，医院还注重患者体验和满意度调查，持续改进医疗服务以满足患者需求。又如，美国约翰·霍普金斯医院，成立于1889年，是美国最著名的医院之一，该医院建立了完善的质量监控和评估体系，通过定期的质量检查、病例回顾和患者反馈等方式，确保医疗服务的高质量。此外，该医院还注重多学科协作和团队建设，通过跨学科的合作来提高医疗服务的整体水平和效果。

国内近代医疗机构的建立始于晚清时期，随着西方医学的传入和国人对健康需求的增加，西医学机构逐渐兴起，与传统中医药体系并行发展。北京协和医学院是中国西医学发展的标志性机构之一，其于1921年由美国洛克菲勒基金会创办，它不仅是中国最早设有护理学院的高等学府之一，还是中国西医学教育和科研的重要基地。协和医院在质量管理方面一直处于国内领先地位，医院建立了完善的质量管理体系，包括医疗、护理、教学、科研等多个方面。通过制定严格的规章制度、开展定期的质量检查与评估、加强医护人员培训等措施，确保医疗服务的高质量和高效率。同时，协和医院还注重与国际接轨，不断引进和应用国际先进的医疗技术和管理理念。官办医疗机构如中央医院（现北京大学人民医院前身）等，在民国时期也逐渐建立并发展起来，这些机构在提供基本医疗服务的同时，也承担着医学教育和科研任务，医疗质量管理开始从经验管理向更为科学、规范的方向发展。

（二）现代化管理阶段：科学管理与质量控制

20世纪初，随着工业化和科学管理的发展，医疗质量管理也开始借鉴工业管理的理念和方法。一些医疗机构开始引入质量管理的概念，如质量控制、质量保证等，以提高医疗服务的质量和效率。在这个阶段，医疗质量管理逐渐从经验管理向科学管理转变，医疗机构开始建立更为完善的质量管理体系，包括制定质量标准、建立质量控制机制、开展质量评估和改进等。

质量控制逐渐成为医疗质量管理的核心。医疗机构通过建立质量控制小组，对医疗服务过程进行监控和评估，确保医疗服务符合既定的质量标准。同时，医学教育和研究的进步也为医疗质量管理提供了更多的科学依据和方法，如统计学和流行病学的发展，使得医疗机构能够更好地分析医疗数据，识别质量问题并制定改进措施。

（三）全面发展阶段：患者需求与服务质量并重

20 世纪中叶以后，医疗质量管理进入了全面发展阶段。在这个阶段，医疗质量管理不仅关注医疗服务的质量和安全性，还开始更加重视患者的满意度和医疗服务的效率。医疗机构逐渐意识到，高质量的医疗服务不仅意味着减少医疗错误和不良事件，还包括满足患者的需求和期望。

因此，医疗机构开始将患者满意度作为衡量医疗质量的重要指标之一。美国的梅奥诊所将患者置于所有决策的中心位置，致力于提供个性化、全方位的医疗服务。医院通过倾听患者声音、关注患者需求、优化就诊流程等措施，不断提升患者的满意度和忠诚度。美国麻省总医院则通过开展前沿的医疗研究、引进先进的医疗设备和技术、推广循证医学实践等措施，不断提升医疗服务的质量和效率。同时，医院还建立了完善的患者安全与质量管理体系，通过实施严格的感染控制措施、开展医疗质量评估和改进活动、加强医护人员对患者安全的培训等措施，确保患者在就医过程中的安全。此外，麻省总医院同样重视患者体验的优化工作，医院通过改进就诊流程、提供便捷的预约挂号服务、加强医患沟通等措施，努力为患者创造温馨、舒适的就医环境。我国协和医院则充分利用信息化手段提高医疗服务的效率和安全性，通过建立电子病历系统、临床路径管理系统等，实现了医疗信息的共享和实时监控，减少了医疗错误的发生。同时，协和医院也始终坚持以患者为中心的服务理念，通过优化就诊流程、改善就医环境、加强医患沟通等措施，努力满足患者的需求和期望。

国内外医疗机构在关注医疗服务质量和安全性的同时，也开始更加重视患者的满意度和医疗服务的效率。这些医疗机构通过建立全面的质量管理体系、加强信息化建设、注重多学科协作和团队协作、优化患者体验等措施，不断提升医疗服务水平，满足患者的需求和期望。

（四）国际化阶段：标准与认证体系的建立与推广

20世纪后期至21世纪初，医疗质量管理进入了国际化阶段。在这个阶段，国际的交流与合作促进了医疗质量管理的国际化发展。一些国际性的医疗质量管理标准和认证体系开始出现，如ISO（International Organization for Standardization，国际标准化组织）医疗质量管理标准、JCI（Joint Commission International，国际联合委员会国际部）医院评审标准等。这些标准和认证体系为医疗机构提供了更为科学、规范的质量管理指导。

ISO医疗质量管理标准是一套国际通用的医疗质量管理标准，它包括医疗安全、患者权益保护、医疗服务流程等医疗服务的多个方面。通过遵循ISO标准，医疗机构能够建立更为完善的质量管理体系，提高医疗服务的质量和安全性，而JCI医院评审标准则是一套针对医院管理的综合性评审标准，它包括医疗质量、患者安全、医疗服务等多个方面。医院以通过JCI评审为标志，证明其在医疗质量管理方面达到了国际先进水平。

这些国际性的标准和认证体系的出现，不仅推动了医疗质量管理的国际化发展，也为医疗机构提供了更为科学、规范的质量管理指导。同时，它们也促进了国际的医疗质量管理交流与合作，使得各国医疗机构能够共同分享经验、学习先进的管理理念和方法。

（五）当代医疗质量管理：创新与挑战并存

进入 21 世纪，随着医学科学的不断进步和医疗服务模式的转变，医疗质量管理面临着新的挑战和机遇，需要不断创新以适应新的需求。

1. 医疗质量管理理念的更新

（1）以患者为中心的服务理念　当前，医疗质量管理越来越注重以患者为中心的服务理念。这意味着医疗机构在提供医疗服务时，需要充分考虑患者的需求和期望，通过提供个性化的医疗服务、加强患者沟通和教育等措施，提高患者的满意度和参与度。这种服务理念的转变，不仅有助于提升医疗服务的质量，还能增强患者的信任感和忠诚度。

（2）持续改进与风险管理　这已成为现代医疗质量管理的重要组成部分。医疗机构通过建立持续改进机制，不断识别和解决医疗服务中的质量问题，推动医疗服务质量的持续提升。同时，医疗机构还注重风险管理，通过建立风险评估和监控机制，及时发现和应对潜在的医疗风险，确保医疗服务的安全性和可靠性。

2. 医疗质量管理方法的创新

（1）质量管理工具的应用　现代医疗质量管理广泛运用各种质量管理工具，如 PDCA 循环（Plan–Do–Check–Act，即计划—执行—检查—行动）、六西格玛管理（6Sigma，一种以追求质量尺度为目标的科学工具与管理方法）。6Sigma 管理旨在提高顾客满意程度的同时降低经营成本和周期，通过提高组织核心环节过程的运行质量，进而提升企业盈利能力，也是在新经济环境下企业获得竞争力和持续发展能力的经营策略。此外，还有失效模式与影响分析（FMEA，Failure Mode and Effects Analysis，一种预防性的方法，用于识别潜在的失效模式，即产品或过程可能失败的方式，分析这些失效模式对系统或过程的影响，并评估这些影响的严重性，其目的是减少风险，通过识别并优先考虑那些可能对安全、可靠、性能或成本产生较大负面影响的失效模式）等。这些工具的应用，有助于医疗机构系统地识别和解决质量问题，提高医疗服务的标准化和规范化水平。

（2）**信息化与智能化技术的深度融合**　随着信息化和智能化技术的快速发展，医疗质量管理也开始借助这些先进技术来提高管理效率和质量。医疗机构通过建立电子病历系统、医疗质量管理系统等信息化平台，实现医疗过程的全程监控和追溯。同时，智能化技术如人工智能、大数据等也开始广泛应用于医疗质量管理领域，通过数据挖掘和分析来发现医疗质量改进点、预测医疗风险等，为医疗质量管理的持续创新提供了有力支持。

3.医疗质量管理的实践与成效

（1）**质量管理体系的建立与完善**　当前，大多数医疗机构已构建起相对完备的质量管理体系，包括质量标准的制定、质量控制机制的设立、质量评估的开展，以及持续改进等环节。这些体系为医疗机构提供了科学、严谨的质量管理指南，确保了医疗服务品质与安全性。同时，医疗机构还依据实践经验和患者反馈，不断对质量管理体系进行细化和优化，以适应医疗服务领域的新需求与新挑战。

（2）**质量控制活动的实施与成效**　医疗机构通过实施一系列质量控制活动，如定期开展质量检查、不良事件的上报与分析、患者满意度调查等，来监控并提升医疗服务质量。这些活动不仅有助于及时发现并纠正质量问题，还能增强医护人员的质量意识与责任感。通过持续的质量控制活动，医疗机构能够不断提升医疗服务品质与安全性，为患者提供更加可靠的医疗保障。

4.面临的挑战与对策

（1）**面临的挑战**　尽管医疗质量管理已取得显著成效，但仍面临诸多挑战。首先，医疗服务的复杂性与多样性使质量管理难度加大。不同科室、不同病种之间的质量管理存在差异，需制定更为细致、个性化的质量管理方案。其次，部分医护人员的质量管理意识与能力有待提升，他们对质量管理的认识不够深入，缺乏必要的质量管理知识与技能。此外，政策法规的变更也对医疗质量管理提出了新的要求与挑战。

（2）**应对策略**　为应对这些挑战，医疗机构可采取以下策略：一是加强医护人员的质量管理培训与教育，提升他们的质量管理意识与能力；二是制定更为细致、个性化的质量管理方案，以满足不同科室、不同病种的质量管理需求；三是加强与其他医疗机构的交流与合作，共同探索更为先进的质量管理方法与技术；四是密切关注政策法规的变更，及时调整与完善质量管理体系，以确保医疗服务的合规性与质量安全性。

5.未来发展趋势与展望

（1）**智能化与数字化转型**　随着信息化与智能化技术的飞速发展，医疗质量管理将更加注重智能化与数字化转型。未来，医疗机构将更多地利用大数据、人工智能等技术手段来优化医疗质量管理流程，提高管理效率与质量。同时，电子病历、远程医疗等信息化平台的应用也将进一步推动医疗质量管理的智能化与数字化转型。

（2）**个性化与精准化管理**　随着医学科学的不断进步与患者需求的多样化发展，医疗质量管理将更加注重个性化与精准化管理。医疗机构将根据患者的个体差异与病情特点，制定个性化的治疗方案与管理措施，以提高治疗效果与患者满意度。同时，医疗机构还将通过精准化管理手段来优化医疗资源配置，提高医疗服务效率与质量。

（3）**跨领域合作与协同管理**　未来医疗质量管理将更加注重跨领域合作与协同管理。医疗机构将与其他相关领域，如公共卫生、社会保障等，加强合作与交流，共同推动医疗质量管理的创新发展。同时，医疗机构内部也将加强各部门之间的协同合作与信息共享机制建设，形成合力，推动医疗质量的持续改进与提升。

当前，医疗质量管理在理念更新、方法创新、实践成效，以及面临的挑战与对策等方面均取得了显著进展。未来，随着信息化与智能化技术的不断发展和医学科学的持续进步，医疗质量管理将迎来更为广阔的发展前景与更为严峻的挑战与机遇。医疗机构需不断加强自身建设与管理创新，以应对这些挑战并抓住机遇，推动医疗质量的持续改进与提升。

二、我国《医疗质量管理办法》的出台

在全球范围内，医疗质量管理始终是各国医疗卫生体系中的核心组成部分。随着我国医疗卫生事业的迅猛推进，医疗机构的数量与规模持续扩张，医疗技术水平亦日益精进，但与此同时，一系列医疗质量及安全管理的挑战也接踵而至。为应对这些挑战，我国政府积极出台了一系列法律法规和政策措施，旨在规范医疗行为，提升医疗质量，切实保障患者权益。《医疗质量管理办法》作为规范医疗机构医疗质量管理、确保医疗服务安全性、有效性和公平性的重要法规，于2016年进行了修订，以适应新的医疗形势和需求，进一步完善了相关管理制度。

《医疗质量管理办法》的立法依据主要源自国内医疗行业的实际需求、法律法规基础，以及国际标准和国外经验的借鉴等三个方面。

（一）背景

随着医疗技术的不断进步与医疗服务的日益普及，人民群众对医疗质量的要求也越来越高。医疗质量直接关系到人民群众的健康权益与对医疗服务的切身感受，是医疗服务的核心与关键。然而，在医疗实践中，由于多种原因，医疗质量问题与医疗安全事件时有发生，给患者的生命安全与身体健康带来了严重威胁。因此，加强医疗质量管理，提高医疗质量水平，保障医疗安全，已成为医疗卫生工作的重要任务之一。

在党中央、国务院的坚强领导下，各级卫生行政部门与医疗机构在医疗质量管理方面取得了显著成效，医疗质量与医疗安全水平逐年稳步提升。但医疗质量管理工作仍面临一些挑战与问题，如管理制度不健全、责任落实不到位、监管力度不够等。为从制度层面进一步加强保障与约束，实现全行业

的统一管理与战线全覆盖，制定并出台《医疗质量管理办法》提上了日程。在《医疗质量管理办法》的文件准备阶段，国家卫生主管部门通过收集国内外相关资料、开展实地调研及组织专家论证后，着手起草《医疗质量管理办法》。草案起草完成后，经过相关部门与专家审议，根据这些意见与建议对草案进行了多次修改与完善，最终形成了较为成熟的文件。该文件于2016年9月25日由国家卫生和计划生育委员会令第10号公布，并自2016年11月1日起施行。

（二）立法依据

医疗质量管理中的法治基础源于医疗领域相关法律规范的制定，具体主要包括以下几部代表性法律文件。

1. 核心性法律法规

（1）《中华人民共和国医师法》 2021年8月20日，十三届全国人大常委会第三十次会议表决通过了《中华人民共和国医师法》，并自2022年3月1日起正式施行。《中华人民共和国医师法》在明确医师职责与职业道德方面，规定医师应秉持人民至上、生命至上的原则，发扬人道主义精神，弘扬敬佑生命、救死扶伤、甘于奉献、大爱无疆的崇高职业精神，同时恪守职业道德，遵守执业规范，提高执业水平，切实履行防病治病、保护人民健康的神圣职责。在执业过程中，医师需严格遵守医疗质量管理相关法律法规、规范、标准和本机构医疗质量管理制度的规定，规范临床诊疗行为，确保医疗质量和医疗安全。

此外，《中华人民共和国医师法》还对医师的培训与考核做出了明确规定。医师应接受继续医学教育，不断提升专业能力和技术水平，以适应医学科学的发展和人民群众健康需求的变化。医疗机构应加强医师的培训和考核，确保医师具备必要的专业知识和技能，从而提高医疗质量。医师的执业水平和医疗质量将作为医师定期考核、晋升，以及科室和医务人员绩效考核的重要依据。对于在医疗质量管理中表现突出的医师，将给予表彰和奖励；对于违反医疗质量管理规定、造成不良后果的医师，将依法依规进行严肃处理。

同时，《中华人民共和国医师法》还强调，医疗机构应建立健全医疗质量管理量化标准和保障措施，加强医疗质量管理教育，强化医务人员的质量意识。医疗机构应建立从患者就医到离院的全过程质量控制流程和全程质量管理体系，包括门诊医疗、病房医疗和部分院外医疗活动。

（2）**《医疗机构管理条例》** 该条例于1994年2月由中华人民共和国国务院令第149号发布，并于1994年9月1日起施行，后于2016年2月6日、2022年3月29日进行了修订。其对医疗机构的设置、登记、执业、监督管理等方面进行了全面规范，旨在确保医疗质量和安全，为人民群众提供优质的医疗服务。

2. 配套性行政法规与规章 除了上述核心法律法规，医疗质量管理还涉及一系列相关的配套法规与规章，这些法规与规章为医疗质量管理的具体实施提供了更加详细和具体的指导。

（1）**《医疗事故处理条例》** 该条例由中华人民共和国国务院于2002年4月4日发布，自2002年9月1日起施行。其对医疗事故的预防与处置、医疗事故的技术鉴定、医疗事故的赔偿等方面进行了详细规定，为处理医疗纠纷、保障患者权益提供了坚实的法律依据。《医疗事故处理条例》中与医疗质量安全管理相关的法条主要涉及医疗活动的规范、医疗事故的预防与处置、病历资料的管理、患者知情同意权、医疗事故的报告与调查等方面，为医疗机构的规范化管理提供了有力支撑。

（2）**《医疗质量安全事件报告暂行规定》** 国家卫生健康委员会于2011年1月印发了《医疗质量安全事件报告暂行规定》，要求医疗机构建立医疗质量安全事件报告制度，及时报告和处理医疗质量安全事件，以保障医疗质量和患者安全。

《医疗质量安全事件报告暂行规定》明确指出，其目的在于建立健全医疗质量安全事件报告制度，提高医疗质量安全事件信息报告的质量和效率，指导医疗机构妥善处置医疗质量安全事件，推动医疗质量持续改进，切实保障医疗安全。该规定对医疗质量安全事件进行了明确定义，即医疗机构及其医务人员在医疗活动中，诊疗过错、医药产品缺陷等原因，造成患者死亡、残疾、器官组织损伤，导致功能障碍等明显人身损害的事件。这一定义为医疗质量安全事件的识别和管理提供了坚实基础。

此外，该规定还明确了国家卫生主管部门和县级以上地方卫生行政部门（含中医药管理部门）在医疗质量安全事件报告中的职责，确保了各级卫生行政部门能够切实履行监管职责，保障医疗质量安全事件的及时报告和处理。

《医疗质量安全事件报告暂行规定》中与医疗质量安全管理相关的法条包括从总则与目的、医疗质量安全事件的定义、报告主体与责任、报告方式与要求、事件调查与处理到监督管理与奖惩等多个方面，为医疗质量安全事件的报告和管理提供了全面、系统的指导，有力推动了医疗质量安全的持续改进。

（3）《中华人民共和国中医药法》 2016 年 12 月 25 日，第十二届全国人民代表大会常务委员会第二十五次会议通过了《中华人民共和国中医药法》。该法从中药材的质量监管和中医药服务的规范两个方面对医疗质量安全进行了详细规定和要求。在中药材质量监管方面，制定了中药材种植养殖、采集、贮存和初加工的技术规范、标准，建立了道地中药材评价体系等；在中医药服务规范方面，规定了中医药服务的基本要求、服务范围，以及对中医药的监督检查等。这些规定共同保障了中医药的质量与安全，进而保障了中医药服务的质量和患者的安全。

（4）《医疗纠纷预防与处理条例》 本条例于 2018 年 6 月 20 日国务院常务会议通过，并自 2018 年 10 月 1 日起施行。该条例要求医疗机构制定并实施医疗质量安全管理制度，加强对诊断、治疗、护理、药事、检查等工作的规范化管理。同时，明确医务人员在诊疗活动中应当向患者说明病情和医疗措施，对于需要实施手术或特殊治疗的，还应详细说明医疗风险和替代方案，并取得患者或其近亲属的书面同意。这一规定增强了医务人员的责任意识和风险意识，促使他们在诊疗过程中更加谨慎、细致，确保了患者的知情权和选择权得到充分保障，同时也进一步提升了医疗安全质量。

（三）国际标准及国际经验

在制定医疗质量管理规范的过程中，我国也充分借鉴了国际上的先进经验和做法。在医疗质量管理方面，国际上已经形成了较为完善的标准和体系，如世界卫生组织（WHO）、国际标准化组织（ISO）以及国际医疗质量管理协会（ISQua）等发布的医疗质量管理指南和评估标准。随着人工智能和机器人等新技术的不断涌现，医疗保健实践正在经历深刻变革。为了应对这些挑战并改善患者的护理结果，国际标准化组织发布了《医疗保健组织管理——医疗保健组织的质量管理体系》。这是第一个专门针对医疗保健质量管理的国际标准，旨在帮助组织提供高质量的医疗保健服务。该标准强调建立以强有力的高层管理为起点的品质文化，构建以民众为中心、尊重、同情、合作、公平和尊严的医疗卫生体系，并通过系统化、基于数据的方法持续改进其过程和结果。

这些国际标准为中国制定医疗质量管理办法提供了宝贵的借鉴和参考。美国、英国、澳大利亚等发达国家在医疗质量管理方面积累了丰富的经验，建立了完善的医疗质量管理体系和监测机制。我国在制定医疗质量管理办法时，充分吸收了这些国家的成功经验，并结合本国实际进行了创新性发展，形成了具有中国特色的医疗质量管理体系。

（四）《医疗质量管理办法》的出台意义

在医疗卫生领域，《医疗质量管理办法》不仅是保障医疗服务质量与患者安全的重要基石，更是推动医疗卫生事业持续健康发展的关键所在。对《医疗质量管理办法》进行深入剖析研究，不仅有助于我们理解其在提升医疗服务质量、保障患者安全、促进医疗技术创新等方面的作用，还能为优化医疗资源配置、提高医疗机构管理效能提供理论支撑与实践指导。

1. 保障医疗服务质量与患者安全　《医疗质量管理办法》的首要意义在于保障医疗服务质量与患者安全。医疗质量直接关系到患者的生命健康与生活质量，是衡量医疗机构综合实力与服务水平的重要标准。通过制定与实施科学合理的医疗质量管理办法，可以规范医疗行为，明确诊疗流程，提高医疗服务的规范性与标准化水平。同时，《医疗质量管理办法》还强调了对医疗过程的全面监控与持续改进，通过对医疗质量的实时监测、评估与分析，及时发现并纠正医疗过程中的问题与隐患，降低医疗风险，确保患者安全。

2. 促进医疗技术创新与发展　医疗技术的不断创新与发展是推动医疗卫生事业进步的重要动力。然而，新技术的引入与应用也伴随着一定的风险与不确定性。《医疗质量管理办法》通过建立完善的医疗技术评估、准入、监管与退出机制，确保医疗技术的安全性与有效性。同时，该办法还鼓励医疗机构与医务人员积极参与医疗技术创新与科研工作，推动医疗技术的不断进步与发展。这种机制不仅有助于提升医疗机构的竞争力，还能为患者提供更加先进、有效的治疗手段。

3. 优化医疗资源配置　医疗资源的合理配置是提高医疗服务效率与效果的重要保障。《医疗质量管理办法》通过建立健全的医疗服务评价体系与激励机制，引导医疗机构根据患者的需求与病情特点合理配置医疗资源。一方面，通过优化医疗服务流程、提高医疗服务效率，减少不必要的医疗资源浪费；另一方面，通过加强对医疗质量的监管与评估，推动医疗机构不断提升服务质量与技术水平，吸引更多患者前来就诊，从而实现医疗资源的最大化利用。

4. 提升医疗机构管理效能 《医疗质量管理办法》的实施有助于提升医疗机构的管理效能。一方面，通过明确各级管理人员的职责与权限，建立健全的管理制度与操作规程，规范医疗行为与管理流程，提高医疗机构的运行效率与规范化水平；另一方面，通过加强对医务人员的培训与考核力度，增强其质量意识与操作技能，激发其参与医疗质量管理的积极性与主动性。这种管理模式的转变不仅有助于提升医疗机构的管理效能与服务质量，还能增强医疗机构的凝聚力与向心力。

5. 构建和谐的医患关系 医患关系是医疗卫生领域的重要关系之一。良好的医患关系有助于提升医疗服务质量与患者满意度，促进医疗卫生事业的健康发展。《医疗质量管理办法》通过加强医患沟通、保障患者知情权与参与权、建立健全的医疗纠纷处理机制等措施，构建和谐的医患关系。一方面，通过加强医患沟通，增进医患之间的理解与信任；另一方面，通过建立健全的医疗纠纷处理机制，及时妥善处理医疗纠纷与争议，维护医患双方的合法权益。这种和谐的医患关系不仅有助于提升医疗服务质量与患者满意度，还能为医疗卫生事业的健康发展营造良好的社会环境。

《医疗质量管理办法》的深入实施有助于推动医疗卫生事业的可持续发展。一方面，通过加强医疗质量管理、提高医疗服务质量与患者满意度，增强医疗机构的社会公信力与影响力；另一方面，通过推动医疗技术创新与发展、优化医疗资源配置、提升医疗机构管理效能等措施，提高医疗卫生事业的整体水平与竞争力。这种可持续发展的模式不仅有助于满足人民群众日益增长的健康需求，还能为医疗卫生事业的长期繁荣奠定坚实基础。

综上所述，医疗质量管理中的法律法规基础是一个包括核心法律法规、相关配套法规与规章、地方性法规与规章以及国际经验与国际标准在内的综合体系。这些法律法规共同构成了医疗质量管理的法律框架和制度保障，为加强医疗质量管理、规范医疗服务行为、保障医疗安全提供了有力的法律支撑和制度保障。

三、《医疗质量管理办法》的内容

作为医疗服务体系中的核心环节,《医疗质量管理办法》的颁布与实施,与人民群众的健康权益及医疗服务的切身体验息息相关。持续改进医疗质量,确保医疗安全,是卫生事业改革与发展的基石和关键内容。《医疗质量管理办法》全文共计四十八条,除附则外,分为七章,具体内容阐述如下。

(一)总则

《医疗质量管理办法》之首章为总则,明晰了制定该办法的旨趣、适用范畴、管理主体及基本准则。具体而言,该部分凸显了医疗质量管理在保障医疗安全、规范医疗服务行为中的至关重要性,界定了各级卫生行政部门及各级各类医疗机构的职责边界,以及医疗质量管理的基本原则与追求目标。国家卫生健康委员会肩负起全国医疗机构医疗质量管理的重任。《医疗质量管理办法》明确规定,县级以上地方卫生行政部门负责其行政区域内医疗机构的医疗质量管理工作。国家中医药管理局与军队卫生主管部门则分别在各自职责范围内,负责中医及军队医疗机构的医疗质量管理。医疗质量管理堪称医疗管理的核心,各级各类医疗机构作为医疗质量管理的首要责任主体,应全面强化医疗质量管理,持续推动医疗质量提升,确保医疗安全。同时,医疗质量管理应充分发挥卫生行业组织的作用,各级卫生行政部门应为卫生行业组织参与医疗质量管理创造有利条件。

(二)组织机构和职责

《医疗质量管理办法》第二章标题为"组织机构和职责",主要阐述了国家、省、市、县各级卫生行政部门以及医疗机构在医疗质量管理中的组织架构与具体职责，具体见图 2-1。

在组织架构层面，国家卫生健康委员会负责组织或委托专业机构、行业组织（以下统称专业机构）制定医疗质量管理相关制度、规范、标准和指南，指导地方各级卫生行政部门和医疗机构开展医疗质量管理与控制工作。各级卫生行政部门组建或指定各级、各专业医疗质量控制组织（以下简称质控组织），落实医疗质量管理与控制的各项工作要求。同时，建立国家医疗质量管理与控制体系，完善医疗质量控制与持续改进的制度和工作机制。国家级各专业质控组织应当在国家卫生健康委员会的指导下，负责制定全国统一的质控指标、标准和质量管理要求，收集、分析医疗质量数据，定期发布质控信息。医疗机构医疗质量管理实行院、科两级责任制，医疗机构主要负责人是本机构医疗质量管理的第一责任人；临床科室以及药学、护理、医技等部门（以下简称业务科室）主要负责人是本科室医疗质量管理的第一责任人。医疗机构应设立医疗质量管理专门部门，负责本机构的医疗质量管理工作。二级及以上医院、妇幼保健院，以及专科疾病防治机构（以下简称二级及以上医院）应设立医疗质量管理委员会。

在具体职责层面，医疗机构医疗质量管理委员会的主要职责：按照国家医疗质量管理的相关要求，制定本机构医疗质量管理制度并组织实施；组织开展本机构医疗质量监测、预警、分析、考核、评估及反馈工作；定期发布本机构质量管理信息等。二级及以上医院各业务科室应成立本科室医疗质量管理工作小组，组长由科室主要负责人担任，并指定专人负责日常具体工作。医疗质量管理工作小组的主要职责：贯彻执行医疗质量管理相关的法律法规、规章、规范性文件和本科室医疗质量管理制度；制定本科室年度质量控制实施方案；组织开展本科室医疗质量管理与控制工作；制定本科室医疗质量持续改进计划和具体落实措施等。

总而言之，国家卫生健康委员会负责全国医疗机构医疗质量管理工作，县级以上地方卫生行政部门负责本行政区域内医疗机构的医疗质量管理工

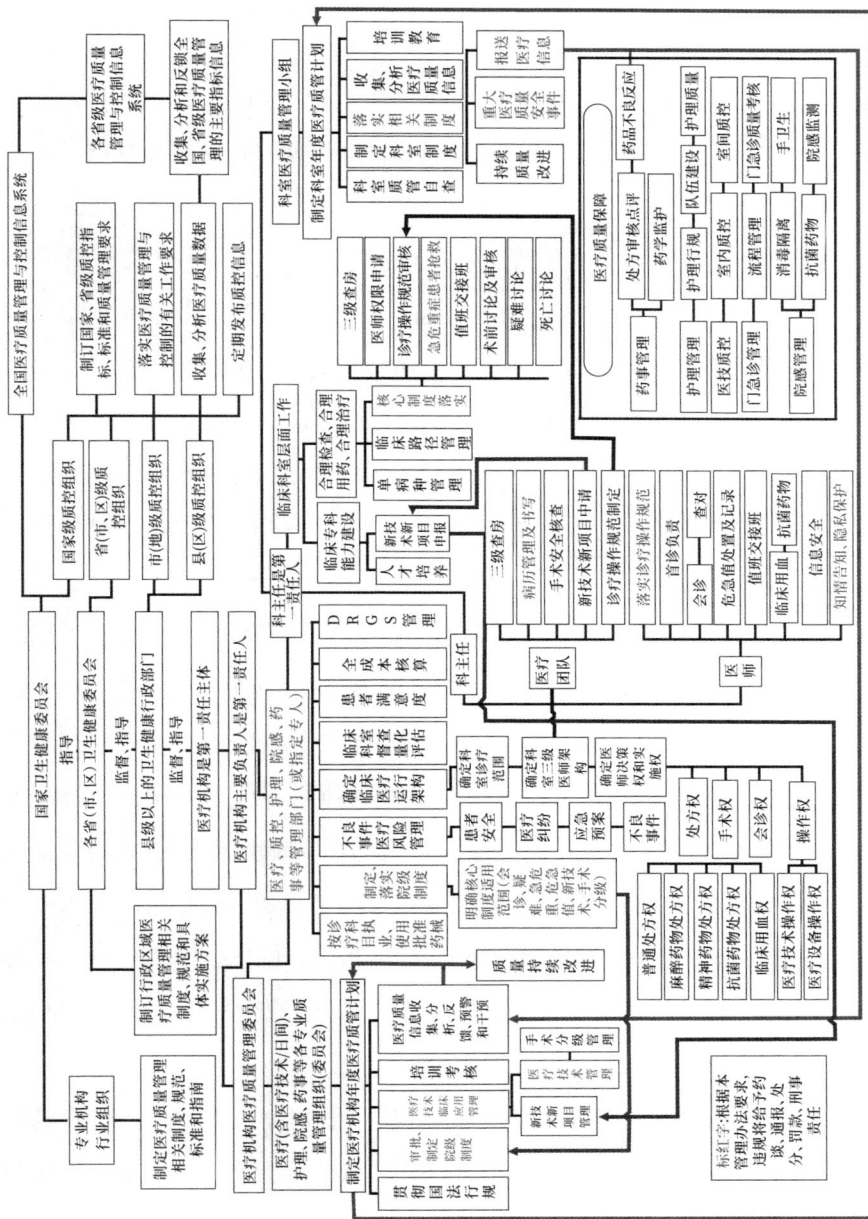

图 2-1 《医疗质量管理办法》内容与医疗机构、临床科室工作关联图

作。医疗机构应成立医疗质量管理专门部门或工作小组，具体负责实施医疗质量管理工作。

（三）医疗质量保障

《医疗质量管理办法》第三章标题为"医疗质量保障"，主要规定了医疗机构在保障基本医疗质量方面应采取的一系列措施和要求，包括医务人员职业道德与行为规范、诊疗过程管理、医技科室等其他相关部分的管理。

在医务人员职业道德与行为规范方面，《医疗质量管理办法》规定，医疗机构应加强医务人员职业道德教育，弘扬救死扶伤的人道主义精神，坚持"以患者为中心"，尊重患者权利，履行防病治病、救死扶伤、保护人民健康的神圣使命。医务人员亦应恪守职业道德，严格遵守医疗质量管理相关法律法规、规范、标准和本机构医疗质量管理制度的规定，规范临床诊疗行为，确保医疗质量和医疗安全。

在诊疗过程管理方面，《医疗质量管理办法》规定，医疗机构应当按照核准登记的诊疗科目执业。卫生技术人员开展诊疗活动应依法取得执业资质，医疗机构人力资源配备应满足临床工作需要。同时，医疗机构应按照有关法律法规、规范、标准要求，使用经批准的药品、医疗器械、耗材开展诊疗活动。此外，医疗机构开展医疗技术应与其功能任务和技术能力相匹配，按照国家关于医疗技术和手术管理的相关规定，加强医疗技术临床应用管理。医疗机构及其医务人员应遵循临床诊疗指南、临床技术操作规范、行业标准和临床路径等有关要求开展诊疗工作，严格遵守医疗质量安全核心制度，做到合理检查、合理用药、合理治疗。

在医技科室等其他相关管理上，《医疗质量管理办法》要求，医疗机构应加强药学部门建设和药事质量管理，提升临床药学服务能力，推行临床药师制，发挥药师在处方审核、处方点评、药学监护等合理用药管理方面的作用。另外，医疗机构应加强护理质量管理，完善并实施护理相关工作制度、技术规范和护理指南；加强护理队伍建设，创新管理方法，持续提升护理质量。同时，医疗机构应加强医技科室的质量管理，建立覆盖检查、检验全过程的质量管理制度，加强室内质量控制，配合做好室间质量评价工作，推动临床检查检验结果互认。除此之外，门急诊管理制度也是其中不可或缺的一环。在医院安全方面，医疗机构应加强医院感染管理，严格执行消毒隔离、手卫生、抗菌药物合理使用和医院感染监测等规定，建立医院感染风险监测、预警以及多部门协同干预机制。医疗机构还应加强病历质量管理，建立并实施病历质量管理制度，确保病历书写客观、真实、准确、及时、完整、规范。医疗机构及其医务人员开展诊疗活动，应遵循患者知情同意原则，尊重患者的自主选择权和隐私权，并对患者的隐私严格保密。

（四）医疗质量持续改进

《医疗质量管理办法》第四章标题为"医疗质量持续改进"，此章着重强调了医疗质量提升是一个持续不断的动态过程，注重实践应用，为医疗机构提供了详尽的操作指南和实施要求。它要求医疗机构不断运用先进的质量管理工具和方法，对医疗质量进行全面监控、科学评价及持续改进。《医疗质量管理办法》在本章中主要对医疗质量管理的组织体系、制度建设、所采用的工具与方法进行了明确规定。

在医疗质量管理的组织体系构建上，《医疗质量管理办法》明确要求医疗机构应建立全员参与、全面覆盖临床诊疗服务过程的医疗质量管理与控制工作制度。医疗机构需严格按照卫生行政部门和质控组织关于医疗质量管理控制的相关要求，积极与质控组织协作，共同推动医疗质量的持续改进。同时，医疗机构应按照规定及时向卫生行政部门或质控组织报送本机构的医疗质量安全相关数据信息，确保数据的准确性和时效性。此外，医疗机构还应熟练运用各类医疗质量管理工具进行自我评估与管理，根据卫生行政部门或质控组织发布的质控指标和标准，不断完善本机构的医疗质量管理指标体系，及时收集并分析相关信息，形成坚实的医疗质量基础数据支撑。

在医疗质量管理的制度建设方面，《医疗质量管理办法》规定医疗机构应加强临床专科服务能力建设，注重专科间的协同发展，制定并实施专科建设发展规划，积极推行"以患者为中心、以疾病为链条"的多学科诊疗模式。同时，要加强继续医学教育，重视人才培养和临床技术创新性研究及其成果转化，全面提升专科的临床服务能力与水平。在单病种质量管理方面，医疗机构应加强对单病种的质量管理与控制，建立本机构的单病种管理指标体系，并制定相应的医疗质量参考标准。另外，医疗机构还应制定并不断完善满意度监测指标，定期开展患者和员工满意度调查，努力提升患者就医体验和员工执业感受。同时，医疗机构应实施全过程成本精确管理，加强成本核算、过程控制、细节管理和量化分析，不断优化投入产出比，努力提高医疗资源的利用效率。

在医疗质量持续改进的工具与方法上，《医疗质量管理办法》提出医疗机构应强化基于电子病历的医院信息平台建设，提升医院信息化工作的规范化水平，确保信息化工作能够满足医疗质量管理与控制的需求。医疗机构应充分利用信息化手段开展医疗质量管理与控制工作，建立完善的信息管理制度，切实保障信息安全。同时，医疗机构还应对本机构医疗质量管理要求的执行情况进行定期评估，对收集到的医疗质量信息进行及时分析和反馈，对医疗质量问题和安全风险进行预警，并针对存在的问题及时采取有效干预措施，同时评估干预效果，以促进医疗质量的持续改进。

（五）医疗安全风险防范

《医疗质量管理办法》第五章标题为"医疗安全风险防范"，此章强调了对医疗安全风险的预防和控制，通过建立健全的风险防范机制，有效减少医疗不良事件的发生。国家要求建立医疗质量（安全）不良事件报告制度，鼓励医疗机构和医务人员主动上报临床诊疗过程中发生的不良事件，促进信息共享和医疗质量的持续改进。医疗机构应建立完善的医疗质量（安全）不良事件信息采集、记录和报告制度，并将其作为医疗机构持续改进医疗质量的重要基础工作。同时，医疗机构还应建立药品不良反应、药品损害事件和医疗器械不良事件监测报告制度，并按照国家有关规定及时向相关部门报告。此外，医疗机构应增强医疗安全意识，建立健全医疗安全与风险管理体系，完善医疗安全管理相关工作制度、应急预案和工作流程，加强对医疗质量重点部门和关键环节的安全与风险管理，切实落实患者安全目标。

（六）监督管理

《医疗质量管理办法》第六章标题为"监督管理"，本章主要规定了县级以上地方卫生行政部门的监督管理职责。县级以上地方卫生行政部门负责对本行政区域内的医疗机构医疗质量管理情况进行监督检查，医疗机构应积极配合，不得拒绝、阻碍或隐瞒相关情况。县级以上地方卫生行政部门应建立医疗机构医疗质量管理评估制度，可根据当地实际情况，组织或委托专业机构，利用信息化手段开展第三方评估工作，并定期在行业内发布评估结果。同时，县级以上地方卫生行政部门和各级质控组织应重点加强对县级医院、基层医疗机构和民营医疗机构的医疗质量管理和监督。

国家卫生健康委员会依托国家级人口健康信息平台，建立了全国医疗质量管理与控制信息系统，负责收集、分析和反馈全国医疗质量管理的主要指标信息。省级卫生行政部门则应依托区域人口健康信息平台，建立本行政区域的医疗质量管理与控制信息系统，负责收集、分析和反馈本行政区域医疗机构医疗质量管理相关信息，对医疗机构医疗质量进行评价，并实现与全国医疗质量管理与控制信息系统的互联互通。各级卫生行政部门应建立医疗机构医疗质量管理激励机制，采取适当形式对医疗质量管理先进的医疗机构和管理人员予以表彰和鼓励，积极推广先进经验和做法。县级以上地方卫生行政部门还应建立医疗机构医疗质量管理情况约谈制度，对发生重大或特大医疗质量安全事件、存在严重医疗质量安全隐患或未按要求整改的各级各类医疗机构负责人进行约谈；对造成严重后果的，予以通报批评，并依法处理，同时报上级卫生行政部门备案。

各级卫生行政部门应将医疗机构医疗质量管理情况和监督检查结果纳入医疗机构及其主要负责人考核的关键指标，并与医疗机构的校验、评审、评价以及个人业绩考核相结合。对于考核不合格的医疗机构及其主要负责人，应视情况依法进行处理。

（七）法律责任

《医疗质量管理办法》第七章标题为"法律责任"，本章明确提出了医疗机构若开展诊疗活动超出登记范围、使用非卫生技术人员从事诊疗工作、违规开展禁止或限制临床应用的医疗技术、使用不合格或未经批准的药品、医疗器械、耗材等开展诊疗活动的，将由县级以上地方卫生行政部门依据国家有关法律法规进行严肃处理。

四、十八项医疗质量安全核心制度

医疗质量管理工作，作为一项长期而艰巨的任务，需要从制度层面加以强化和保障。《医疗质量管理办法》的适时出台，通过顶层的制度设计，进一步建立并健全了医疗质量管理的长效工作机制，明确了医疗质量管理的各项具体要求，使得我国的医疗质量管理工作迈上了制度化、法治化的管理新轨道。在此基础上，国家卫生健康委员会医政司又精心提炼出了一系列对医疗机构及其医务人员具有基础性、规范性作用的制度，即十八项医疗质量安全核心制度（这十八项制度将在本章第三节中详细展开阐述）。

这十八项核心制度，具体包括：首诊负责制度、三级查房制度、会诊制度、分级护理制度、值班和交接班制度、疑难病例讨论制度、急危重症患者抢救制度、术前讨论制度、死亡病例讨论制度、查对制度、手术安全核查制度、手术分级管理制度、新技术和新项目准入制度、危急值报告制度、病历管理制度、抗菌药物分级管理制度、临床用血审核制度，以及信息安全管理制度。这些制度与医疗质量安全管理办法相辅相成，共同构筑了医疗机构医疗质量安全管理的完整体系。

十八项医疗质量安全核心制度在保障医疗质量和患者安全、提升医疗服务品质、促进医疗行业的健康有序发展以及维护社会和谐稳定等方面，均发挥着举足轻重的作用。在确保医疗质量和安全的基础上，核心制度积极鼓励医疗机构和医务人员勇于探索、大胆创新，积极应用新技术、新项目，不断推动医疗技术的革新与发展。

各级医疗机构和医务人员应深刻认识到这些制度的重要性，将其贯彻落实到日常工作的每一个环节中。通过不断学习、实践和提升，努力提高自身的专业素养和服务水平，为广大人民群众提供更加安全、优质、高效的医疗服务。同时，医疗机构也应通过提高医疗质量和患者满意度，来赢得社会的广泛认可和信任，从而提升整个医疗行业的形象和声誉。此外，这些核心制度的实施还为行业监管提供了有力的依据和支撑，使得卫生健康行政部门能够更加有效地对医疗机构进行监管和指导，确保医疗行业的健康、有序发展。

第二节　医疗重点环节

《医疗质量安全管理办法》通过明确重点环节、制定具体制度与措施、加强监督与持续改进，以及确立责任主体和责任追究机制等路径，以提升医疗重点环节的医疗质量安全管理水准，从而切实保障患者的生命安全与身体健康。

首先，医疗质量安全管理办法通常会对医疗机构内的重点环节进行明晰并强化管理。这些重点环节往往是医疗过程中风险较高、易出问题的部分，诸如急诊绿色通道管理、急危重症患者救治管理、手术安全管控、抗菌药物使用管理等。医疗质量安全管理办法将关键环节作为管理重点，旨在提升这些环节的医疗质量，从而有效保障整体医疗安全。

其次，针对医疗重点环节，医疗质量安全管理办法制定了相应的具体制度与措施。这些制度与措施往往具有高度的针对性和可操作性，旨在规范医务人员的行为，减少医疗差错和事故的发生。例如，对于急诊绿色通道管理，会制定严苛的入院制度和流程，确保伤病员能接受快速、有序、安全、有效的诊疗服务；对于抗菌药物使用管理，会严格落实抗菌药物分级管理制度，严格把握使用指征，以降低不良反应发生率，减少细菌耐药性产生。

同时，医疗质量安全管理办法还着重强调对医疗重点环节的监督与持续改进。医疗机构需建立健全监督机制，对重点环节的执行情况进行定期检查和评估，及时发现问题并采取措施加以改进。此外，医疗机构还需建立持续改进机制，不断总结经验教训，优化管理流程和制度，进一步提升医疗质量安全管理水平。

再者，医疗质量安全管理办法还明确了医疗重点环节管理的责任主体和责任追究机制。医疗机构及其主要负责人作为医疗质量管理的第一责任人，需全面负责医疗重点环节的管理工作。对于因管理不善导致医疗差错和事故的责任人，将依法依规进行责任追究，以强化医疗质量安全意识，推动医疗重点环节管理工作的有效落实。

医疗重点环节的管理水平提升对整体医疗质量的改进具有至关重要的作用，而医疗质量安全管理办法的实施则为这种改进提供了坚实的支撑。两者相辅相成，形成了良好的循环。一方面，通过对医疗重点环节的严格管理，可以及时发现和解决医疗服务中存在的问题和不足，为医疗质量安全管理办法的完善提供实践依据；另一方面，医疗质量安全管理办法的不断完善和优化，又为医疗重点环节的管理提供了更加科学、合理的指导。

一、医疗重点环节介绍

（一）医疗重点环节概述

医疗重点环节是指在医疗活动中，对医疗质量和患者安全具有重大影响的关键步骤或过程。在国家卫生健康委员会医政司绘制的医疗质量安全核心制度图示基础上，医疗重点环节可细分为接诊、会诊、开具医学检查、诊断和确定治疗计划、护理、进行治疗、诊治效果不佳的处理等七个环节，这些环节共同构成了一个完整的诊疗流程。但需注意的是，并非所有完整的诊疗流程都必然包含以上七个环节。

（二）主要医疗重点环节

1. 接诊环节　是医疗服务流程中的首要步骤，也是患者与医疗机构建立信任关系、明确疾病诊断与治疗方向的关键时期。通过详细询问病史、进行体格检查、评估病情并制定初步治疗计划等手段，接诊环节能够为患者提供全面、个性化的医疗服务。此环节主要聚焦于患者的具体疾病，旨在明确疾病诊断、制定治疗方案并缓解患者病痛。

接诊环节是医患双方首次接触的时刻，也是建立信任关系的关键节点。医师通过热情、耐心的接待和专业的医疗服务，能够赢得患者的信任和尊重。这种信任关系有助于患者积极配合治疗，提高治疗效果和满意度。同时，良好的医患关系还能有效降低医疗纠纷的发生率，提升医疗服务的整体质量。此外，接诊环节医师通过病史询问、体格检查和必要的辅助检查，能够对患者的病情进行初步评估，明确疾病诊断，进而为患者制定个性化的治疗方案。在此基础上，医师依据患者的病情和需求，对医疗资源进行合理安排，确保病情严重或需要紧急治疗的患者能够得到及时有效的治疗。这也在一定程度上提高了医疗资源的利用效率和服务质量，满足了患者的多元化需求。另外，接诊环节作为医疗服务流程中的重要一环，也是医疗质量持续改进的关键点。通过对接诊环节的监测和评估，医疗机构能够及时发现和纠正医疗服务中存在的问题和不足，从而不断完善服务流程、提高服务质量，为患者提供更加优质、高效的医疗服务。

2. 会诊环节　一般而言，医院会诊环节是指出于诊疗需要，由本科室以外或本机构以外的医务人员协助提出诊疗意见或提供诊疗服务的活动。这一过程通常涉及多学科、多科室的医务人员共同参与，以确保诊断的准确性和治疗的合理性。广义而言，会诊环节不仅限于医师之间的讨论和交流，还包括对患者病情的全面评估、治疗方案的制定、医疗资源的协调以及医疗质量的监管等多个方面。这一环节旨在通过多学科、多专业的协作，为患者提供全方位、个性化的医疗服务。通过多学科、多科室的协作，会诊环节能够确保患者得到最适合的治疗方案，有效协调院内相关医疗资源，避免医疗资源的浪费和重复利用。同时，参与会诊的医师可以了解其他领域的专业知识和经验，提升自身的专业水平和医疗技术，增强整个医疗团队的专业素养和服务质量。

3. 开具医学检查环节　在西医学体系中，医学检查在诊断、预防和治疗疾病中扮演着至关重要的角色。医院开展医学检查不仅是医师对患者病情进行全面评估的必要步骤，也是确保医疗质量和患者安全的重要环节。开具医学检查是指医师根据临床经验和专业知识，以获取患者身体各方面的详细数据和信息为目的，判断患者需要进行哪些检查项目（如血常规、尿常规、生化检查、影像学检查等），并开具相应的检查单据，指导患者前往相关科室进行检查的诊疗环节。

通过开具相关医学检查，医师可以获取患者身体各方面的详细数据和信息，帮助排除其他可能的疾病或病因，提高诊断的准确性和可靠性。在治疗过程中，医学检查还可以用于监测治疗效果和调整治疗方案。通过定期开展相关医学检查，医师可以了解患者的病情变化和治疗效果，及时发现潜在的治疗风险和问题，并采取措施进行干预和处理，确保治疗的有效性和安全性。另外，在疾病防治方面，通过定期进行相关医学检查，医师可以及时发现患者身体存在的潜在问题和疾病风险，采取相应的预防措施和治疗手段，避免疾病的发生或恶化。同时，医学检查还可以帮助医师了解患者的身体状况和健康状况，为患者提供个性化的健康指导和建议。

4.诊断和确定诊疗计划环节　是患者就诊及医师诊治过程中的核心环节。这一环节不仅关乎患者的健康与生命安全，也直接反映了医疗服务的水平和质量。医院诊断是指医师在全面收集和分析患者病史、症状、体征，以及实验室和影像学检查资料的基础上，对患者所患疾病做出的科学判断，而确定诊疗计划则是指医师根据诊断结果，结合患者的具体情况和医疗资源的可及性，为患者制定出一系列旨在消除病因、缓解症状、恢复健康或延长生命的治疗措施和护理方案。这一医疗环节不仅涉及具体的诊断和治疗措施，还包括对患者病情的持续监测和评估，以及治疗方案的动态调整和优化。因此，这需要医师具备扎实的医学理论基础、丰富的临床经验和敏锐的病情洞察力，以确保诊断和治疗的准确性和有效性。

通过制定合理的诊断和治疗方案，医师可以确保患者得到及时、有效的治疗，避免不必要的医疗资源浪费。同时，通过持续监测和评估患者的病情和治疗效果，医师可以及时调整和优化治疗方案，提高医疗效率和质量。此外，通过持续监测和评估，医师还能够及时发现治疗中的问题和不足，并根据实际情况调整和优化治疗方案，从而确保治疗的有效性和安全性，提高患者的治愈率和康复率。

5.护理环节　是指护士在医疗机构中，根据医师的诊断和治疗方案，以维护患者生理功能的稳定与恢复，促进患者康复为目标，提供具体的护理服务，如给药、监测生命体征、执行各项检查、伤口护理等照护环节。同时，护理人员还需根据患者的健康状况和需求，运用专业知识、技能和人文关怀，为患者提供全面、连续、个性化的护理服务。

护理环节在促进患者康复和提升生命质量方面发挥着举足轻重的作用。通过专业的护理服务，如给药、监测生命体征、执行各项检查等，护理人员可以确保患者生理功能的稳定与恢复。同时，通过提供个性化的心理干预措施和健康教育，护理人员可以帮助患者建立积极的心态，提高自我管理能力，促进疾病的康复和预防。此外，护理环节在协助医师制定和调整治疗方案方面也发挥着重要作用。护理人员通过持续监测患者的生命体征和病情变化，及时发现并报告医师潜在的问题，为医师调整治疗方案提供有力依据。另外，护理人员还可通过倾听、安慰、鼓励等方式，在患者面对疾病出现焦虑、恐惧、抑郁等负面情绪时，为患者提供情感支持，缓解患者的心理压力，帮助他们建立战胜疾病的信心，进而提高患者的治疗合作性和积极性。

6. 治疗环节　医院治疗环节是指在医疗机构之内，由医师、护士、技术人员等组成的医疗团队，依据患者的诊断结果与治疗需求，施行一系列旨在恢复或改善患者健康状况的治疗措施的过程。此等措施包括药物治疗、物理治疗、手术治疗、心理治疗等诸多方式。其中，医院治疗环节实为确保病患获得恰当治疗的关键所在，而手术治疗更是因其复杂性与关键性，成为治疗方式中的重中之重。

手术治疗，乃是通过外科手术的手段，对患者体内病变组织进行切除、修复或重建，以期达到治疗疾病、恢复功能或提高生活质量的目的。此过程需历经术前准备、手术操作、术后护理等诸多环节，是一种复杂而精细的治疗过程。诚然，手术治疗伴有一定风险，但经由严格的术前评估、术中监测与术后护理，可有效降低医疗风险。术前评估能确保患者符合手术条件，降低手术并发症的风险；术中监测则可及时发现并处理异常情况；手术操作者可根据患者具体情况进行个性化设计，对病变部位进行精准干预，减少药物等非手术治疗方式可能带来的不良反应与并发症，确保治疗效果的最大化。同时，手术治疗还可与其他治疗方式，如物理治疗、康复治疗等相结合，共同助力患者康复。手术的成功率与安全性，作为医疗质量的重要评价指标，直接反映了医疗机构的医疗水平与服务质量。因此，加强手术治疗环节的管理与质量控制，对于提升医疗质量，为患者提供更为安全、有效的医疗服务，具有深远意义。

7. 诊治后效果不佳的环节　诊疗效果不佳指的是在医疗机构中，针对某一患者所采取的诊疗措施未能达到预期治疗效果，导致患者病情未能得到有效控制或改善，甚至出现恶化的情况。此环节涉及诊断、治疗、护理等诸多方面，实为医疗服务过程中不可忽视的重要问题。

诊治效果不佳会直接影响患者的治疗效果。诊断错误或治疗方案不当，会使患者病情得不到有效控制或改善，甚至恶化，不仅损害患者身体健康，延缓康复进程，还会增加患者经济负担与心理压力。对医师而言，不佳的诊疗效果需医师重新评估患者病情与治疗方案，甚至调整治疗策略，这无疑增加了医师的工作量与时间成本，也会影响医师的诊治效率与信心。在医疗机构层面，若诊治效果不佳的情况频繁出现，将严重损害其社会形象与公信力，影响业务量与发展前景，还可能导致医患关系紧张，甚至引发医疗纠纷与冲突。

研究医疗重点环节，对于提升患者安全、提高医疗质量、促进资源合理利用、推动医疗技术创新、加强医患沟通，以及促进医疗卫生体系改革等方面，均具有重大意义。因此，医疗机构应高度重视医疗重点环节的研究工作，不断完善管理机制，提高服务水平，为患者提供更为安全、有效、便捷的医疗服务。

二、医疗重点环节中对相关质量管理办法的执行

医疗领域，质量与安全乃永恒的主题，而《医疗质量管理办法》及其所确立的十八项医疗质量安全核心制度，正是保障此主题的基石。这些核心制度不仅为医疗机构与医务人员提供了明确的操作指南，还深刻影响着医疗重点环节的管理与实践。

（一）《医疗质量管理办法》对医疗重点环节的指导

医疗重点环节，实为质量管理的关键环节。其指的是医疗服务过程中具有高风险、高难度或高复杂性的关键环节，这些环节直接关系到患者的生命安全与医疗质量。常见的医疗重点环节包括手术操作、急救抢救、药物使用、医疗技术操作等。此等环节通常涉及多个部门与人员的协作，需要高度的专业技能与严谨的操作流程。

1. 急诊绿色通道管理　急诊绿色通道，是医院为保障急危重症患者快速得到救治而设立的特殊通道。依据《医疗质量管理办法》的要求，医院需严格按照《急诊患者入院制度及流程》《急诊绿色通道管理规范》执行，通过设立明显标识、优化就诊流程、确保急救设备与药品的充足与完好，以及加强医护人员的急救技能培训等举措，确保患者能接受快速、有序、安全、有效的诊疗服务。

2. 急危重症管理　急危重症患者的救治，实为医疗工作的重中之重。《医疗质量管理办法》要求医院对急危重症患者施行《急危重症患者救治工作管理规定》《急危重症患者协调管理制度》等，加强与患者及家属的沟通，各科室成立抢救小组，合理配备抢救药械，确保抢救器械运转正常。同时，加强对危急重症患者的巡视，确保患者得到及时、有效的救治。

3. 检验标本采集及临床危急值报告管理　检验标本的准确采集与危急值的及时报告，对于临床诊断与治疗具有重要意义。《医疗质量管理办法》要求医院按照《标本采集运送手册》执行标本采集，并严格落实十八项核心制度中的危急值报告制度。这包括建立危急值报告流程、明确报告责任人与接收人、确保报告的准确性与时效性等。

4. 医疗、护理核心制度落实　医疗、护理核心制度，实为保障医疗质量与患者安全的基础。医院需严格按照十八项核心制度要求落实医疗、护理工作，包括首诊负责制度、三级查房制度、会诊制度、查对制度、手术安全核查制度等。

5. 围手术期管理 围手术期，实为手术患者治疗的关键阶段。《医疗质量管理办法》要求医院严格按照《围手术期管理制度》执行，如术前准备（病历书写、必要的检验、检查、术前讨论和手术审批等）、术中监护与术后管理等环节。同时，加强医患沟通，做好术前访视与术后随访工作。

医疗重点环节的管理，是医疗质量管理的重要组成部分，亦是医疗机构提升整体服务水平的关键所在。通过对这些环节的深入研究与科学管理，可及时发现并解决潜在问题，降低医疗风险，提高诊疗效果，保障患者安全。

（二）医疗重点环节对相关核心制度的落实

医疗重点环节对医疗质量安全核心制度的落实，实为确保医疗质量、保障患者安全的重要举措。此种落实贯穿医疗过程的各个环节。

危重患者在接诊时，首诊医师需全面负责患者的检查、诊断、治疗、抢救、转科与转院等工作，确保患者得到及时、有效的救治。在围手术期管理与危重患者的管理中，医护人员遵守三级医师查房制度，确保患者病情得到全面评估，治疗方案及时调整，提高诊疗质量。对于疑难、复杂病例或涉及多学科治疗的病例，医师需及时组织会诊，邀请相关科室专家共同讨论制定治疗方案，保障患者安全。护理人员根据患者病情与自理能力，实施分级护理，确保护理措施与患者需求相匹配，提高护理质量。在急诊科、ICU 等重点部门，严格执行值班与交接班制度，确保患者诊疗过程的连续性与安全性。医护人员也需要定期组织疑难病例讨论会，邀请多学科专家参与，共同分析病情，总结经验教训，提高诊疗水平。建立急危重症患者抢救绿色通道，确保患者得到及时、有效的抢救治疗，同时规范抢救流程，提高抢救成功率。在围手术期管理中，相关医护人员需严格执行术前讨论制度，对手术方案、麻醉方式、手术风险等进行全面评估，确保手术安全。于输血、用药、手术等有创诊疗操作中，严格执行查对制度，确保患者身份、药品、器械等准确无误，防止差错事故发生。在手术实施过程中，相关医护人员需执行手术安全核查制度，对患者身份、手术部位、手术方式等进行多方参与的核查，确保手术安全。对于新技术与新项目，医院及相关单位企业需经过严格的论证与审批程序，确保技术安全、有效后方可应用于临床，保障患者安全。根据抗菌药物的特点与临床用药需求，实行抗菌药物分级管理，限制抗菌药物的不合理使用，减少耐药菌的产生。在输血管理中，医师与护理人员需严格执行临床用血审核制度，对输血指征、输血前检查、输血过程等进行严格把关，确保输血安全等。

（三）核心制度与医疗重点环节的功能互动

1. 制度为纲，流程规范 《医疗质量管理办法》及其核心制度，犹如医疗管理的基石，为医疗重点环节的管理筑起了明确的制度框架与操作蓝本。这些制度的精心制定与严格实施，使得医疗机构能够规范医疗行为，明晰责任界限，优化诊疗流程，从而确保医疗重点环节的顺畅运行。以首诊负责制度为例，它要求首诊医师全程负责患者的诊疗管理，确保诊疗服务的连贯性与可追溯性；而三级查房制度，则通过不同层级医师的细致查房，实现对患者病情的动态监控与诊疗方案的适时调整，彰显了医疗管理的严谨与科学。

2. 环节驱动，制度完善 医疗重点环节的管理实践，如同一股不竭的动力，推动着核心制度的持续完善与优化。随着医疗技术的日新月异与医疗模式的不断创新，新的医疗重点环节层出不穷，对既有核心制度提出了前所未有的挑战。医疗机构在应对这些挑战的过程中，需不断吸取经验教训，丰富核心制度的内容，细化操作流程，以适应瞬息万变的医疗环境与服务需求。例如，远程医疗、互联网医疗等新兴医疗模式的崛起，促使医疗机构必须建立健全信息安全管理制度与远程医疗管理制度，确保医疗信息的安全无虞与诊疗服务的高效便捷。

3. 协同并进，质量提升 核心制度与医疗重点环节的协同作用，是医疗质量持续提升的不竭源泉。核心制度为医疗重点环节的管理提供了坚实的制度支撑与操作指南，而医疗重点环节的管理实践又反哺于核心制度，促进其不断完善与优化。两者相辅相成，共同构筑了医疗质量管理的完整体系。在这一体系中，医疗机构与医务人员需严格遵守核心制度的要求，加强对医疗重点环节的管理与监控，不断提升医疗服务的质量与效率。

核心制度为医疗重点环节划定了清晰的操作路径与准则，有效降低了医疗差错与事故的风险；而医疗重点环节的实际操作过程，又不断揭示出新的难题与挑战，促使核心制度不断革新与优化。这种良性循环，使得医疗质量与患者安全水平得以持续提升。展望未来，随着医疗技术的不断突破与医疗模式的持续创新，我们需进一步深化对核心制度与医疗重点环节之间内在联系的认识，不断完善与优化相关制度，以更加坚实地保障医疗质量与患者安全，为人类的健康事业贡献智慧与力量。

第三节　医疗重点环节中的医患沟通概览

医患信任，堪称医疗服务质量中的"软实力"之基。一场行之有效的医患沟通，犹如架起医师与患者心灵之间的桥梁，让信任之花得以绽放。医师需秉持真诚、耐心的态度，悉心倾听患者的每一声诉说，以通俗易懂之语，将复杂的医学知识娓娓道来，让患者深切感受到被尊重与理解的温暖。如此，这份信任便如同一股强大的力量，能够极大地增强患者的治疗信心，使他们对治疗方案更加接纳与配合。当患者对医师心生信任时，他们便更愿意遵从医嘱，按时服药，进而助力治疗效果的提升。

有效的医患沟通，更是一剂减少误解与猜疑的良药。它如同春风化雨，能够悄然降低医疗纠纷的发生率。当患者出现疑虑或不满之时，医师需以更加开放的姿态，积极倾听患者的心声，并给予合理、详尽的解释与安抚。如此，便能有效化解矛盾，维护那份难得的和谐医患关系。

医患沟通，绝非仅仅是医师与患者之间的简单信息交流，它更是医疗服务质量提升的一把金钥匙。通过不断优化医患沟通策略，医疗机构得以构建起以患者为中心的服务模式，将患者的需求与感受置于首位，从而极大地提升患者的就医体验与满意度。同时，医患沟通还如同纽带一般，促进了医疗团队之间的紧密协作与顺畅沟通，使得医疗服务的整体效率与质量得以显著提升。这种以患者为中心、注重沟通的服务模式，无疑为构建和谐的医患关系、推动医疗事业的蓬勃发展注入了新的活力与动力。

以图2-2为示，以医患沟通在医疗重点环节中的出现为节点，结合分布在医疗重点环节中的十八项医疗安全质量核心制度，我们将医疗重点环节中的医患沟通按就医流程进行如下划分。

一、接诊时的医患沟通

医患沟通，作为医疗服务过程中的核心环节，在接诊时显得尤为重要。接诊环节，主要涉及"首诊负责制度"与"急危重症患者抢救制度"这两项医疗质量安全核心制度。

（一）首诊负责制度下的医患沟通

首诊负责制度，即患者的首位接诊医师（首诊医师）在一次就诊过程结束前或由其他医师接诊前，需全权负责该患者的全程诊疗管理。此制度的核心，在于强调首诊医师的责任意识，确保患者能获得及时、有效、连续的诊疗服务。

首诊医师应全面、细致地探询患者病情，包括病史、症状、体征等方方面面，这是进行有效沟通的坚实基石。在充分了解病情的基础上，首诊医师需向患者或其家属详尽解释病情，包括可能的病因、病情的严重程度、潜在的发展趋势等。此外，首诊医师还应向患者阐述可能的治疗方案，包括各种

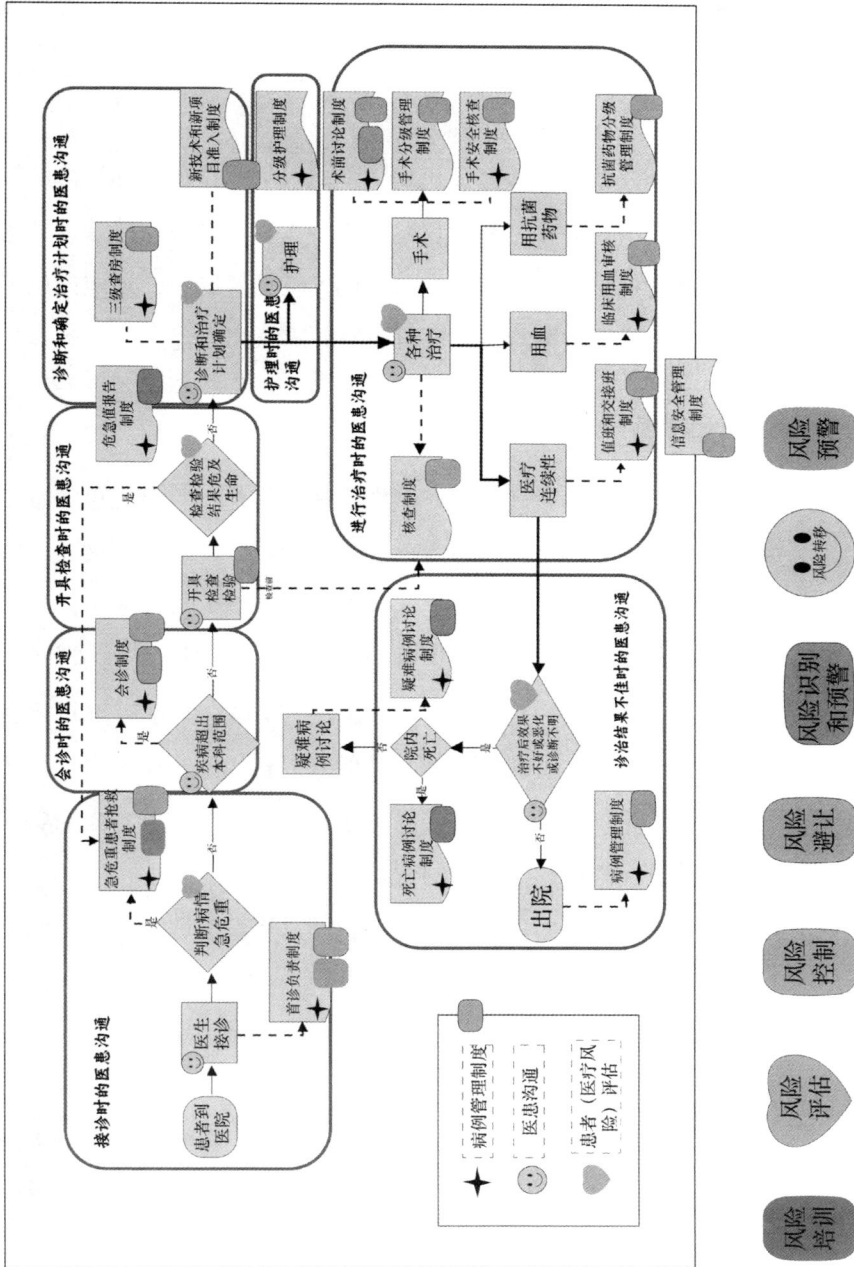

图 2-2　医疗重点环节中的医患沟通图示

治疗方法的优劣势、预期效果、潜在风险等，以便患者做出明智的选择。

在诊疗过程中，首诊医师应时刻保持与患者的沟通，洞悉患者的感受和需求，适时调整治疗方案。对于患者的疑问和担忧，首诊医师应耐心解答、悉心安慰，以增强患者的信任感和安全感。

若患者需要转诊至其他科室或医疗机构，首诊医师需详尽告知转诊的缘由、目的及后续可能的治疗方案。在转诊过程中，首诊医师应与接诊医师进行充分沟通，确保患者病情的准确传达和诊疗的连续性。同时，还应向患者或其家属解释转诊的必要性和风险，并征得他们的同意和配合。

（二）急危重症患者抢救制度下的医患沟通

急危重症患者抢救制度，旨在为控制病情、挽救生命，对急危重症患者进行迅速、准确、有效的抢救，并对抢救流程进行规范。在这一制度下，医患沟通同样发挥着举足轻重的作用。

在抢救前，首诊医师或负责抢救的医师应与患者家属进行紧急沟通，告知患者病情的危重程度、抢救的必要性和紧迫性。医师应向家属解释抢救过程中可能采取的措施、潜在的风险以及预期的效果，以便家属做出知情选择。若患者无法表达意愿，医师应尊重患者的生命权，同时充分考虑家属的意见和诉求，在抢救过程中保持与家属的密切沟通。

在抢救过程中，医师应随时向家属通报抢救的进展情况，包括患者的病情变化、采取的措施、效果等。对于家属的疑问和担忧，医师应耐心解答、悉心安慰，以增强家属的信任感和安全感。若抢救过程中出现需要家属配合或决策的情况，医师应及时与家属沟通，并征得他们的同意和配合。

抢救结束后，医师应及时向家属通报抢救结果，包括患者是否脱离危险、后续的治疗计划等。对于抢救过程中可能出现的问题或风险，医师应向家属进行解释和说明，以避免误解和纠纷。同时，还应向家属提供必要的心理支持和安慰，帮助他们渡过难关。

首诊时的医患沟通，在"首诊负责制度"和"急危重症患者抢救制度"中具有举足轻重的地位。医疗机构及其医务人员应严格遵守这些制度要求，在首诊环节注重与患者或其家属的沟通与交流，以确保诊疗服务的准确性、有效性和安全性。通过有效的医患沟通，可以建立起医患之间的信任桥梁，提高患者对诊疗过程的满意度和配合度，从而进一步提升医疗质量和患者安全。

二、会诊前的医患沟通

会诊制度，即出于诊疗需要，由本科室以外或本机构以外的医务人员协助提出诊疗意见或提供诊疗服务的活动。此制度旨在解决复杂、疑难病例的诊疗问题，通过多学科、多专业的协作，为患者制定更加科学合理的诊疗方案。其核心在于汇聚多学科的专业智慧，为患者提供更为精准、全面的医疗服务。

在会诊前，医患之间的有效沟通是确保会诊顺利进行、提高诊疗效果的关键环节。医师应与患者进行充分的沟通，详细解释会诊的目的、过程以及可能带来的益处和风险。这有助于确保患者对会诊的充分理解和知情同意，增强其对医疗团队的信任感。

通过与患者及其家属的深入沟通，医师可以更全面地了解患者的病情、病史以及治疗过程中的问题和需求。这些信息对于会诊医师制定或调整治疗方案具有至关重要的意义。

会诊流程通常包括提出会诊请求、确定会诊时间地点、通知相关医师、进行会诊讨论、制定或调整治疗方案以及后续跟踪等环节。为确保会诊的规范性和有效性，医疗机构通常会制定详细的会诊制度，明确会诊的申请条件、程序、时限以及参与医师的职责等。

会诊过程应详细记录，包括患者的病情介绍、会诊医师的意见、讨论结果以及最终的治疗方案等。这些记录不仅有助于医疗质量的监控和评估，也是处理医疗纠纷的重要依据。同时，参与会诊的医师应对其提供的专业意见负责，并承担相应的医疗责任。

有效的医患沟通能够增强医疗团队之间的协作和信任，使不同科室的医师能够更好地共同为患者服务。这有助于打破科室之间的壁垒，促进医疗资源的共享和优化配置。通过充分的医患沟通，患者能够感受到医疗团队的关心和尊重，从而提高其对医疗服务的满意度。同时，有效的沟通也有助于减少医疗纠纷和投诉，提升医疗机构的整体形象和声誉。

三、开具医学检查前的医患沟通

在医疗实践中，开具医学检查是诊断疾病、制定治疗方案的重要环节。在开具检查之前，医患沟通不仅能够确保患者充分理解检查的目的、过程及可能的风险，还能在危急情况下及时报告，保障患者的生命安全。

医学检查过程中涉及的临床危急值报告制度，是指对提示患者处于生命危急状态的检查、检验结果建立复核、报告、记录等管理机制，以保障患者安全的制度。危急值，即当某种检验、检查结果出现时，表明患者可能正处于生命危险的边缘状态，临床医师需要及时得到检验、检查信息，迅速给予患者有效的干预措施或治疗。

为了帮助检查顺利进行，医师应详细解释为何需要进行该检查，以及检查对于诊断和治疗的重要性，以帮助患者理解检查的必要性，提高其对检查的接受度。同时，也应向患者描述检查的具体过程，包括检查的部位、所需时间、是否需要特殊准备等，并告知患者检查过程中可能的不适感或风险，以便患者做好心理准备。

在开具检查之前，医师必须确保患者充分理解检查的相关信息，并自愿同意进行检查。这有助于保护患者的自主权，避免不必要的医疗纠纷。对于危急重症患者，医师在开具检查前应与患者及其家属进行更为紧急和深入的沟通。沟通内容应包括病情的严重性、检查的紧迫性，以及可能的风险和后果。

通过有效的医患沟通，医师可以更准确地判断患者是否需要进行某项检查，从而避免不必要的医疗资源浪费，提高医疗服务的效率和质量。当患者充分理解检查的目的和过程时，他们更可能积极配合医师的指示，从而提高检查的效果和准确性，帮助医师更准确地诊断疾病，制定更有效的治疗方案。

患者能够充分了解检查的必要性和可能的风险，有助于减少因沟通不畅而导致的误解和纠纷。进而，这也有助于提升医疗机构的整体形象和声誉，降低医疗纠纷和投诉的发生率。在医疗实践中，我们应始终重视医患沟通的重要性，不断优化沟通策略，提高沟通效果，为构建和谐的医患关系、推动医疗事业的发展贡献力量。

四、诊断和确定治疗计划时的医患沟通

在医疗实践的广阔舞台上，医患沟通在普通诊治过程中扮演着至关重要的角色，它是确保医疗质量之基，保障患者安全之石。其中，"三级查房制度"与"新技术和新项目准入制度"，作为医疗核心制度的双子星，对于提升医疗服务的连续性与安全性，推动医疗技术的稳健发展，具有不可估量的价值。

（一）三级查房制度中的医患沟通

三级查房制度，乃患者住院期间，由不同层级医师以查房的形式，开展患者评估、诊疗方案的制定与调整、诊疗效果的观察等医疗活动的制度框架。其具体内容包括：查房频次与职责的明确。住院医师需每日至少查房两次，肩负起患者日常诊疗的重任；主治医师则每日至少查房一次，对分管患者提出诊疗见解，攻克疑难病例，检视医嘱执行的实况；科主任或主任医师，每周至少查房一至两次，着力解决疑难杂症，审查新入院及危重患者的

诊疗计划，抉择重大手术及特殊检查的方向。

查房之际，医师需深入探究患者病情，细致进行体格检查，详尽查阅病历资料，并与患者展开亲切沟通交流。对于新入院患者，应当在规定时限内完成首次查房，明确诊断，勾勒初步诊疗蓝图。面对疑难、危重患者，应迅速组织多学科会诊，量身打造个性化治疗方案。查房落幕，医师需将查房心得详细记录于病程记录之中，并向下级医师悉心传达。

三级查房制度，犹如一盏明灯，可助力医师及时调整诊疗方案，有效减少误诊、漏诊之患。上级医师的指导与监督，如同春雨润物，滋养下级医师的诊疗技艺，降低医疗差错与事故的风险。查房过程中，医师与患者及其家属的沟通交流，犹如桥梁，可增进患者的信任与依从性，提升临床治疗效果。医师得以洞悉患者的需求与关切，解答患者的疑惑，抚平患者的焦虑。同时，该制度亦强化了不同级别医师间的有效衔接与协作，确保了患者诊疗过程的连贯性与完整性，有助于形成系统化的诊疗方案，提升医疗服务的整体效能。

（二）新技术和新项目准入制度中的医患沟通

新技术和新项目准入制度是医疗质量安全的核心保障机制，针对本机构首次开展临床应用的医疗技术或诊疗方法，通过伦理论证、技术审核、过程质控及效果评估的全流程闭环管理，确保技术应用安全性与有效性。在新技术和新项目实施之前，医师需向患者及其家属充分阐释项目的目的、风险、预期效果等信息，尊重患者及委托人的意愿，待其同意并签署相应知情同意书后，方可谨慎实施。

新技术和新项目准入制度，凭借严格的论证、审核与质控流程，确保所开展的技术与项目安全、有效、经济、适宜，犹如一道防线，降低新技术和新项目在临床应用中的风险，守护患者安全的港湾。其为医疗机构探索与应用先进医疗技术提供了明确的指引与规范，激励医疗机构勇于探索，积极应用前沿医疗技术，推动医疗技术的不断进步与创新发展。通过新技术和新项目的开展，医疗机构得以不断提升自身诊疗水平与综合实力，为患者奉上更加优质、高效的医疗服务体验。

（三）"三级查房制度"与"新技术和新项目准入制度"的融合应用

当患者需借助新技术或新方法以疗疾时，医师应在查房之际，向患者及其家属详尽介绍该技术的原理、优势、风险等信息。以耐心细致的讲解与沟通，增进患者对新技术和新项目的了解与信任。在新技术和新项目的临床应用过程中，各级医师应严格遵循三级查房制度的要求，进行查房与评估。通过不同级别医师的协作与监督，敏锐察觉并妥善处理可能出现的问题与风险，确保新技术和新项目的安全实施。在此过程中，医师更应主动与患者及其家属保持紧密的沟通联系，及时解答患者的疑问与关切，共同面对可能出现的挑战与困难。医患双方携手并进，共筑新技术和新项目安全、有效应用的基石。

严格执行此两项制度，并加强医患沟通的联系，犹如双翼齐飞，可显著提升医疗服务的连续性与安全性，促进医疗技术的健康发展，同时提升患者的满意度与信任感，共绘医疗和谐的美好图景。

五、护理中的医患沟通

在护理实践中，医患沟通犹如纽带，连接信任，助力治疗顺利前行。分级护理制度，作为护理工作的重要支柱，既彰显了护理工作的专业性与精细化，又深刻影响医患沟通的效果与质量。分级护理制度，乃医护人员依据住院患者的病情及（或）自理能力，对患者实施分级别护理的制度。一般而言，其包括特级护理、一级护理、二级护理及三级护理四个层级。分级护理制度，为护理工作指明了方向，设定了标准，亦深刻影响了医患沟通的成效。

分级护理制度要求护理人员根据患者的具体病情与生活自理能力，量身定制个性化护理计划，并在实施过程中与患者保持密切沟通。通过耐心细致的护理与及时有效的沟通，护理人员得以逐步构建起与患者的信任桥梁，使患者感受到关怀与尊重，从而增强治疗信心与依从性。该制度亦明确了不同护理级别的巡视时间与观察重点，使护理人员能有针对性地与患者沟通。对于特级护理与一级护理的患者，护理人员需更加频繁地巡视与沟通，以便及时发现并处理患者的问题与需求；而对于二级护理与三级护理的患者，则可在确保患者安全的前提下，适当减少巡视次数，提高沟通效率。此差异化沟通策略，有助于护理人员合理分配时间与精力，确保医患沟通的质量与效果。

此外，分级护理制度要求护理人员在沟通过程中，向患者传递准确、全面的信息，包括病情进展、治疗方案、护理措施、注意事项等方面。通过清晰明了的沟通，患者得以更好地了解自身病情与治疗方案，增强自我管理能力。同时，护理人员亦可在此过程中及时了解患者的反馈与需求，调整护理计划，提高护理效果。此双向信息传递机制，有助于促进医患之间的理解与合作，共同推动治疗进程的顺利进行。

护理人员需耐心倾听患者的意见与建议，积极回应患者的需求与关切，同时关注患者的情绪变化，及时给予心理支持与安慰。对于病情危重或情绪波动较大的患者，护理人员应通过亲切的语言、温柔的动作等方式，缓解患者的焦虑与恐惧情绪。此外，亦需尊重患者的隐私权与选择权，保护患者的个人信息与病情资料不被泄露。这种负责任的沟通态度，有助于增强患者的信任感与满意度，降低纠纷发生的风险，共筑医患和谐的美好未来。

六、治疗时的医患沟通

（一）手术治疗中的医患沟通

1. 术前讨论制度中的医患沟通　术前讨论制度，旨在降低手术风险、确保手术安全。在患者手术实施之前，医师必须对拟实施的手术指征、手术方式、预期效果、手术风险及处置预案等进行全面讨论。术前讨论的内容包括患者的术前准备状况、手术指征的明确、手术方案的选择依据、术中可能遭遇的意外情况及相应的防范措施等。此制度有助于全面评估患者的病情，精准预测手术风险，并制定针对性的防范措施，从而最大限度地保障手术的安全进行。通过深入讨论，确定最佳手术方案，减少手术过程中的不确定性和盲目操作，提升手术的成功率和质量。术前讨论不仅促进了医疗团队之间的紧密沟通和协作，还增强了团队成员间的信任与理解，为手术的顺利进行奠定了坚实基础。

术前沟通的核心目的在于让患者及其家属充分了解手术的必要性、手术方案的具体内容、预期的治疗效果、可能存在的风险及并发症，以及术后的护理和康复计划，从而做出明智的决策。因此，在与患者及家属沟通的过程中，医务人员需详细解释手术的原因、紧迫性和必要性，阐述拟采用的手术方式及其优缺点，明确手术预期达到的治疗效果，并详尽阐述手术可能存在的风险、并发症及预防措施。同时，还要介绍术后护理的注意事项、康复计划及可能需要的后续治疗。为确保沟通效果，应尽量与患者及家属进行面对面的交流。对于复杂手术或患者理解能力有限的情况，可提供手术同意书、风险告知书等书面材料作为辅助。在沟通过程中，医务人员应始终保持对患者的尊重和理解，密切关注患者的情绪变化，耐心解答患者的疑问。使用通俗易懂的语言解释医学术语和手术过程，避免使用过多专业词汇导致患者理解困难。同时，要认真倾听患者的意见和担忧，给予积极的反馈和安慰，增强患者的信任感和安全感。在充分告知手术相关信息的基础上，鼓励患者及其家属积极参与决策过程，共同制定最适合患者的手术方案。

2. 手术分级管理制度中的医患沟通 手术分级管理制度，即根据手术的难度、风险和复杂度等因素，将手术划分为不同级别，并对不同级别的手术实施相应的管理和操作要求。手术分级通常从手术难度、手术风险和手术复杂度三个维度进行划分，将手术分为一般手术、复杂手术、低风险手术、中风险手术和高风险手术等不同级别。通过手术分级管理，可以合理安排手术资源，确保高难度、高风险的手术由经验丰富的医师主刀，从而降低手术风险。同时，对不同级别的手术实施不同的管理和操作要求，有助于提高手术的技术水平和质量，减少手术并发症的发生。在手术分级管理的沟通中，医务人员应让患者及其家属充分了解手术的级别、复杂程度、风险及预期效果，确保患者及其家属对手术方案、术后护理及康复计划有清晰的认识。此举有助于增进医患之间的信任与合作，共同应对手术过程中的挑战。

（二）手术安全检查制度中的医患沟通

手术安全检查制度，即在手术开始前，通过一系列的检查和确认措施，确保手术操作的安全性和有效性。手术安全检查通常包括手术前检查（如患者病史、过敏史、身体检查等）、手术间置备（如手术器械、药物、消毒材料等）和手术后检查（如手术效果评估、并发症监测等）等环节。此制度有助于及时发现和纠正潜在的手术风险，降低手术并发症和意外事件的发生率。手术安全检查体现了医疗机构对手术安全的重视和负责态度，有助于增强患者对医疗机构的信任和满意度。

在进行手术安全检查时，医务人员需向患者及其家属详细告知手术前需要做的准备工作，如禁食禁水时间、个人卫生要求等。同时，介绍手术前需要进行的各项安全检查项目，如患者身份确认、手术部位标记、药物过敏史等，并进一步解释每项安全检查的目的、意义及其对手术安全的重要性。虽然主要是安全检查，但医务人员也应简要提及手术可能存在的风险及应对措施，以增强患者的风险意识。在介绍过程中，可以提供手术安全检查清单等书面材料作为辅助。对于复杂的检查项目，可以利用图表、动画等多媒体手段帮助患者更直观地理解。沟通结束后，可要求患者或其家属在手术安全检查清单等文件上签字确认，以证明其已充分了解并同意相关安全检查措施。

同时，医务人员应将沟通内容详细记录在病历中，包括沟通的时间、地点、参与人员、沟通内容等，以备后续查阅和参考。

（三）值班和交班制度中的医患沟通

值班和交班制度，即医疗机构为确保医疗工作的连续性和安全性，规定医务人员在不同时间段内轮流值班，并在交接班时进行患者病情、治疗进展等信息传递的制度。此制度通常包括值班人员的资质要求、值班时间安排、交接班内容记录等方面。值班和交班制度确保了医疗机构在夜间、周末、节假日等时间段内仍有医务人员值守，保障了医疗工作的连续性和患者的及时救治。通过交接班时对患者病情、治疗进展等信息的详细记录和传递，有助于接班医务人员迅速了解患者病情，减少因信息不畅导致的医疗差错。同时，此制度也促进了医务人员之间的沟通和协作，有助于共同解决医疗问题，提高医疗质量。

在交班时，医务人员应将值班期间发现的重点问题、患者病情变化、特殊检查或治疗情况等作为重点内容进行交接。对于潜在问题或需要特别注意的患者，应作为重点沟通对象进行交接，以确保交接班过程中的医患沟通具有连续性，避免信息中断或遗漏。对于新接班的医务人员，应确保其对所接管的患者病情有充分的了解。在交接班过程中，如发现患者及其家属对医疗措施有疑虑或不满时，应及时进行协调沟通。对于重要的沟通内容或需要特别关注的患者情况，应采用书面形式进行交接，以确保信息的准确性和完整性。

（四）临床用血审核制度中的医患沟通

临床用血审核制度，即医疗机构在临床用血全过程中，对与临床用血相关的各项程序和环节进行审核和评估，以确保患者临床用血安全的制度。临床用血审核通常包括用血申请、输血治疗知情同意、适应证判断、配血、取血发血、临床输血、输血中观察和输血后管理等环节。此制度通过严格的审核和评估程序，确保临床用血的安全性和有效性，降低输血反应和并发症的发生率。同时，通过制定统一的审核标准和流程，规范了医务人员的临床用血行为，提高了临床用血的科学性和合理性。

在沟通过程中，医务人员需向患者及其家属明确说明输血治疗的必要性，包括病情需要、输血对疾病治疗的重要性等。同时，要详细告知输血可能存在的风险、并发症及不良反应，让患者及其家属有充分的心理准备。如果存在其他替代治疗方案，应一并向患者及其家属说明，并解释选择输血治疗的原因。在患者及其家属充分理解并同意后，引导其签署《输血治疗知情同意书》。在输血过程中，医务人员也要仔细核对患者信息和血液信息，确保无误。同时，要密切观察患者反应，及时发现并处理输血不良反应，确保患者的安全。

（五）抗菌药物分级管理制度中的医患沟通

抗菌药物分级管理制度，即根据抗菌药物的安全性、疗效、细菌耐药性和价格等因素，对抗菌药物临床应用进行分级管理的制度。抗菌药物通常分为非限制使用级、限制使用级和特殊使用级三级。不同级别的抗菌药物在使用权限、审批流程等方面有所不同。

在与患者及家属进行沟通前，医务人员首先应深入了解并掌握抗菌药物分级管理制度的具体内容，包括非限制使用级、限制使用级和特殊使用级的定义、特点及应用场景。同时，要熟悉患者的病史、病情、过敏史、用药史等，以便根据患者实际情况选择合适的抗菌药物并解释其必要性。此外，医务人员还需明确使用抗菌药物的潜在风险、不良反应及注意事项，以便在沟通中向患者及其家属充分说明。在沟通过程中，医务人员应向患者及其家属详细解释抗菌药物的分类及其特点，特别是患者所需使用的抗菌药物级别。同时，要详细说明患者为何需要使用该级别的抗菌药物，包括病情需要、病原菌种类及耐药性等因素。此外，还要注意告知患者及家属用药的剂量、频次、疗程等注意事项，并强调遵医嘱用药的重要性，以确保患者能够正确使用抗菌药物并达到预期的治疗效果。

手术前的医患沟通涉及的相关核心制度在保障手术安全、提高医疗质量、优化资源配置、促进合理用药等方面均发挥着举足轻重的作用。医疗机构应高度重视这些制度的建立和实施工作，并不断完善和优化相关制度流程，以更好地服务于患者和社会。

七、诊治结果不佳时的医患沟通

在医疗过程中，当诊治结果不佳时，有效的医患沟通对于缓解患者焦虑、减少不满，以及促进医疗质量的持续改进具有至关重要的作用。

（一）病历管理制度中的医患沟通

病历管理制度是医疗机构为确保医疗质量与安全而建立的一项重要制度，它对医疗文书的书写、质控、保存、使用等各个环节进行了规范。病历作为医疗活动的重要记录，其规范的管理有助于医师准确了解患者病情，制定科学合理的治疗方案，并减少医疗差错和事故的发生。同时，病历也是医患双方解决医疗纠纷的重要依据，规范的病历管理能够确保病历的真实性和完整性，为双方提供公正、客观的证明。

在医患沟通过程中，对于重要的沟通内容，医护人员应详细记录在病历中。记录内容应包括沟通的时间、地点、参加人员、沟通内容、患者或家属的意见及签名等。这些记录不仅是医疗质量的体现，也是处理医疗纠纷时的重要依据。

此外，信息安全管理制度在医疗环节中同样具有重要地位。医疗数据是医师进行诊断和治疗的重要依据，其安全性和准确性直接关系到患者的生命安全。信息安全管理制度要求医疗机构建立患者诊疗信息安全风险评估和应急工作机制，制定应急预案，以确保医疗数据的完整性和准确性。通过合理划分权限、监控系统操作等信息安全措施，可以降低医疗错误风险。同时，定期开展患者诊疗信息安全自查工作，建立患者诊疗信息系统安全事故责任管理、追溯机制，有助于及时发现和纠正医疗过程中的问题和不足，从而提高医疗服务质量。

（二）死亡病例讨论制度中的医患沟通

死亡病例讨论制度是医疗机构对死亡病例进行全面梳理和讨论的一项重要制度。通过死亡病例讨论，可以深入分析医疗过程中存在的不足和问题，提出改进措施，从而提高医疗质量和安全水平。同时，死亡病例讨论也为医患之间提供了一个开放、透明的交流平台，有助于增进医患之间的理解和信任，减少医疗纠纷的发生。

在患者死亡后，相关医务人员应及时在患者死亡一周内，以面对面的形式安排医患沟通会议。在尸检报告出具后（如适用），也需再次进行沟通。沟通内容应包括简要介绍患者的基本情况、病史及诊治过程，详细说明患者死亡的原因（包括直接死亡原因和根本死亡原因），并分析诊治过程中可能存在的问题和不足，提出改进措施和建议。在沟通过程中，应充分听取患者家属的意见和诉求，进行必要的解释和安抚。医护人员应保持尊重、真诚、客观、及时的态度，避免使用刺激性语言或术语。

（三）疑难病例讨论制度中的医患沟通

疑难病例讨论制度是医疗机构对诊断不明确、治疗有困难的病例进行讨论的一项重要制度。通过疑难病例讨论，可以集思广益，凝聚多方意见，提高医务人员之间的交流和协作能力。同时，多学科的综合协作和专业知识分享有助于制定出更准确、更科学的治疗方案，提高医院的整体治疗水平。

在疑难病例的医患沟通过程中，应尊重患者及其家属的知情权和选择权，以事实为依据，客观陈述病情和治疗情况，避免夸大或隐瞒，确保信息传递的准确性和透明度。通过沟通，使患者及其家属充分了解病情的复杂性、治疗方案的制定过程及可能的风险，同时收集家属的意见和反馈，为治疗方案的调整和优化提供依据。

这些制度（病历管理制度、死亡病例讨论制度、疑难病例讨论制度）不仅有助于保障医疗质量与安全，维护医患双方权益，还能推动医疗技术的进步和创新，促进医疗机构的持续发展。因此，医疗机构应高度重视这些制度的建立和实施工作，不断完善和优化相关制度流程，以更好地服务于患者和社会。

在由国家卫生健康委员会发布的《2022 年国家医疗质量安全改进目标》中，第七个目标"提高医疗质量安全不良事件报告率"明确要求医疗机构加强培训工作，持续提高医务人员识别与防范医疗质量安全不良事件的意识和能力，引导和鼓励医务人员主动发现和上报医疗质量安全不良事件。同时，也提出需建立及完善本机构医疗安全（不良）事件的报告、监测及评价机制，按季度进行本机构数据分析、反馈，建立激励约束机制，以提升及早发现并处理医疗质量安全隐患问题的能力，增强医疗机构对未造成严重不良后果的负性事件的识别与报告能力。

2024 年 9 月 2 日，国家卫生健康委员会发布了《综合医院中医药工作指南（2024 版）》（国卫办医政函〔2024〕321 号），其中提出需要建立中医医疗技术风险预警机制和中医医疗技术损害处置预案，并组织实施。对新开展中医医疗技术的安全性、有效性、经济性等情况进行全程追踪管理和评价，及时发现安全隐患并降低医疗技术风险。

以上措施的实施离不开医患之间的有效沟通。通过医患沟通，医务人员能够更全面地了解患者的病情和需求，及时发现并报告潜在的医疗质量安全不良事件，进而提高医疗质量安全不良事件报告率。当医务人员与患者建立起良好的沟通与信任关系时，患者更有可能主动报告在诊疗过程中遇到的问题和不满，这些信息有助于揭示医疗服务中的不足和潜在风险，并帮助医务人员更好地了解患者的期望和需求，从而有针对性地改进医疗服务流程和质量，减少不良事件的发生。

因此，医疗机构应高度重视医患沟通在不良事件报告中的作用。通过优化医患沟通机制，提高医务人员的沟通能力和患者的参与度，可以进一步提升医疗质量安全不良事件的报告率和管理水平。

我们将整个医疗环节视为一个整体，注重各环节之间的衔接与协调。同时，穿插执行十八项医疗质量安全核心制度，为医疗行为提供了明确的标准和指导。为规范医疗行为并提升服务质量，医院全面贯彻执行十八项医疗质量安全核心制度，为各类诊疗活动提供明确的标准和操作指引，从而保障医疗服务的安全性与有效性。医务人员在诊疗过程中严格落实知情同意制度，确保患者能够充分了解治疗方案及潜在风险，并在此基础上自主作出决策。管理部门不断优化医患沟通机制，提升信息在医患之间传递的准确性与及时性，减少因信息不对称产生的误解与纠纷。全体医疗人员共同遵循质量安全核心制度，规范诊疗行为，降低医疗差错和不良事件的发生率，从而有效规避潜在医疗纠纷，切实维护患者权益。通过各方协作，推动医疗质量和服务水平持续提升，促进医疗行业健康、稳定发展。

第三章

接诊时的医患沟通

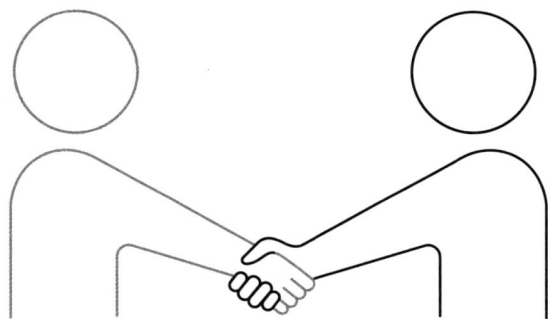

当前，随着医疗技术的日新月异和患者健康意识的显著提升，医患沟通的需求日益增长，其面临的挑战也随之加剧。在接诊环节中，医师需迅速且精准地收集病史，明确就诊缘由，并制定出科学合理的检查与治疗方案。与此同时，患者及其家属也渴望获取充分的信息，以了解病情、治疗方案及潜在风险，从而做出明智的抉择。有效的接诊沟通不仅能确保医疗信息的准确传递，还能增进医患之间的情感联系，为后续的诊疗过程奠定牢固的基础。然而，在实践中，医患间常存在信息不对称、沟通障碍等问题，导致误解、不信任乃至医疗纠纷的发生。

鉴于此，本章旨在通过系统阐述接诊时的医患沟通，并结合实践案例的分析，助力医疗工作者掌握接诊沟通的核心技巧与方法，提升医患沟通的质量与效率，为患者提供更加优质、高效的医疗服务，构建和谐融洽的医患关系，推动医疗事业的持续健康发展。

第一节　接诊沟通的内容

接诊沟通是医师与患者初次接触时，通过语言、表情及行为等多种方式建立起的交流互动过程。其目的在于了解患者的病情、症状及需求，同时向患者阐述病情、治疗方案、可能的风险及预后，以建立信任纽带，确保患者充分理解并积极配合治疗。良好的接诊沟通有助于提升治疗效果，缓解患者焦虑，增强医患双方的合作意愿与满意度。

一、接诊内容概述

接诊作为医患间建立联系的首要环节，是准确采集患者信息、正确诊断与诊疗疾病的基础。一个完整、规范、有序的接诊流程，对于建立良好医患关系至关重要，且有利于减少和消除医患纠纷。

接诊流程包括接诊前的准备、接诊初期的导入、完整病史的采集，接诊中期的倾听与询问、向患者及其家属解释病情、与患者及其家属共同制定双方均认可的诊疗方案，以及接诊末期的结束技巧等多个方面。

1. 接诊前的准备　充分做好准备工作，有助于缓解患者的紧张、焦虑情绪，建立医患信任，顺利完成病史采集和体格检查，减少不必要的医患纠纷，从而实现诊疗目标。

2. 接诊初期　接诊初期的导入工作是建立良好医患关系、营造轻松就诊氛围的关键环节。医师应树立良好的初期导入意识，实习医师更应从实训阶段起，努力训练自己的接诊导入技能。导入的目的在于，在接诊的初期阶段，尽可能地消除医患双方的紧张与不安，营造出和谐轻松的就诊氛围。

3. 病史采集　病史采集是医师通过与患者或知情人交谈，以全面了解疾病的发生发展、诊疗经过和既往健康状况等内容。

4. 接诊中期　在就诊过程中，患者是受益的主体，是就诊过程的核心；而在诊断思路的确立与诊疗方案的制定过程中，医师则扮演着指导者的角色。医师应以宽容的心态、和蔼的态度和精湛的技术，帮助患者缓解就诊前的紧张不安、担心焦虑的情绪，使患者在心理上对疾病有一个正确、理智的认识，从内心深处逐渐接受患病的事实，并树立起诊疗的信心。

5. 向患者及其家属解释问题　通过倾听、询问、体格检查，以及辅助检查，医师基本了解患者的病情后，接下来需要将病情告知患者，并向患者及其家属清晰解释，回答患者关于疾病的疑问，最终制定一个医师和患者及其家属都能接受的诊疗方案。

6. 接诊末期　作为接诊过程的重要组成部分，接诊末期时的医患关系仍然存在。因此，一个完整有序的接诊结束方式也是接诊中不可或缺的环节与技能之一。对于需要进一步检查或诊疗的患者，医师可能会建议转诊。在转诊时，医师会明确告知患者转诊的原因、目的以及转诊医院或科室的名称和联系方式，确保患者能够顺利接受后续诊疗。同时，医师也会向转诊医院或科室提供患者的详细病历资料，以便转诊医师能够更快地了解患者情况，为患者提供更为精准的诊疗服务。

二、病史采集详解

病史采集是医师通过对患者或知情人员（如家属、同事等）的系统询问，以获取病史资料的过程，是医师诊治疾病的第一步。因此，医师在对患者进行病史采集前，应做好环境、工具、知识、心理与态度等多方面的接诊准备工作，以确保采集过程的顺利进行和病史信息的全面准确。

（一）接诊前的准备事项

1. 了解患者的基本信息　采用恰当的称谓，主动结识和了解患者，以便更好地为患者服务。医师在接诊前应详细了解患者的姓名、年龄、性别、职业、工作单位、住址、联系电话、文化程度等情况；对于未成年患者及无民事行为能力患者，还需了解其监护人情况；同时，注意观察患者的性格特征、心理素质和品格状况等。清晰了解患者的基本信息，有助于促进有效的医患沟通，建立和谐的医患关系，为诊疗过程奠定良好基础。

2. 接诊要素的准备　接诊要素是指在接诊过程中能影响医患双方思绪的主要因素，包括环境、医务人员和患者的仪表、姿态、言语等。这些要素贯穿接诊的整个过程，对接诊的成功与否起到关键作用，是接诊顺利进行的前提。

（1）接诊环境　诊室是患者接受诊疗的主要场所，是患者的第一感受区域，对医患沟通具有重要影响。随着社会物质文化水平的逐步提高和医疗模式的转变，患者对诊疗环境的舒适度要求越来越高。心理学研究表明，一个安全、安静、明亮、有序、卫生整洁、优美舒适、私密性强、空气清新、温暖适宜的环境，能给患者带来安全、舒适的感觉。良好的环境对医患的心理情绪、相互的信任度，以及患者和家属战胜疾病的信心都有较大的影响。当患者因咳嗽、呼吸困难或恶心、呕吐等症状来到接诊室时，若诊室环境脏乱、光线昏暗、空气污浊且烟雾弥漫，加之嘈杂的噪声，可能会加重患者的症状，并极易导致患者对医院及医师的信任度大幅下降。在妇产科、肛肠科、皮肤科等需要进行私密部位检查的科室中，若患者及其家属可自由进出检查室，且未对被检查的患者进行适当的隐私保护，如缺乏必要的遮挡措施，则可能导致患者隐私权受到侵犯。这种情况极易使患者产生恐惧和紧张情绪，从而可能对医师的合理诊疗要求产生抵触心理，严重时甚至可能诱发医患之间的矛盾和冲突。因此，一个适宜的接诊环境是接诊前的必备条件。

（2）**诊疗工具准备**　医师在接诊前应配备好诊疗工具，如备齐体温计、听诊器、叩诊锤等各种检查工具及化验单据等，并且摆放有序、清洁卫生。同时，检查电脑、打印机的工作运行状态，必要时还需准备相关资料、模型和演示挂图等，以使患者在接受医师诊疗时产生信任感、安全感。若医师在需要化验及检查时才在各种单据中翻找，或在进行体格检查或诊疗时才发现相应的检查或诊疗器械没有准备，或未及时消毒、随意摆放、不能使用等情况，会使患者对医师及医院的信任程度大大降低，产生不良情绪，极易引发医疗纠纷。

（3）**医师必备条件**　医师在接诊沟通中起着关键作用，负责收集病情信息、解释诊断与治疗、建立信任关系、促进患者理解并积极参与治疗过程，从而提高治疗效果与患者满意度。因此，医师在接诊中应具备以下条件：①医师资质：依法取得医师资格，并经注册在医疗卫生机构中执业的专业医务人员，包括执业医师和执业助理医师。②仪表规范：整洁、端庄的仪表仪态会给患者留下良好的第一印象。医师的言行举止可直接影响患者对医务人员的信任感、安全感和诊疗疾病的信心。因此，医师接诊前必须检查自己是否精神饱满、衣帽整洁、佩戴工作牌上岗、头发梳理整齐、面部洁净、手指洗净、指甲修剪整齐、鞋袜洁净、口罩洁净等。只有赢得患者及其家属的信赖，医师才能使其积极配合诊疗，顺利完成接诊过程。③心理准备：在接诊前，医师应保持平稳安静、舒畅的心情和饱满的热情。医师以亲切的微笑、仁爱的目光投向患者，可以恰当地调节患者因疾病造成的紧张不安心理状态，减轻患者对医师、疾病或诊疗方法不了解而存在的思想压力，营造轻松愉悦的气氛。④必要的接诊时间：医师必须保证足够的诊疗时间，以满足患者与医师沟通的心理需求。许多医院为保证接诊质量，对各科门诊诊治患者的时间做出了原则性规定。然而，医师每天要接待大量患者，有时难以妥善协调数量与质量的矛盾，尤其在患者就诊的高峰时段或高峰季节，这一矛盾更加突出。要解决这一矛盾，加强门诊预约科学管理工作显得尤为关键。

知识链接

本法所称医师，是指依法取得医师资格，经注册在医疗卫生机构中执业的专业医务人员，包括执业医师和执业助理医师。

——《中华人民共和国医师法》第二条

（二）明确就诊需求

1. 初次接诊时的问候与自我介绍，奠定初步信任基石　初次接诊之际，医护人员应主动向患者致以温馨问候，如"您好""请坐""让您久等了"。当下，医院普遍推行患者自主选择医师的就诊模式，患者虽可从医院官网、APP 或卫生主管部门宣传网页上获取医师的部分信息，但对医师的专业技术特色了解尚显肤浅。因此，在首次接诊时，医师的自我介绍及必要说明显得尤为重要，这是构建和谐医患关系、促进有效沟通的关键一步。医师应主动自我介绍，以消除医患间的陌生与距离感，例如："您好，我是某医师，请坐。"同时，应根据患者的身份、职业、年龄等，选用恰当的称谓，避免直呼其名或以床号代称，彰显社交礼仪。

2. 医师主动询问，鼓励患者坦诚表达就诊诉求　医务人员需全面洞悉患者此次就诊的需求与目的，方能精准接诊，达成满意的诊疗效果。医师应主动运用询问性语言、开放式问题与患者展开交流，鼓励患者畅所欲言，明确此次就诊所欲解决的问题。例如："有什么我可以帮助您的吗？""请问您哪里不舒服，需要如何解决？"在接诊咨询过程中，医师应保持良好的视线交流，避免目光游离或背对患者交谈，以体现对患者的尊重。同时，交流期间应避免同时查看化验单、在电脑上操作记录等行为，以确保沟通的专注性与患者感受得到尊重。若确需记录相关信息，应礼貌地暂停对话，记录完毕后再继续交流，以此彰显对患者叙述的高度重视。此外，应确保咨询环境的宁静与专注，有效屏蔽电话铃声及其他人员干扰，保证咨询过程的连贯性与有效性，对患者个体化的需求给予积极、合理的回应，展现对患者的深切关怀与尊重。

3. 医师巧妙引导问诊方向，精准捕捉关键信息　接诊过程中，医师需善于引导问诊方向，确保问诊过程紧扣主题。医师应在耐心倾听患者陈述的基础上，适时提出问题，深入探究病情。若患者言辞滔滔，讲述大量与病情无关的内容，医师应寻找恰当时机礼貌打断，并引导患者回归与疾病相关的陈述；打断时需讲究技巧，切勿伤及患者自尊心，使整个交流过程重点突出、层次分明，精准捕捉有助于疾病诊断的关键信息。

（三）病史采集内容

1. 病史采集：诊断之基，不可或缺　患者的病史采集主要通过问诊并参照以往就诊记录完成。尽管科技日新月异，但病史采集仍是诊断疾病最基础、最核心的方法。有些疾病仅凭询问患者病情即可做出初步判断；有些疾病则需医师深入细致的病史采集方能明确病情，为诊断或进一步检查提供线索。当机体处于功能或病理生理变化阶段，器质性或形态学改变尚不明显时，患者的主观感受往往成为重要线索，这主要依赖于医患沟通获取信息。诸多疾病，如上呼吸道感染、支气管炎、心绞痛、消化性溃疡、癫痫、疟疾等，仅凭问诊所得资料即可有的放矢地选择检查项目。病史采集不仅能帮助医生了解患者疾病的过往与现状，还能通过交谈洞悉患者的思想情绪、人格特征，有助于做好患者思想工作，提升诊疗效果。病史采集若粗疏不细，病情了解不够全面，极易导致漏诊或误诊。对于病情复杂且缺乏典型症状和体征的病例，病史采集更显重要。

2.病史采集内容与常见误区

（1）病史采集内容 病史采集是医疗过程中的关键环节，它关乎对患者病情的全面了解与评估。病史采集的主要内容包括：①一般项目：包括姓名、性别、年龄、婚姻状况、民族、职业、籍贯（出生地）、工作单位、住址、就诊或入院日期、记录日期、病史陈述者及其可靠程度。②主诉：患者就诊时最主要、最明显的症状或体征，即就诊的主要原因。③现病史：病史的主要组成部分，详述患者从最初起病至本次就诊（或住院）期间，疾病的发生、发展及诊疗全过程。④既往史：患者过去的健康状况与当前疾病常紧密相关，需详细询问，包括曾患急慢性疾病、传染病、手术史、外伤史、预防接种史，以及食物、药物过敏史等。⑤个人史：记录出生地及长期居留地，是否到过疫区，生活习惯及烟酒、药物等嗜好，职业与工作条件及有无工业毒物、粉尘、放射性物质接触史，有无冶游史、不洁性生活史等。⑥月经史：女性患者需记录初潮年龄、行经天数、月经周期、末次月经时间（或闭经年龄），以及月经量、痛经、生育等情况。⑦婚姻及生育史：包括婚姻状况、结婚年龄、配偶健康状况、有无子女及其健康状况等。⑧家族史：父母、兄弟姐妹、子女的健康状况，有无与患者相同或相似疾病，有无家族遗传倾向性疾病。

（2）**病史采集常见误区**　病史采集作为医疗过程中的关键环节，常存在以下误区：①采集病史时倾听不充分便急于发问。②问诊语言不当，大量使用专业医学术语。③先入为主，采用暗示性提问。④相关症状学知识欠缺，未能详细询问主要症状特点。⑤对慢性疾病的发展与演变询问不清。⑥问诊时对患者的观察、思考不够全面细致。⑦患者记忆模糊或存在错误。

三、拟定诊疗方案

（一）共同制定诊疗方案：医患合作之要

在清晰解释疾病问题后，医师需向患者及其家属告知病情，并共同探讨可行的诊疗方案。当告知患者病情的风险及严重程度时，鉴于某些疾病发展迅猛，患者家属往往难以接受。如肾病综合征，常表现为大量蛋白尿、高度水肿、高脂血症和低蛋白血症等典型症状，进而引发肾功能损害、细菌感染、血栓栓塞、代谢紊乱等并发症。因此，务必让患者及家属充分了解疾病风险，做好心理准备，以积极配合进一步的检查与治疗。

患者的依从性对于商定诊疗方案至关重要。影响患者依从性的因素包括医患关系的亲密程度、患者对自身疾病严重程度的认知、患者对疗效的期望、诊疗与病程的持续时间、诊疗方案的复杂性等。其中，医患关系的亲密程度是医师通过沟通能够建立的，并贯穿整个接诊过程。

（二）共同制定诊疗方案之法

结合患者对疾病的期望，依据他们的观点来解释医师的诊疗思路，并达成一个双方均能接受的诊疗方案，具体方法如下：

1.提供多元诊疗备选方案　在提供诊疗方案时，应充分考虑多种备选方案，包括选择暂不采取措施（如继续观察）。若经综合评估后，仅存在一套合理且适宜的备选方案，医护人员务必向患者及其家属详尽解释该方案的具体内容、选择缘由、预期成效，以及可能伴随的风险和不确定性。

2. 明确指出医师推荐的诊疗方案　医师在提供诊疗方案时，应清晰指出其个人推荐的方案，但需注意，这一推荐应为建议性质，而非强制性指令。即在多种备选方案中，医师认为或倾向于采用哪种诊疗方案更适合患者。

3. 赋予患者选择权　给予患者选择权，明确患者倾向的诊疗方案。医师可询问患者："在这些诊疗方案中，您更倾向于哪种？"

4. 协商达成共识的诊疗方案　当患者因病需手术时，医师若说："你的病很重，必须做手术，否则就会……"患者可能会误解医师意图，对手术产生抵触情绪，以非实质性理由质疑并试图回避必要的手术治疗。相反，医师若说："从你目前的病情来看，手术应该是最佳选择，其他诊疗方法效果不佳，你好好考虑一下。"这样患者才能体会到医师是从患者的角度出发，为患者着想，从而更容易接受医师的建议，进行手术诊疗。若患者不愿手术，而医师认为手术对患者当前情况而言是较优的诊疗方案，可询问患者："虽然我很理解你不想做手术的心情，但我还是有些担忧，你是否能再慎重考虑一下这个决定呢？"以此争取患者的理解，共同选择一个医患双方都能接受的诊疗方案。

5. 明确医患双方可能面临的障碍　医师可询问患者："在实施这个诊疗方案的过程中，你预计会遇到什么困难？"以避免制定出患者回家后难以执行的诊疗方案。制定完毕后，务必确保患者充分理解，医师可向患者提问："你能总结一下你应该做些什么吗？我也来总结一下我应该做的。"同时，医师建立一个联系途径，旨在为患者出现紧急情况时提供获取医疗护理的渠道。总之，要尊重患者和家属对诊疗方案的选择权，提出合理建议，共同确定最终的诊疗方案。

第二节　接诊沟通的技巧

良好的接诊沟通技巧，是医师与患者建立有效沟通桥梁、促进治疗顺利进行的基石。它不仅关乎医师对患者病情的精准判断，更直接影响到患者对医疗服务的满意度与信任度。通过深入剖析接诊沟通和采集病史中的常见问题及困难，并遵循接诊沟通的基本原则和技巧，医师能够更加高效地和患者建立信任关系，明确病情需求，有效预防医疗纠纷，为患者的康复之路筑起坚实的屏障。

一、接诊沟通和采集病史中的常见问题和困难

在医疗实践的广阔舞台上，接诊沟通与采集病史如同诊断与治疗过程的双翼，直接关乎医疗服务的质量与患者的治疗效果。然而，这两个环节并非总是风平浪静，常常伴随着一系列棘手的难题和挑战。深入探究并妥善应对这些问题，对于提升医疗服务水平、增强患者满意度具有深远意义。

（一）接诊沟通中的常见问题和困难

1. 时间压力　医师在门诊中往往需要在有限的时间内接诊大量患者，诊疗任务繁重不堪。这种时间压力导致每位患者的接诊时间极为有限。在如此短暂的时间内，医师需完成询问病史、体格检查、阅读既往诊治资料、分析病情、提出处置意见、解答患者疑问等一系列任务。这种时间上的紧迫性可能使医师无法充分倾听患者的病史描述，或无法详细阐述病情及治疗方案，进而影响沟通效果。

2. 信息不对称　即医师与患者在健康信息的获取、理解和传递上存在显著差异，这是导致医患双方理解鸿沟的重要原因。医学知识的专业性和复杂性使得患者对医学知识的了解相对有限。这种知识差异使患者在与医师沟通时难以全面理解医师所传达的疾病知识、治疗方案及预后情况等信息。同

时，医患双方在信息获取上也存在不对称性。医师可通过病历、检查结果等途径全面了解患者的病情，而患者对医师的个人和专业信息则知之甚少，无法准确评估医师的专业水平。这可能导致患者产生误解或不安，甚至对医师的诊断和治疗方案缺乏充分信任，进而影响治疗依从性。

3.患者情绪影响　在接诊沟通中，患者的情绪多种多样，可能表现出焦虑、恐惧、否认、怀疑、抑郁、自卑和孤独等复杂情绪。这些情绪可能源自对疾病的担忧、对治疗结果的不确定性，以及对医疗环境的陌生感。一方面，当患者处于紧张、焦虑或恐惧的情绪状态时，其表达和理解能力可能受到影响，难以集中精力听取医师的解释和建议，导致信息传递受阻，沟通难度加大。另一方面，由于对自身病情和治疗方案缺乏深入了解，加上情绪的干扰，患者更容易产生误解和疑虑。同时，患者的负面情绪也可能传递给医师，使医师感到紧张或不安，从而加剧紧张氛围，进一步恶化患者的情绪问题，形成恶性循环。

4.特殊患者人群　接诊沟通中的特殊患者人群，主要包括因年龄、性别、身体状况、社会地位等因素而需要特别关注和处理的患者群体，如老年人、残疾人、传染病患者、无近亲属陪护的行动不便患者、"三无人员"（无生活来源、无劳动能力、无法定赡养人或扶养人）、沟通障碍患者，以及精神疾病患者等。面对这些特殊患者人群，医师需结合患者的具体特点，有针对性地调整沟通方式以满足患者的需求，确保信息准确传达、满足患者需求，并提供高质量、人性化的医疗服务。

（二）采集病史中的常见问题和困难

1.病史采集信息不全或不准确　时间紧迫、患者表述不清或无法准确回忆病史细节（如症状出现的时间、频率、持续时间等），以及医师自身专业知识不足等原因，可能导致病史采集不全面或不准确。此外，部分患者可能因隐私顾虑、恐惧或其他原因而故意隐瞒或歪曲病史信息，使医师无法获得准确的诊断依据。

2. 沟通障碍 语言、文化、年龄等差异可能导致医患之间存在沟通障碍。例如，老年患者可能因听力下降或理解力减弱而难以有效沟通；外籍患者可能因语言不通而无法准确表达自己的症状和感受。同时，医师在描述症状和体征时可能使用非医学术语，如用"发烧"代替"发热"、用"吐酸水"代替"反酸"等，这些不准确的表述可能导致医务人员之间的信息误解或沟通障碍。

3. 时间限制 与接诊沟通中的时间压力相似，采集病史也需要在有限的时间内完成。医师需要在短时间内尽可能多地获取病史信息，这可能导致病史采集不够全面或深入，影响诊断的准确性。

4. 病历记录不规范 部分科室的病历记录可能存在不规范的情况，具体表现如下：①不按规定的内容和格式书写病历，医师可能因对医疗行为习以为常而省略或简化病历记录，如会诊单仅写诊断而未详细记录病史、体征等，个人史记录不全面等。②内容遗漏，如漏填病历纸、医嘱单、化验单上的患者基本信息，现病史常遗漏主要阴性症状、疾病的发展演变过程及一般状况描述，既往史遗漏长期用药史、药物过敏史等关键信息。③病案信息缺失，如未记录重要的检查、检验结果或未及时更新病情变化等。④诊断遗漏或诊断不准确。⑤缺少医师签名或签名不规范等。这些问题都可能影响病历的完整性和准确性，进而对医疗质量和患者安全构成潜在威胁。

知识链接

患者在诊疗活动中受到损害，有下列情形之一的，推定医疗机构有过错：

1. 违反法律、行政法规、规章以及其他有关诊疗规范的规定。

2. 隐匿或者拒绝提供与纠纷有关的病历资料。

3. 遗失、伪造、篡改或者违法销毁病历资料。

——《中华人民共和国民法典》第一千二百二十二条

二、以患者为中心的病史采集技巧

在现代医疗实践的广阔天地中，以患者为中心的医疗模式已蔚然成风，成为行业共识。这一模式强调尊重患者的主体地位，全面关注患者的身心需求与就医体验。以患者为中心的病史采集技巧，倡导医师将患者视为携手并肩的合作伙伴，通过倾听、共情与巧妙引导，充分激发患者主动参与病史采集的积极性，从而获取更为丰富、生动且准确的病史信息。医师需熟练运用倾听技能与病历书写技能，以全面了解患者的健康状况、生活背景及心理状态，为后续的精准诊断与有效治疗奠定坚实的基础。

（一）倾听技能

1. 尊重患者，倾注人文关怀　医师应尊重患者的意愿，给予其充分的表达时间，切勿轻易打断其叙述，以建立互信关系。如此，患者更愿意主动敞开心扉，提供详尽的病史信息。医师应致力于营造一个温馨、人性化的医疗环境，让患者感受到被深切关注、被充分尊重与被深刻理解。人文关怀绝非空谈，而是要将患者视为亲人，将工作视为乐趣，将医术视为艺术，如此，爱心与关怀自会无处不在，温暖人心。

2. 认真聆听，捕捉细节　医师需仔细倾听患者的病情讲述，心无旁骛，确保准确捕捉每一个关键信息。倾听时，应保持眼神交流，展现对患者的深切关注，努力理解患者的情绪波动、内心需求与殷切期望。除了患者言语中的内容，医师还需敏锐察觉患者的声调变化、身体语言等非言语信息，这些往往比言语本身更能真实反映患者的内心感受。在倾听过程中，医师可通过适时反馈与确认，如重复患者的问题或表述自己对患者描述的理解，以检验自己的理解是否准确无误。

3. 使用恰当语言，传递温暖与力量　语言，作为人类最重要的交际工具，承载着交流思想、表达情感与传递信息的重任。世界医学之父希波克拉底曾言，医师有三大法宝："语言、药物与手术刀。"医师的语言，既如手术刀般锋利，可救人于危难；也可能因不当使用而伤人至深。因此，医师在与患者交流时，应始终保持尊重与关怀的态度，使用礼貌、温和的语言，避免冷漠或傲慢的语气，传递积极、乐观的信息，鼓励患者坚定战胜疾病的信心。当患者表达不清或情绪激动时，医师应给予足够的耐心与理解，切勿打断或轻视患者的发言。在解释病情、治疗方案及用药方法时，医师应准确使用专业术语，确保信息的科学性；同时，还需将专业术语转化为患者易于理解的语言，避免造成误解或恐慌。此外，医师还可通过肢体语言、面部表情与眼神交流等非言语方式与患者进行沟通，这些方式有助于增强医师的亲和力，让患者感受到更多的关怀与支持。无论何时，医师都应严格尊重患者的隐私与保密权，切勿在公共场合或未经患者同意的情况下泄露其个人信息与病情。

（二）病历书写技能

1. 病历书写的基本要求　病历书写是医务人员通过问诊、查体、辅助检查、诊断、治疗、护理等医疗活动获取相关资料，并进行归纳、分析、整理，最终形成医疗活动记录的过程。病历书写应遵循客观、真实、准确、及时、完整的原则。

（1）内容真实，书写及时　病历内容的真实性源自认真仔细的问诊、全面细致的体格检查，以及客观的分析与正确科学的判断。病历必须客观、真实地反映患者的病情与诊疗经过，绝不能臆想或虚构。这不仅关乎病历的质量，更体现了医师的品德与作风。

（2）格式规范，项目完备　病历具有特定的格式要求，临床医师必须严格按照规定格式进行书写。应使用规范的汉语与汉字书写病历，采用通用的医学词汇与术语，力求语句精炼、准确、通顺，标点使用正确。病历书写字迹应清晰、工整，避免潦草，以便于他人阅读。医师应在病历的结尾处签上自己的姓名，并确保签名清晰可辨。

（3）**增强法律意识，尊重患者权利** 在病历书写中，应充分体现患者的知情权与选择权。医务人员应将治疗方案、治疗目的、检查与治疗过程中可能发生的不良后果，以及可能出现的风险与预处理方案如实告知患者或其家属。

2. 病历书写的主要内容及要求

（1）**门（急）诊病历内容及要求** 门（急）诊病历内容包括门（急）诊病历首页（门急诊手册封面）、病历记录、化验单（检验报告）、医学影像检查资料等。门（急）诊病历首页应包括患者姓名、性别、出生日期、民族、婚姻状况、职业、工作单位、住址、药物过敏史等项目。

门（急）诊病历记录分为初诊病历记录与复诊病历记录。初诊病历记录应包含就诊时间、科别、主诉、现病史、既往史、阳性体征、必要的阴性体征与辅助检查结果、诊断及治疗意见、医师签名等。复诊病历记录则应包含就诊时间、科别、主诉、病史、必要的体格检查与辅助检查结果、诊断、治疗处理意见、医师签名等。

急诊病历的书写应具体到分钟。门（急）诊病历记录应由接诊医师在患者就诊时及时完成。

急诊留观记录是急诊患者因病情需要留院观察期间的记录，应重点记录观察期间的病情变化与诊疗措施，记录应简明扼要，并注明患者去向。在抢救危重患者时，应书写抢救记录。门（急）诊抢救记录的书写内容及要求应参照住院病历抢救记录的书写内容及要求执行。

（2）**住院病历书写内容及要求** 住院病历内容包括住院病案首页、入院记录、病程记录、手术同意书、麻醉同意书、输血治疗知情同意书、特殊检查（特殊治疗）同意书、病危（重）通知书、医嘱单、辅助检查报告单、体温单、医学影像检查资料、病理资料等。

入院记录是指患者入院后，由经治医师通过问诊、查体、辅助检查等获取相关资料，并对这些资料进行归纳分析后书写而成的记录。入院记录可分为普通入院记录、再次或多次入院记录、24小时内入出院记录、24小时内入院死亡记录。入院记录、再次或多次入院记录应在患者入院后24小时内完成；24小时内入出院记录应在患者出院后24小时内完成；24小时内入院死亡记录应在患者死亡后24小时内完成。

入院记录的具体要求及内容包括：①患者的一般情况。②主诉。③现病史，以及与本次疾病虽无紧密关系但仍需治疗的其他疾病情况，可在现病史后另起一段予以记录。④既往史。⑤个人史、婚育史、月经史、家族史。⑥体格检查。⑦专科情况。⑧辅助检查。⑨初步诊断。⑩书写入院记录的医师签名。

病程记录是继入院记录之后，对患者病情和诊疗过程所进行的连续性记录。其内容应包括患者的病情变化情况、重要的辅助检查结果及其临床意义、上级医师查房意见、会诊意见、医师分析讨论意见、所采取的诊疗措施及效果、医嘱更改及理由、向患者及其近亲属告知的重要事项等。

首次病程记录，是患者入院后由经治医师或值班医师书写的第一次病情记录，应当在患者入院8小时内完成。其内容主要包括病例特点、拟诊讨论（包括诊断依据及鉴别诊断）、诊疗计划等。对于病情危重的患者，应根据病情变化随时书写病程记录，每天至少一次，记录时间应具体到分钟。对于病情较重的患者，至少每2天记录一次病程。对于病情稳定的患者，至少每3天记录一次病程。

手术同意书，是手术前经治医师向患者告知拟施手术的相关情况，并由患者签署是否同意手术的医学文书。其内容应包括术前诊断、手术名称、术中或术后可能出现的并发症、手术风险、患者签署意见并签名、经治医师和术者签名等。

麻醉同意书，是麻醉前麻醉医师向患者告知拟实施麻醉的相关情况，并由患者签署是否同意麻醉意见的医学文书。其内容应包括患者姓名、性别、年龄、病案号、科别、术前诊断、拟行手术方式、拟行麻醉方式，患者基础疾病及可能对麻醉产生影响的特殊情况，麻醉中拟行的有创操作和监测，麻醉风险、可能发生的并发症及意外情况，患者签署意见并签名、麻醉医师签名并填写日期。

输血治疗知情同意书，是输血前经治医师向患者告知输血的相关情况，并由患者签署是否同意输血的医学文书。其内容应包括患者姓名、性别、年龄、科别、病案号、诊断、输血指征、拟输血成分、输血前有关检查结果、输血风险及可能产生的不良后果，患者签署意见并签名、医师签名并填写日期。

特殊检查、特殊治疗同意书，是在实施特殊检查、特殊治疗前，经治医师向患者告知相关情况，并由患者签署是否同意检查、治疗的医学文书。其内容应包括特殊检查、特殊治疗项目名称、目的、可能出现的并发症及风险，患者签名、医师签名等。

病危（重）通知书，是因患者病情危重时，由经治医师或值班医师向患者家属告知病情，并由患方签名的医疗文书。其内容应包括患者姓名、性别、年龄、科别，目前诊断及病情危重情况，患方签名、医师签名并填写日期。此通知书一式两份，一份交患方保存，另一份归入病历中保存。

医嘱，是医师在医疗活动中下达的医学指令。医嘱单可分为长期医嘱单和临时医嘱单两种。长期医嘱单的内容应包括患者姓名、科别、住院病历号（或病案号）、页码、起始日期和时间、长期医嘱内容、停止日期和时间、医师签名、执行时间、执行护士签名。临时医嘱单的内容应包括医嘱时间、临时医嘱内容、医师签名、执行时间、执行护士签名等。一般情况下，医师不得下达口头医嘱。因抢救急危患者需要下达口头医嘱时，护士应当复诵一遍，抢救结束后，医师应当即刻据实补记医嘱。

辅助检查报告单，是患者住院期间所做各项检验、检查结果的记录。其内容应包括患者姓名、性别、年龄、住院病历号（或病案号）、检查项目、检查结果、报告日期、报告人员签名或者印章等。

体温单为表格式，以护士填写为主。其内容应包括患者姓名、科室、床号、入院日期、住院病历号（或病案号）、日期、手术后天数、体温、脉搏、呼吸、血压、大便次数、出入液量、体重、住院周数等。

知识链接

医疗机构及其医务人员应当按照规定填写并妥善保管住院志、医嘱单、检验报告、手术及麻醉记录、病理资料、护理记录等病历资料。

患者要求查阅、复制前款规定的病历资料的，医疗机构应当及时提供。

——《中华人民共和国民法典》第一千二百二十五条

三、接诊医师与患者家属的沟通技能

在医疗服务的过程中，接诊医师与患者家属之间的沟通犹如一座桥梁，传递着重要的信息，更是建立信任、理解与支持的关键所在。面对疾病的肆虐，患者家属往往承受着巨大的心理压力，情绪波动不已，他们迫切希望从医师那里获得专业的解答、有效的治疗方案，以及情感上的慰藉。因此，接诊医师掌握与患者家属高效沟通的技能，显得尤为重要。

（一）患者家属的心理与情绪特点

当患者家属面临亲人患病或临终的境遇时，他们往往会表现出一系列复杂的心理与行为特征。这些特点受到多种因素的影响，包括患者病情的严重程度、家属的文化背景、个性特征，以及与患者的亲密程度等。以下是患者家属常见的心理与情绪特点。

1.敏感冲动　当家属得知亲人患病后，通常会带着患者四处求医，这不仅会给家属带来经济上的负担，还会扰乱他们正常的生活、工作与学习节奏，从而引发心理上的压力和精神上的疲惫。在照顾患者与解决各种问题的双重压力下，家属的心理应激反应普遍增强，容易出现焦虑、愤怒、厌恶等负面情绪，导致理智减弱，遇事冲动，易与医务人员发生冲突。特别是在治疗遭遇挫折或家属病逝时，这种过激行为更为明显。

2. 焦虑恐惧　焦虑是预期将面临不良处境时的一种紧张情绪，而恐惧则是因不可预料的因素而导致的无所适从的心理反应。它们都属于人的防御机制，是与危险相关且不知所措的不愉快体验。当家属得知患者生病或病情恶化时，往往会陷入焦虑与紧张的情绪中。他们可能会反复询问病情，渴望得到确切的答案或更好的治疗方案。同时，家属也可能因为对患者的生存希望、病情变化、预后转归等缺乏把握，对就医环境、医师的诊疗水平和服务态度，以及自身医疗知识的欠缺过分担忧，从而产生焦虑和恐惧情绪。

3. 消极悲观　现代社会竞争日益激烈，要求人们必须紧跟时代发展的步伐。然而，疾病却像一道鸿沟，将患者从社会生活中隔绝出去。此外，患者家属也不得不将更多的精力放在照顾患者中，从而导致在其他方面落后于他人，甚至影响到应有的社会地位和作用。不仅如此，家人的疾病还加重了患者家属的经济负担，甚至使原本的小康家庭一夜之间债台高筑，导致家庭生活陷入困境而失去希望。在这种情况下，患者家属难免会感到悲观厌世。

4. 冷漠疏离　对于长期卧床、久治不愈的患者，个别患者家属可能会逐渐失去信心和耐心。他们不愿意亲自照顾患者，甚至不愿意给予患者情感或物质上的支持。这种态度不仅严重影响着患者战胜疾病的信心，也干扰着医师对疾病的治疗，同时对社会也造成了极其不利的负面影响。

5. 缺乏信任　一方面，医院引入市场竞争机制，以提高医务人员工作效率的同时，也受到了市场经济利润最大化的思想影响，导致群众产生了看病难、看病贵的问题，以及医院唯利是图的负面看法。另一方面，一些医师缺乏医学人文精神，为了个人利益而做出损害患者利益的行为。这直接导致了患者及其家属对医师缺乏信任感。

（二）接诊医师与患者家属的沟通技能

1. **重视患者家属心理感受，及早进行心理疏导** 在医疗环境中，患者家属的心理感受至关重要。家属的情绪不仅关乎自身健康，也直接影响患者的治疗效果和康复进程。因此，早期心理疏导对家属来说至关重要。医护人员应与患者家属建立有效的沟通渠道，了解他们的需求和担忧，通过倾听和回应来建立信任关系。同时，提供关于病情和治疗方案的详细信息，减轻患者家属的焦虑和恐惧情绪，增强他们的应对能力。面对疾病带来的无助和沮丧等情绪，医护人员应给予家属情感上的支持，并提供应对资源，如寻求帮助的途径、加入患者团体等。此外，还应开展培训和教育活动，提升家属的照顾能力。必要时，对家属进行心理评估，对于存在严重心理问题的家属，及时提供心理干预服务。

2. **尊重患者家属知情权利，及时告知病情及诊疗方案** 尊重患者家属的知情权是维护医患关系、促进患者康复的关键。医疗机构应制定明确的沟通策略，确保医护人员能够清晰、准确地传达信息。患者入院后，医护人员应及时使用易懂的语言告知家属患者的病情、治疗方案及可能的风险，解释治疗的目的、方法和预期效果，并根据家属的需求提供相应的支持。在告知病情和诊疗方案后，医护人员应尊重家属的决策权，允许他们参与治疗决策过程。对于家属提出的疑问和担忧，医护人员应耐心解答，并提供必要的支持，确保家属充分理解并同意治疗方案。可以通过书面形式记录告知内容，并让家属签字确认，以确保家属的知情权利得到充分保障。在治疗过程中，医护人员应保持与患者家属的持续沟通，及时向他们反馈治疗进展、病情变化和需要调整的治疗方案，从而增强家属的信任感和安全感，促进患者与家属之间的合作。

3. **优化治疗方案，争取家属理解支持** 医师需要学会站在患者家属的角度，体会他们的心情，考虑他们的难处。在选择诊疗方案时，医师不仅应考虑治疗效果，还应充分考虑患者家庭的经济承受能力、患者的年龄、性别、职业等因素。根据患者的具体病情、身体状况和病史，制定最适合患者的个性化治疗方案。同时，与患者和家属进行充分的沟通，鼓励家属提出疑问和担忧，认真倾听他们的意见和建议。对于家属的合理要求，尽量在治疗方案中予以考虑和满足。当有多种治疗方案可供选择时，应详细告知各种诊疗手段的优缺点和所需费用，让患者家属根据自己的意愿和患者的实际情况选择安全、高效且价格合理的诊疗方案，避免强制推行某种治疗方案。

4. 了解患者家属背景，选择恰当语言沟通　不同的家属可能具有不同的文化背景、教育程度、职业背景以及语言习惯，这些因素都会影响他们对医疗信息的理解和接受程度。在与患者家属初次接触时，可以通过询问和观察来初步了解他们的背景信息。例如，可以询问家属的教育程度、职业情况，以及是否有特殊的语言或文化需求。同时，观察家属的言谈举止、服饰打扮等，也可以提供一些线索来推测他们的社会文化背景。对于文化程度不高的患者家属，应避免使用过于专业的医学术语，尽量使用简单、易懂的语言来解释病情和治疗方案。如果遇到复杂的医学概念，可以用类比或比喻的方式帮助家属理解。对于来自不同文化背景的家属，要尊重他们的文化习俗和信仰。例如，在告知病情时，可以考虑到家属的宗教信仰或文化禁忌。如果遇到沟通障碍，可以寻求专业的翻译人员或文化顾问来协助沟通。除了口头沟通，还可以采用书面材料、图表、视频等多种方式来解释病情和治疗方案，帮助家属更好地理解和接受医疗信息。

5. 严格执行操作规范，耐心沟通交流　在医疗环境中，医护人员应严格遵守国家、地区和医院制定的各项医疗规章制度和法律法规，熟悉并掌握所在科室或领域的操作规范，包括无菌操作、药物使用、设备操作等。在执行医疗操作时，必须严格按照规定的流程进行，不得省略或简化任何步骤。在遇到特殊情况或疑问时，应及时向上级医师或专家请教，确保操作的安全性和有效性。对于临床上有一些家属出于亲情角度提出的不符合医学规范的要求，医师应该耐心地对家属进行解释，使他们理解遵守操作规范的重要性与合理性，以取得患者家属的理解和配合。同时，要尊重家属的意见和感受，耐心倾听他们的需求和疑问，避免使用冷漠、不耐烦或轻蔑的语气和态度，保持友好、亲切和专业的形象。

6. 树立良好医德医风，倡导廉洁从医风尚　医院应制定明确的医德准则，规范医务人员的行为表现。强调尊重患者的人格与权利，提供文明礼貌的服务，坚守廉洁奉公的原则。可以建立医德评价机制和严格的监督机制，通过患者满意度调查、医师互评等方式对医务人员的医德进行评价。同时，对医务人员的行为进行监督检查，及时发现和纠正不良行为，提高医德水平。倡导廉洁从医的价值观，营造风清气正的医疗环境。医务人员应接受系统的医学伦理培训和教育，了解医学伦理的基本原则和道德规范，培养良好的职业道德和职业操守，树立救死扶伤、忠于职守的行业风尚。对于患者和家属的馈赠，医务人员应谨慎处理，避免接受可能影响公正执行公务的礼品。除此之外，还需要加强对患者的教育和沟通，引导患者理解并遵守医疗行业的规定和纪律，帮助患者树立正确的就医观念。

四、接诊与医患沟通技能的考核评价

（一）接诊与医患沟通技能考核评价的功能与意义

良好的接诊与医患沟通技能，对医师而言，是获取准确患者信息和详细病史的关键，为精确诊断提供了坚实支撑。它不仅能增强患者对医师的信任与依赖，还能显著提升患者的满意度，进而彰显医院的良好声誉和强大竞争力。有效的医患沟通，能够消除误解，化解冲突，促进医患双方的深入理解和高度信任，为构建和谐的医患关系奠定坚实基础。

通过考核评价这一机制，医师得以审视自身的沟通技巧，发现潜在不足，从而有的放矢地进行改进与提升，推动整体医疗质量的持续进步。对患者而言，考核评价确保了医师能够运用患者易于理解的语言，清晰阐述病情，帮助患者更准确地把握自身健康状况。

从医师的视角出发，考核评价不仅是一次自我审视的机会，更是寻求沟通技巧提升途径的宝贵过程，有助于医师专业能力的不断提高，而对医院而言，接诊与医患沟通技能的考核评价在提升医疗质量、增强患者满意度、构建和谐医患关系等多方面发挥着举足轻重的作用。它不仅能够提升医院的知名度和吸引力，还能有效减少因误解或沟通不畅而引发的医疗纠纷，降低医院面临的法律风险。

（二）接诊与医患沟通技能的考核评价要点

接诊与医患沟通技能的考核评价，应包括多个维度，以确保全面、客观。以下是具体的考核评价要点：

1. 接诊前的准备

（1）患者基本信息了解程度　评价医师是否充分掌握了患者的年龄、性别、病情等基本信息，为接下来的接诊和沟通奠定坚实基础。

（2）接诊要素准备情况　检查诊室环境是否整洁、安静，是否满足接诊要求；确认所需诊疗工具是否完备、功能是否正常；评价医师是否调整至最佳心态，态度和蔼可亲，仪表规范得体，并确保有足够的诊疗时间分配给每位患者。

2. 接诊初期的导入　评价医师是否主动自我介绍，与患者及陪同人员建立初步的信任关系。医师应耐心询问患者的就诊原因，并准确确认患者的主要病情。在会谈过程中，医师应发挥主导作用，确保讨论内容紧密围绕患者的病情和治疗方案展开。

3. 接诊中期的询问与倾听技巧　询问时，医师应善用开放性问题，鼓励患者提供更多有价值的信息；避免使用反问句式，以免给患者带来压力；适当减少提问数量，给予患者充分的思考时间，并尊重患者的发言，不随意打断。

倾听时，医师应密切关注患者的非语言沟通信号，如肢体动作、面部表情等；可通过点头、微笑等肢体语言，鼓励患者畅所欲言。同时，医师应对患者进行意译、复述或总结，以确保准确理解患者的表述内容。

4. 接诊后的结束方式　医师应总结会谈内容，确保患者对治疗方案和注意事项有清晰的认识。如有必要，医师应提前与患者约定下次就诊时间，以便患者做好相应准备。

5. 完整流程与病患信息的获取与告知　从接诊前的准备到接诊后期的结束，整个过程应井然有序，确保患者享受到连贯、高效的医疗服务。在此过程中，医师应详细了解患者的病史、病情、生活习惯等信息，为诊断和治疗提供有力依据。同时，医师应运用通俗易懂的语言，向患者解释病情、治疗方案、预期效果，以及可能存在的风险和不良反应。

6. 沟通技能评价　评价医师的语言是否体现出礼貌性、尊重性、共情性和专业性。医师应使用礼貌的语言与患者沟通，如"您好""谢谢"等；尊重患者的意愿和决定，给予患者充分的自主权；理解患者的感受和需求，表达同情和关心；准确、清晰地解释医学术语和病情，为患者提供专业的建议和指导。

第三节　急诊沟通技巧与方法

急诊医学，作为医学领域中一门专注于应对各类急性疾病与创伤的分支，其核心在于迅速、准确地给予患者必要的救治，以稳定患者生命体征，改善预后。急诊沟通，即急诊医学中常见的临床表现及处理原则，是每一位急诊医务人员必须熟练掌握的内容。有资料显示，经过细致分析，急诊医疗纠纷中，仅 24% 源于技术因素，而高达 76% 的纠纷则是由不良医患沟通等非技术因素所引发。因此，急诊中的医患沟通问题需要我们给予高度重视。

一、疾病谱特征

（一）病情的急剧变化

急诊患者的病情往往进展迅猛，一旦错过黄金救治时机，可能导致严重后果，甚至危及生命。例如，心肌梗死的急性期治疗时间窗仅为 90 分钟，而脑卒中的溶栓治疗时间窗也仅为 4.5 小时。超出这些时间窗，治疗效果将大打折扣，甚至丧失挽救生命的机会。这种病情的急剧变化要求急诊医务人员必须保持高度警觉，迅速识别病情变化，并采取及时有效的治疗措施。在实际操作中，急诊医师需要具备敏锐的观察力和快速的判断力，以应对这种瞬息万变的病情。

（二）复杂性与多样性

急诊科接收的患者包括各个年龄段，病因复杂多样，包括心血管疾病、呼吸系统疾病、消化系统急症、创伤、中毒、感染等。每种疾病的诊断和治疗方法都各不相同，这就要求急诊医务人员必须具备广泛的医学知识和丰富的临床经验。例如，急性心肌梗死的处理需要迅速进行心电图检查，使用溶栓药物或进行急诊冠状动脉介入治疗；而急性脑卒中患者则可能需要进行头部 CT 扫描，使用溶栓药物或进行机械取栓；对于严重创伤患者，急诊科需迅速进行创伤评估、止血、输液等一系列处理。病情的多样性与紧急性要求急诊医师不仅要熟悉各种疾病的诊疗规范，还要能够在短时间内做出正确的诊断和治疗决策。

（三）团队合作的重要性

急诊医学高度依赖团队合作，急诊科的工作并非某个医师或护士的独角戏，而是多学科团队共同协作的结果。这个团队包括急诊医师、护士、麻醉师、放射科医师、检验科医师、外科医师、内科医师等，甚至还包括社会工作者和心理咨询师。在急诊科的日常工作中，团队合作体现在各个环节。例如，在处理多发伤患者时，急诊医师、外科医师和麻醉师需要紧密配合，迅速评估和处理患者的伤情；在处理急性冠脉综合征患者时，急诊医师、心内科医师和介入治疗团队需要无缝对接，快速完成从诊断到治疗的全过程。良好的团队合作能够显著提高急诊处理的效率和效果，降低患者的病死率和致残率。

二、患者及家属的心理特征

急诊医学不仅要求医务人员具备精湛的专业技能，还需敏锐地察觉并妥善处理患者及其家属的心理反应。急诊室的紧迫性和不可预测性使得患者和家属常常处于高度应激状态，心理特征复杂多变。

一般而言，患者及家属通常会表现出以下心理特征：

（一）恐惧与无助

恐惧是急诊患者最常见的心理反应之一。患者对病情的未知和对治疗过程的恐惧往往会引发这种心理。例如，胸痛患者可能担心自己心脏病发作，创伤患者则担心伤势过重。对医疗环境不熟悉的患者而言，急诊室内的复杂设备、嘈杂环境和紧张气氛会让他们感到恐惧和不安。患者在突发疾病面前往往感到自己无法控制病情的发展，这种失控感会让他们感到无助和绝望。急诊室的环境、设备和流程对许多患者来说都是陌生的，他们不知道如何应对，进一步加剧了无助感。同时，家属有时也不知道应如何选择及应对，可能对医师解释的病情和治疗方案感到困惑不解。此外，在紧急情况下，家属需要做出重要的医疗决策，如是否进行手术或使用某些药物，这种决策压力会使他们感到无助和困惑。

（二）焦虑与不安

对病情发展的担忧以及对治疗过程的不确定感会导致急诊患者常常表现出高度焦虑。他们往往担心自己的病情是否会进一步恶化，是否能得到及时有效的治疗，这种担忧进而会加剧他们的焦虑情绪。急诊处理的快速和侵入性操作（如插管、穿刺、手术）也会让患者感到紧张和不安。他们担心治疗是否会带来疼痛、是否会产生不良反应等。同样，患者家属在急诊室外等待时，由于对患者的健康状况和治疗效果充满了不确定性和恐惧，也会表现出高度的焦虑和担忧。

（三）急躁与易怒

急诊患者因疼痛和焦虑情绪，或者由于长时间的等待感觉自己被忽视时，常常变得急躁和易怒。患者的紧张和关注会放大身体的疼痛感，从而进一步削弱他们的耐心，增加急躁情绪。在某些情况下，家属会认为医务人员的反应速度不够快或处理不当，因此对急诊流程或结果表示不满，表现出愤怒和指责。当治疗效果不理想或患者病情恶化时，家属在焦虑和不安中可能会质疑医务人员的专业能力和工作态度，从而产生愤怒和指责情绪。

（四）依赖与信任

急诊环境会使得患者对医务人员的依赖性显著增强，对医师和护士的信任度也相对较高。他们相信医务人员的专业知识和技能，希望医务人员能够提供有效的治疗，减轻自己的痛苦。在急诊室中，患者也会表现出对亲属的依赖，希望亲人能够陪伴和支持自己，以减轻心理压力。家属对医务人员寄予厚望，希望他们能够迅速、准确地诊断和治疗患者，并对医务人员的专业能力和责任心充满信任。他们期盼医师能够尽快诊断出患者的病情并提供有效的治疗方案，希望医师能够挽救患者的生命。

急诊时，患者及家属的心理特征复杂多样，包括恐惧、焦虑、无助、急躁、依赖、羞耻、担忧、急切、愤怒、期望、自责和困惑等多个方面。理解和应对这些心理特征对急诊医务人员来说至关重要。通过有效的沟通、情感支持、透明的治疗信息反馈以及人文关怀，医务人员可以有效地缓解患者及家属的心理压力，建立信任关系，提高急诊医疗服务的质量和效果。这不仅有助于改善患者就医体验，也有助于促进医疗工作的顺利进行，实现急诊医学的人文关怀和科学治疗的和谐统一。

知识链接

因抢救生命垂危的患者等紧急情况，不能取得患者或者其近亲属意见的，经医疗机构负责人或者授权的负责人批准，可以立即实施相应的医疗措施。

——《中华人民共和国民法典》第一千二百二十条

三、急诊中医患沟通要点

在急诊环境中，医患沟通的重要性愈发凸显，它不仅关系到患者的生命安全，还直接影响着医疗质量和医患关系的和谐稳定。因此，我们必须对此给予高度重视。

（一）以紧急救治为核心的简洁沟通

在急诊室，时间紧迫，病情危重，因此，以急救为核心的简洁沟通显得尤为重要。简洁沟通能够提升诊疗效率，减少误解和差错，增强患者及家属的信任感。简洁沟通首先要求医务人员迅速把握患者的主要症状和病情，以便及时采取急救措施。医护人员可以使用简短的开放式问题，如"哪里不舒服？""发生了什么事情？"等。同时，应使用简单明了的指令，如"请保持平静""请躺下休息""不要随意移动"等，来迅速传达急救措施和指示，确保患者及家属能够积极配合。此外，还应注意使用清晰简洁的语言，确保患者及家属能够理解所传达的信息。用通俗易懂的语言解释病情和急救措施，例如用"心脏有些问题"而非专业术语"心肌梗死"。应采用简短的句子和单一指令，如"请深呼吸""我们需要检查一下你的心脏"等，以简化句子结构，提高信息传递效率，减少理解障碍。另外，也要确保信息传达的准确性。医护人员应重复关键信息并要求对方确认，例如："我们需要给你注射一针止痛药，这样可以减轻你的疼痛，可以吗？"以确保患者及家属准确理解关键信息和指示。同时，还可以使用图标、手势或示意图等辅助手段，帮助解释复杂的概念，如指示患者如何使用吸入器等，通过多种感官传达信息，提高理解度。

（二）适时更换沟通对象

在急诊中，适时更换沟通对象是确保信息准确传达并做出最佳医疗决策的必要举措。患者可能因病情恶化或治疗影响导致意识状态改变，无法继续有效沟通。同时，紧张、焦虑、恐惧等情绪也会影响患者的沟通能力，此时医护人员可以转向情绪更稳定的家属或监护人进行沟通。医师和医护人员在更换沟通对象时，需注意身份验证、权限确认、信息传递的完整性和清晰性、情感支持，以及法律和伦理的遵循。这不仅有助于提高医疗效果，还能增强患者及家属的满意度，减少医患矛盾和纠纷。通过这些策略，医护人员可以在急诊室这个紧张、复杂的环境中，提供更加高质量的医疗服务。

在更换沟通对象时，医护人员首先需确认新沟通对象的身份是否真实可靠，如通过身份证明、家庭关系证明等方式进行核实。同时，要确认其在法律和伦理上的代理权限，确保其有权代替患者做出医疗决策。其次，要向患者和新沟通对象解释更换的原因，确保双方理解并同意此举措。在尊重患者意愿和隐私的同时，也要避免因更换沟通对象而引起不必要的紧张或抵触情绪。此外，还要确保信息传递的完整性。在新沟通对象接手前，应简要回顾已传递的信息，确保其全面了解患者的病情和已进行的讨论。同时，应将所有已沟通内容详细记录在案，包括病史、诊断、治疗计划和风险解释等，确保新沟通对象能够准确接受和理解。另外，还要注意构建清晰的沟通流程。逐步引导新沟通对象进入角色，从简单到复杂，确保其能够逐步适应和理解新的沟通环境。同时，要明确新沟通对象在医疗决策中的责任，确保其理解自己需要承担的义务和责任。最后，还要提供必要的情感支持和心理准备。为新沟通对象提供必要的情感慰藉，理解其可能面临的压力和困惑，帮助其更好地应对当前的困境。

（三）避免使用极端表述

在急诊中，医护人员避免使用极端表达至关重要。极端表达可能会引发患者及家属的过度焦虑、误解甚至对医护人员的不信任。

首先，要注意用词不要过于绝对。急危重症患者的病情发展具有极大的不确定性，医务人员在沟通时应避免使用"一定可以治好"或"已经没救了"等绝对化的表述。即便是十分有把握的治疗，也可以用"90%以上的成功率"来代替绝对化的说法。否则，一旦发生意外，患者及家属没有思想准备，可能会误以为发生了医疗事故而引发纠纷。其次，要使用中性和建设性的语言，避免夸大和绝对化。应基于事实和数据说话，避免使用"非常糟糕""无可救药"等夸大的词汇。可以用"目前情况比较复杂，我们正在全力处理"来代替"情况非常糟糕"。同时，也可以用具体的医学术语和描述来替代笼统的表述。例如，用"血压偏高，需要立即处理"来代替"情况非常严重"。此外，医护人员在沟通过程中还需要注意使用积极的语气和态度。

即使在困难情况下，也要传达希望和具体的行动计划。可以用"我们有几种治疗方案可以尝试"来代替"我们无计可施"。在沟通中应关注积极的一面，给予正面的反馈和鼓励。例如，用"您正在积极配合治疗，我们会尽全力帮助您"来代替"情况越来越糟"。

（四）协调统一沟通

在急诊中，医师间的协调统一沟通是确保医疗效率、准确性和安全性的重要环节。急诊中一些突发重大事件的患者往往病情复杂严重，常常涉及多系统、多器官的损害。因此，需要急诊医师具备多学科的综合医学知识，同时要求各科室（包括检查、检验等辅助科室）积极密切地协作配合，避免相互推诿。因此，在开展急诊工作时，医务人员应及时组织各相关科室对疑难危重患者进行全方位分析和认真讨论。高效的团队沟通能够减少误解、避免重复操作和遗漏，提高整体治疗效果。同时，医师还应注意在电子病历中详细记录每名医师的治疗方案和观察结果，以便其他医师实时查看。此外，也可以使用安全的即时通信工具，方便医师之间快速交流和信息共享。可以建立团队专用的即时通信群组，及时分享患者的最新检查结果和治疗建议。同时，还应制定详细的应急预案，明确在紧急情况下的沟通流程和职责分工，确保高效协作。在应急预案中，相关管理人员也应详细规定各类紧急情况的处理步骤和负责医师，确保能够快速响应并妥善处理。

急诊环境中，医患双方因信息不对称或沟通不畅而产生误解的情况时有发生。通过及时、全面的沟通，可以减少误解和猜疑，降低医患纠纷的发生率。有效的医患沟通也有助于营造和谐有序的就医氛围，提升急诊室的整体服务质量和效率。

四、急诊中的转诊会诊沟通

急诊医疗服务中，转诊与会诊是确保患者获得最佳治疗和管理的重要环节。高效的沟通在这些过程中起着举足轻重的作用，能够显著提升诊疗质量、缩短诊疗周期、降低医疗差错率，并优化医疗资源配置。

（一）急诊中的转诊沟通

1. 转诊沟通的定义　转诊，即在医疗过程中，将患者从当前就诊的医疗机构或科室转移至其他更适宜其治疗需求的机构或科室。其目的在于让患者能在更专业的医疗环境中接受治疗，确保病情得到及时且有效的处置。高效的转诊沟通能够保障患者病情在转移过程中得到连续、无缝的管理，提高医疗资源的利用效率，同时减少因信息传递不畅所造成的延误和错误。

2. 转诊沟通的具体步骤

（1）信息准备　在决定转诊前，转出科室的医护人员需全面准备并整理患者的详细信息，包括：患者基本信息，如姓名、年龄、性别、病历号等；病情概述，简要描述患者的主诉、病史、体检结果及初步诊断；说明患者病情的紧急程度、转诊的必要性，以及已采取的治疗措施和患者的反应，包括用药情况、手术记录等；同时，附上实验室检查结果、影像学检查报告（如X线片、CT、MRI等）。

（2）沟通渠道　转诊时，转出科室的医护人员可通过电话、对讲机等通信方式直接联系接收科室的医师，确保信息及时、准确地传达。沟通时应使用专业术语，或填写详细的转诊单，并附上相关的检查报告、影像资料等。转诊单应详尽包括患者的病史、现病史、体格检查结果、实验室和影像学检查结果、初步诊断、已采取的治疗措施及转诊理由。

（3）确认和协调　转出科室需确认接收科室是否具备接收能力，并获取接收医师的姓名和联系方式，确保接收方充分了解患者的基本情况，并做好接收准备。同时，要确定患者转运的具体时间和方式，以便接收科室做好充分准备。转运时间应根据患者病情的紧急程度和接收科室的准备情况来合理安排。在患者转诊前，转入科室应提前与急诊科进行深入沟通，全面了解患者的病情、诊断结果、治疗方案及转诊的紧急程度。患者到达后，转入科室的医护人员应立即对患者进行全面、快速的评估，确认病情并判断是否需要紧急处理。同时，要认真核对并接收急诊科提供的病历、影像资料、检查报告等相关资料，确保信息的完整、准确。此外，还需详细记录转诊过程中的特殊情况，如病情变化、救治措施等。

（4）**患者转运** 相关负责人员可以根据患者的病情选择合适的转运工具，如救护车、轮椅等。对于危重患者，应选用专业的医疗转运设备和团队。指定医护人员陪同转运，以确保患者在转运过程中的安全和稳定。陪护人员应熟悉患者的病情和治疗措施，以便在转运过程中提供必要的医疗支持。

（二）急诊中的会诊沟通

1. 会诊沟通的定义 会诊，即在医疗过程中，负责科室邀请其他科室或医院的专家对患者的病情进行联合诊断和治疗。会诊通常应用于复杂、疑难病症的诊断和治疗方案的制定。急诊患者往往病情复杂多变，涉及多个学科领域。通过会诊沟通，不同科室的医护人员能够共享信息、共同分析病情，并制定综合治疗方案。这种跨学科协作不仅有助于提升诊疗水平，还能降低误诊和漏诊的风险，为患者提供更加全面、精准的医疗服务。同时，急诊环境紧张而忙碌，时间紧迫。通过高效的会诊沟通，可以迅速明确诊断方向，避免不必要的检查和重复治疗，从而节省宝贵的时间资源。此外，多学科的共同参与还能提高诊断的准确性，为患者提供更加科学合理的治疗方案。

2. 急诊会诊沟通的具体步骤

（1）**会诊申请的提出** 当急诊医师遇到难以独立处理的复杂病例时，应及时提出会诊申请。申请内容应包括患者的基本信息、主诉、现病史、既往史、体格检查、初步诊断及会诊目的等。申请方式可以是口头通知、电话联系或填写会诊申请单等。

（2）**会诊通知与确认**　急诊医师提出会诊申请后，应尽快通知相关科室的会诊医师。通知内容应简明扼要地介绍患者的病情和会诊需求。会诊医师在接到通知后，应及时确认是否接受会诊任务，并深入了解患者的具体情况和会诊要求。

（3）**会诊准备与进行**　会诊前，急诊医师和会诊医师应共同准备相关资料，如病历、检查报告、影像资料等。会诊时，急诊医师应详细阐述患者的病情和诊疗经过，提出会诊问题和需求。会诊医师则应认真听取介绍，仔细查阅资料，结合自己的专业知识和经验进行分析判断，提出诊疗意见和建议。双方应充分交流讨论，共同制定出综合治疗方案。

（4）**会诊结果反馈与执行**　会诊结束后，会诊医师应及时将结果反馈给急诊医师。反馈内容应包括诊断意见、治疗方案、注意事项等。急诊医师在收到反馈后，应根据会诊结果调整治疗方案，并向患者及家属详细解释病情和治疗计划。同时，还应密切关注患者的病情变化和治疗反应，及时调整治疗方案以确保疗效。

五、常见急诊沟通问题与解决方法

急诊中的沟通解决办法对于保障患者安全、提升医疗质量及构建和谐医患关系至关重要。通过识别并解决沟通障碍，能够确保医疗信息的准确传递，降低误诊和延误治疗的风险，提升患者满意度和信任度。以下是我国医疗实践中急诊环节常见的医患争议及解决办法。

（一）急诊患者众多，导致就诊等候时间过长

在急诊环境中，患者和家属因等待时间过长而产生不满情绪是常见现象。为有效处理这种情绪并保持良好的医患关系，医务人员应尽早告知患者和家属当前的情况及预计等待时间，解释急诊室的繁忙程度，以及需按照病情严重程度进行优先处理的原则。必要时，可以向患者和家属详细阐述急诊

室的分诊制度，说明为何某些看似不太紧急的患者可能会被优先处理。同时，在急诊室的显眼位置设置信息板，实时更新当前的等待时间和就诊流程，以减少信息不对称带给患者的焦虑。若条件允许，可安排专人负责与患者和家属沟通，回答他们的问题，提供心理支持，缓解他们的紧张和不安情绪。医护人员在与不满的患者和家属沟通时，应保持耐心和同理心，倾听他们的诉求，表示理解和关切，以建立信任关系。

（二）医疗资源有限，导致患者入院面临挑战

在急诊中，当患者需要进一步诊治但暂时无法安排住院时，患者和家属可能会产生不满情绪。此时，医患沟通需特别注意解释情况、安抚情绪并提供临时解决方案。医务人员需详细说明医院的床位紧张情况，解释为何目前无法安排住院，并使用具体数据和事实，如目前病房的使用情况和预计的床位空出时间，以增强解释的可信度。同时，要详细说明急诊科和病房之间的衔接过程，确保患者和家属了解治疗的每一步，以缓解他们的焦虑情绪。医护人员可适时表达对患者和家属的理解，承认他们的焦虑和不满是可以理解的，并使用关怀的语气和肢体语言，表现出对患者和家属情绪的关注和理解。此外，要及时向患者和家属更新情况，即使没有新的进展，也要让他们知道医院在积极安排床位。同时，提供一个固定的联系人，如负责的护士或医师，方便患者和家属随时咨询和了解情况。

（三）患者家属间在医疗决策上存在分歧或推脱责任

在急诊的紧张环境中，当患者的众多家属对医疗决策意见纷纭、难以统一时，医患沟通便需运用一系列策略，以确保能迅速且有效地做出对患者最为有利的决定。首先，医护人员需明确患者的法律代理人或主要决策者是谁，通常此人为法律指定患者预先指定的代理人，比如配偶、已成年的子女或父母。接着，医师应向所有在场的家属详尽阐述病情、治疗方案以及紧急

程度，确保信息传递既清晰又准确。医护人员在沟通时应使用简洁明了的语言，尽量避免使用医学术语，以便家属能够充分理解。同时，将所有重要的信息及交流内容详细记录下来，包括家属的姓名、与患者的关系，以及他们各自的意见和决定，以备在必要时提供法律保障。若条件允许，也可召集所有家属召开一个简短的会议，向他们解释病情、治疗选择及其潜在风险和益处，促使他们尽快达成一致意见。在此过程中，医护人员应充分理解并尊重家属的情感反应，为他们提供必要的心理支持。若家属始终无法达成一致，医师则需依据医疗伦理和最佳实践指南，以保护患者的生命、健康和安全为首要考量，做出最有利于患者的决定。在极少数情况下，若家属间的分歧严重阻碍了及时治疗，医师可能需咨询医院的法律顾问或伦理委员会，以寻求更进一步的指导。即便在初步决定做出之后，医护人员也应持续与家属保持密切沟通，随时更新病情和治疗效果，以便在必要时及时调整决策。

（四）患者不遵医嘱拒绝留院观察

在急诊中，当患者需要进行医学观察却要求离院时，医患沟通需特别关注以下诸方面，以确保患者充分理解留院观察的重要性，并尽可能降低潜在风险。首先，医务人员应以简单、易懂的语言向患者详细阐述他们的病情和当前的健康状况。或可借助视觉辅助工具（如图表或示意图）来帮助患者更好地理解病情。在沟通时应详细说明需要医学观察的原因，着重强调观察期间可能监测到的重要症状或变化。同时，解释潜在的风险，包括离院后可能导致的并发症和病情恶化。有时也可提供实际的案例，说明在类似情况下通过医学观察成功避免的严重后果。应强调观察能够为患者提供及时的治疗和干预，有效预防病情恶化。同时，解释医学观察能够助力医师做出更准确的诊断，确保患者得到最佳的治疗方案。还应强调医院具备的专业设备和医护团队能够迅速应对各种突发状况。在沟通过程中，应倾听患者的意见和担忧，了解他们希望离院的具体原因（如家庭、工作或其他压力）。应表示理解并尊重患者的选择，同时着重强调医护人员的专业建议。若患者执意离院，可探讨是否有其他安全的替代方案，例如安排定期随访或提供家庭护理服务。医护人员也可以提供详细的居家护理指导，并安排电话随访，以确保患者在家中能够得到必要的监测。若患者坚持离院，应确保他们签署离院协议，表明他们已经充分知悉并理解离院的风险。应将协议的内容详细解释给患者听，并确保他们明白自己的责任和可能的后果。

（五）患者在救治过程中偶发的意外情况

在急诊中，若患者在救治过程中不幸遭遇意外情况，导致患者和家属产生不满时，医患沟通需特别注意安抚情绪、详细解释和透明处理。首先，医务人员应迅速回应患者和家属的担忧，展现出充分的共情和关心。应以冷静、专业和安慰的语气与家属交流，表示理解他们的担忧和不满。医生应立即采取措施，确保患者的安全和稳定，并告知家属正在进行的救治步骤，同时安排专门的医护人员持续关注患者情况，及时处理任何紧急情况。此外，也需诚实地向家属解释意外情况的具体细节，包括发生的时间、原因以及当前的处理措施。应避免使用专业术语，以简单易懂的语言解释发生的意外。应说明意外情况可能带来的风险，并解释医护团队正在采取的应对措施。应强调医院和医护团队会竭尽全力确保患者得到最佳的治疗和护理。其次，对于意外情况导致的任何不便或痛苦，医护人员要及时向患者和家属表示诚挚的歉意。应强调医护团队的目标是患者的健康和安全，并对未能避免意外表示深深的遗憾。若意外情况是医护团队的失误导致的，应诚实地承认责任并解释正在采取的改进措施。应说明医院将会进行全面调查，确保类似情况不再发生。最后，应提供关于患者当前健康状况和后续治疗计划的详细信息，耐心解答家属的所有问题，确保他们对当前情况有全面的了解。

接诊过程中做好医患沟通的意义十分重大。首先，它有助于奠定医患之间的信任基础。通过耐心、细致的沟通，医师能够全面了解患者的病情和需求。同时，向患者传递专业的医疗知识和治疗建议，从而增强患者的治疗信心和配合度。其次，良好的医患沟通能够有效减少误解和纠纷，避免由于信息不对称而引发的信任危机。在接诊过程中，医师需清晰、准确地解释病情、治疗方案及可能的风险，确保患者充分知情并做出明智决策。最后，医患沟通是医疗质量的直接体现。通过有效的沟通，医师能够及时调整治疗方案，确保治疗过程的安全性和有效性。同时，患者的反馈也能帮助医师不断改进服务，构建更加和谐的医患关系，进而全面提升医疗质量。

第四节　接诊沟通实例

一、首诊误诊案例

（一）案例介绍

患者魏某，女性，因食用生枣后突发剧烈腹痛，持续时间约 20 分钟，于 2002 年 9 月 18 日前往某医院就诊。

魏某既往病史较多，15 年前因外伤导致脾破裂，曾接受脾切除术治疗；2 年前足月妊娠，行剖宫产术，末次月经来潮时间在发病前第 28 日。接诊医院各班次医师初步诊断依次为胃炎、宫外孕，并给予输液、抗生素、止痛药等治疗措施，然而疗效欠佳。魏某病情非但未见好转，反而持续加重，表现为剧烈腹痛、恶心、呕吐，呕吐物为胃内容物，腹胀明显，有便意却无排便，尿量减少，痛苦呻吟，冷汗淋漓，面色苍白，血压逐渐下降。在病情已危及生命的情况下，首诊医院决定转送患者至某县人民医院妇产科病房进行进一步救治。

县人民医院妇产科病房医师接诊后，迅速请普外科主治医师前来会诊。经检查，患者体温 37.4℃，心率 90 次 / 分，呼吸 23 次 / 分，血压67.5/45mmHg，神志尚清，但精神萎靡，痛苦面容，面色苍白，皮肤湿冷。肺部检查未见明显异常，心音低钝，心律规整。外科检查发现，腹部稍膨隆，全腹肌紧张，压痛、反跳痛明显，移动性浊音阳性，肠鸣音减弱。妇产科主治医师行后穹隆穿刺术，抽出暗红色血性液体。血常规检查结果显示，白细胞 $21.3×10^9$/L，中性粒细胞占比 0.887，淋巴细胞占比 0.113，红细胞 $1.94×10^{12}$/L，血红蛋白 68g/L，血细胞比容（HCT）0.191，血小板 $167×10^9$/L。

鉴于患者病情危重，医院按照急诊手术要求，在积极抢救休克的同时，行硬膜外阻滞剖腹探查术。手术过程中，术者剖开腹腔，见腹腔内充满大量血性混浊液体，吸引抽出约 800mL。部分肠管呈团状扭结，颜色黑褐，散发恶臭，经仔细探查，确定为部分空肠及部分回肠。同时，探及腹腔粘连带紧勒所致对应肠系膜缺血，动脉搏动消失。明确诊断为空、回肠部分肠管坏死后，术者果断切除坏死小肠，并行端端吻合术。术后冲洗腹腔，并在右下腹放置多侧孔引流管一根，逐层缝合伤口，手术顺利结束。魏某经住院治疗 12日后，病情稳定出院。

然而，魏某出院后，以首诊医院存在误诊误治为由，向某人民法院提起诉讼，寻求法律途径维护自身权益。

（二）处理结果

法院经过细致审理，认定：本案已构成显而易见的误诊误治情形。据此，法院依法支持了魏某提出的损害赔偿请求。

（三）案例评析

在本案中，魏某因首诊医师的延误诊断，错失了最佳的手术时机，最终导致大段小肠坏死。针对某医院在此过程中是否存在过失，以及应如何妥善处理此问题，我们进行如下分析：

过失，乃是指行为主体本应预见到自己的行为可能会产生损害后果，却因疏忽大意而未能预见，或虽已预见却轻信能够避免的主观心理状态。过失可分为疏忽大意的过失与过于自信的过失两种。审视医疗实践中发生的诸多案例，医疗过失主要呈现为以下几种形态：医务人员的过失行为、医务人员的某些故意行为，以及医疗机构委托的人或组织在授权范围内实施的某些故意或过失行为。其中，误诊误治无疑是典型的医疗过失行为之一。

所谓误诊误治，是指医务人员因工作不负责任或专业技术水平未达到理应达到的标准，从而导致诊断错误或治疗错误。判断是否存在误诊误治，应从两个维度进行考量：其一，医师在诊断治疗过程中是否存在不负责任的行为。例如，不认真询问病史、不详细进行体格检查、不深入分析病情、不完成应进行的检查项目、盲目自信而不听取他人意见、鲁莽行事且不向上级医师请示汇报、面对病情疑难危重却不及时会诊、转诊，从而酿成误诊误治。其二，医师是否不钻研业务、技术水平低下，与其技术职务完全不相称，对本应能够认识的疾病未能认识，对本应能够治疗的患者造成误治，致使患者疾病不愈，甚至病情加重。

在本案中，魏某在某医院诊疗过程中，较早出现了肠梗阻的四大典型症状，即阵发性腹痛、呕吐、腹胀、无排便，并且魏某有明确的腹腔手术史，本应属于典型病例。然而，某医院却初诊为急性胃炎，待患者出现中毒性休克表现时，又误诊为宫外孕，并以此为由进行转诊。本案已构成明显的误诊误治情形。

（四）经验总结

1. 对于该类病例，首诊时医师应注意哪些事项，首先应收集哪些关键信息？ 首诊时，医师应通过与患者进行有效沟通，全面收集患者的临床表现、体格检查结果、既往病史、辅助检查结果、过敏史、用药史等关键信息。同时，结合自身的临床经验进行综合分析，以明确诊断并判断病情的严重程度。此外，医师还需密切关注患者的全身状况，评估是否存在手术禁忌证或需要紧急处理的情况，从而制定出科学合理的治疗方案。

2. 对于该类病例，首诊时医师应如何与患者进行有效沟通，以避免误诊的发生？ 首诊时，医患沟通是避免误诊的关键环节。通过有效的医患沟通，可以增进患者的信任感，提高治疗依从性，从而降低误诊率，提升医疗质量。医师应以尊重、耐心的态度与患者进行沟通，详细询问病史，清晰解释病情，及时沟通检查结果，关注患者的心理状态，指导患者配合治疗，并注重沟通技巧的运用。

（1）**建立信任与尊重的关系** 医师应始终以尊重的态度对待患者，关注患者的感受和需求，建立起良好的医患关系。

（2）**耐心聆听与细致询问** ①倾听患者的主诉：让患者充分表达自己的症状、不适和担忧，不要打断患者的叙述，给予患者充分的表达空间。②详细询问病史：根据患者的主诉，详细询问现病史、既往病史、个人史和家族史等相关信息。特别要关注与肠梗阻可能相关的症状，如腹痛的部位、性质、持续时间，呕吐的次数、内容物及性质，排便排气停止的时间等。

（3）**悉心解释病情与治疗方案** ①清晰解释病情：用通俗易懂的语言向患者解释肠梗阻的原因、病情严重程度以及可能的并发症，让患者对自己的病情有清晰的认识。②介绍治疗方案：根据患者的具体情况，介绍合适的治疗方案，包括保守治疗和手术治疗的选择。同时，要详细解释治疗方案的利弊和风险，让患者充分了解并做出明智的决策。

（4）**关注患者的心理状态** ①评估心理状态：注意观察患者的情绪变化，评估其是否存在焦虑、恐惧等心理状态，及时给予关注和干预。②提供心理支持：对于存在心理问题的患者，医师应给予适当的安慰和鼓励，缓解其紧张情绪。同时，可以建议患者寻求专业的心理咨询帮助，以更好地应对疾病带来的心理压力。

（5）**指导患者配合治疗** ①饮食指导：根据患者的病情和治疗方案，给予合理的饮食指导。如禁食、留置胃肠减压管期间的饮食注意事项等。②日常护理：向患者介绍肠梗阻的日常护理措施，如保持引流管通畅、定时冲洗、观察引流液的颜色和量等。③复诊与随访：告知患者复诊的时间和重要性，以及随访的联系方式和注意事项，确保患者能够按时复诊并接受随访。

（6）**注意沟通技巧的运用** ①语言清晰简洁：避免使用过多的医学术语，用通俗易懂的语言与患者沟通，确保患者能够理解医师的表述。②耐心细致：对于患者的疑问和担忧，要耐心细致地解答和解释，直到患者满意。③保持同理心：设身处地地为患者着想，理解其痛苦和担忧，给予适当的同情和支持，增强患者的信任感和治疗依从性。

二、首诊漏诊案例

（一）案例介绍

患者李某，男性，63岁，因"确诊左肺癌近1年"于2022年11月1日入住某省人民医院肿瘤科。该患者于2021年11月24日经外院病理科确诊为非小细胞肺癌，并于同年12月1日正式启动化疗方案。入院时，其诊断结果：恶性肿瘤免疫治疗、恶性肿瘤靶向治疗、恶性肿瘤维持性化学治疗、肺恶性肿瘤（NSCLC，倾向腺癌）、高血压。入院当日，即行血常规检验，并开启了第10周期的治疗计划，同时辅以止吐、护胃、抗过敏、水化等支持性治疗措施。2022年11月2日，患者一般情况良好，予以出院。

2022年11月5日8时50分，患者因"左侧肺癌化疗后1年"前往某医院肿瘤科门诊寻求进一步治疗。门诊医生经过详细询问和检查，诊断结果：左肺恶性肿瘤、高血压，并建议患者住院进行对症处理。2022年11月6日13时16分，患者因出现"意识障碍1天"的症状，紧急前往某省人民医院急诊科就诊。急诊科医生立即进行了全面的查体，诊断结果：肺恶性肿瘤个人史、高血压、脑梗死、糖尿病酮症酸中毒（DKA），随即决定转入抢救室进行紧急抢救。

鉴于患者病情危重，医生迅速给予了碳酸氢钠补液以纠正酸中毒，并通过胰岛素泵入的方式控制血糖水平。然而，患者此时又诉腹痛难忍，医生遂安排多排 CT 全腹部平扫检查。检查结果显示：回肠内容物充盈，肠腔明显扩张，局部可见气液平面，肠系膜脂肪间隙模糊；胃及十二指肠降部内容物亦较多；胆囊体积增大，密度增高；胰腺呈现萎缩改变；患者曾有导尿管置入手术史；盆腔见少许积液；骨窗示 T_{10}、L_3 椎体见点片状高密度灶，与前期（2022 年 11 月 1 日）检查结果相比无明显变化。

此外，患者的白细胞计数降低，考虑与肺癌化疗药物的不良反应相关，同时不能完全排除感染的可能性。因此，医生给予了升白细胞、抗感染等对症治疗。由于患者烦躁不安，无法配合进食，医生决定留置胃管以保证营养摄入，并预防性地补充钾元素，同时密切监测患者的血钾水平。

此时，患者的病情已经极其危重，预后不佳。医生继续给予去甲肾上腺素、多巴胺等药物以维持血压稳定，并加强补液、补碱、降糖等综合治疗措施。2022 年 11 月 7 日上午，肿瘤科会诊专家提出：不能排除免疫相关内分泌紊乱导致病情恶化的可能性，建议给予激素冲击治疗。

然而，尽管医生们竭尽全力进行了救治，患者的病情并未见好转，仍然处于危重状态。最终，患者及其家属决定放弃治疗，于 2022 年 11 月 7 日 20 时 12 分自动出院。遗憾的是，出院当日，患者不幸离世。

此后，患者家属以某省人民医院对其血糖异常未尽到谨慎注意义务，导致患者病情加重，且在治疗过程中未尽告知义务，侵犯了患者的知情权为由，向某医学会提出了进行医疗损害鉴定的申请。

（二）处理结果

在该案例中，患者自身因素与医方的过错因素相互交织，共同促成了这一悲剧的发生。两者在其中的作用力度相当，难以明确区分主次。因此，经过深入分析和综合考量，我们建议将两医方的医疗过错原因力判定为同等因素，以体现公正与客观。

（三）案例评析

本案患者因首诊医师的漏诊及后续治疗不当而离世，这一事件引发了我们对医疗过程中医患沟通、诊疗规范以及责任认定的深刻思考。漏诊，作为医疗过错行为的一种，指的是在医疗过程中，患者实际存在某种或某几种疾病，但医院在具备相应条件的情况下却未能及时检测并诊断出来，从而给患者带来潜在的、不必要的损害。

漏诊的认定需严谨审慎，其必须以患者确实患有某种或某几种疾病为前提，并综合考虑医院的硬件设施（如检验、检查设备）和医务人员的专业水平（如诊断能力）是否具备检测并诊断该疾病的条件。漏诊的类型多种多样，包括主要疾病漏诊、次要疾病漏诊、并发症漏诊、新发生疾病漏诊、临床表现或器官表现遗漏，以及病因、病原、性质诊断错误等。

在本案例中，某省人民医院对患者血糖升高的异常情况未予足够重视，化疗前未邀请相关学科进行会诊，以全面评估患者的基础状况及多周期抗肿瘤治疗的累积毒性。入院常规检查亦存在不完善之处，且出院医嘱中未明确告知患者及家属关于血糖监测、控制的相关事项。该医院在针对患者高血糖的诊疗过程中，未尽到应有的高度注意义务和告知义务，抗肿瘤治疗前准备工作不充分，导致未能及时发现并处理患者病情的异常变化，存在明显的漏诊行为。

（四）经验总结

1. 首诊医师在沟通方面的注意事项

（1）应详细询问患者的病史，包括患者在 2021 年 11 月 24 日在外院通过何种检查（如 CT、PET–CT、活检等），以及自确诊以来接受的所有治疗情况，如化疗的具体方案、周期数、剂量、疗效及不良反应等。同时，还需了解患者是否有中断治疗的情况及其原因，并重点关注患者的高血压史，包括诊断时间、当前血压控制情况、所用降压药物及其效果、有无并发症等。

（2）应组织多学科团队进行会诊，共同讨论并制定最合适的治疗方案。在讨论过程中，需充分考虑患者是否适合接受免疫治疗，预测治疗效果，并制定相应的监测计划。根据患者的具体情况和治疗效果，对于出现不良反应或病情进展的患者，应迅速采取应对措施，并及时与患者或患者家属进行沟通告知，进而调整治疗方案。

（3）应密切观察患者化疗后的情况，主动询问患者是否出现恶心、呕吐、腹泻等消化道反应，并给予相应的止吐、止泻等对症治疗。同时，还需监测患者的肝肾功能变化，预防和处理药物性肝损伤和肾损伤。

（4）应定期进行肿瘤标志物检测和影像学检查（如 CT、PET–CT 等），以评估肿瘤的大小、位置和数量变化。在选择检查时间和频率时，需根据患者的病情需要进行合理安排，并与患者及其家属做好沟通与告知工作。

2. 首诊医师在与患者进行有效沟通时的注意事项

（1）医护人员在诊疗过程中，应主动向患者及其家属解释病情、治疗方案、潜在风险及注意事项，而非等待患者主动询问。特别是对于可能影响治疗效果或患者安全的信息，如血糖升高等异常情况，更应及时、清晰地传达给患者及家属。

（2）在化疗等高风险治疗前，医护人员应全面评估患者的身体状况，包括基础疾病、药物过敏史等，并将评估结果及后续治疗计划详细告知患者及家属。同时，对于可能影响治疗的特殊情况，如高血糖等，应特别强调其重要性及可能带来的后果，以确保信息的完整性和准确性。

（3）医护人员在与患者沟通时，应避免使用过于专业的医学术语，而应采用简单易懂的语言进行表达，确保患者能够准确理解医师的意思。对于关键信息，可以重复强调或使用图表、模型等辅助工具进行说明，以提高沟通效果。

（4）医护人员应鼓励患者及其家属在诊疗过程中积极提问和反馈意见，以便及时发现并解决患者的疑虑和担忧。同时，对于患者的反馈意见，医护人员应给予认真倾听和积极回应，以建立更加和谐的医患关系。

（5）在患者出院前，医护人员应制定详尽的出院指导计划，包括病情监测、药物使用、饮食调整、复诊安排等方面的内容，并确保患者及其家属充分理解并掌握这些信息。对于需要特殊关注的情况，如血糖监测和控制等，应特别强调其重要性并告知具体操作方法。此外，为了确保患者出院后能够得到持续、有效的健康管理，医院应建立完善的随访机制，通过电话、短信、邮件或家访等方式定期了解患者的康复情况，及时发现并处理可能出现的问题。

（6）医院应定期对医护人员进行沟通技巧的培训与评估工作，帮助他们掌握更有效的沟通方法和技巧。同时，医务管理人员可以通过案例评析、角色扮演等方式模拟真实场景进行演练，提升医护人员在面对复杂情况时的沟通能力和应变能力。

三、危急重症抢救不到位案例

（一）案例介绍

患者陈某，于 2001 年 2 月 13 日下午，在亲属的陪同下前往医院进行产前检查。值班医师对患者进行了全面的检查与诊断，并告知患者及其亲属，患者已接近临产状态。医师建议患者适量食用蓖麻油炒鸡蛋，以可能加速产程的进展。患者听后，返回家中即按照医师的建议，准备了由两个鸡蛋和60mL蓖麻油炒制的食物并服用。

次日2月14日零时左右，患者开始出现腹痛症状，阵发性腹痛持续2小时后，即凌晨2点，患者因"第一胎宫内孕42+周，临产"被急诊收入医院。入院后，医护人员对患者进行了详细的体格检查：体温36.5℃，心率80次/分，呼吸18次/分，血压90/60mmHg，心肺功能均未见异常。产科检查显示：胎头已入盆，胎位为左枕前（LOA），胎心148次/分，胎心规律有力，宫颈已消失，宫口开大3cm，先露棘平，宫缩持续10～20秒，间隔2～3分钟，骨盆外测量均在正常范围。

2月14日上午6时30分，患者被送入产房待产。在规律性宫缩的作用下，上午7时40分，患者自然破水。上午8时，宫口开全，进入第二产程。然而，8时40分，胎心监测显示胎心降至114次/分，提示胎儿可能存在宫内窘迫和窒息的风险。医护人员立即为患者吸氧，并对合谷穴进行封闭注射缩宫素2U，以加速产程进展并缓解胎儿窘迫。此后，产程进展迅速，仅5分钟后，即8时45分，婴儿顺利娩出。

然而，产后患者出现宫腔出血不止的症状，且血液无法凝固，休克症状逐渐加重。医护人员迅速展开抢救工作，但遗憾的是，尽管他们全力以赴进行救治，患者仍于上午10时58分因抢救无效宣告死亡。

此事件给患者家庭带来了无尽的悲痛，也引发了医疗纠纷。患者家属以医院未能及时诊断并对症治疗，导致患者死亡为由，向某法院提起了诉讼。

（二）处理结果

法院经过细致审理，认定医院在羊水栓塞的抢救治疗措施上存在疏漏，确属医疗过错。据此，法院支持了患者家属提出的损害赔偿请求。

（三）案例评析

本案涉及产妇陈某因医院诊断失误，导致抢救措施未能及时到位，最终不幸离世。那么，某医院在此案中是否存在过错呢？

医疗过错，作为过错的一种类型，其判定在学理上历经新旧过失理论之变迁。旧过失理论将过失与故意并提，视二者均为应受责罚的行为人的主观恶意，其中故意为积极恶意，过失则为消极恶意。若行为与结果间存在相当因果关系，且行为人对于结果的发生有预见可能，却因疏忽未预见或未加注意，即应负过失责任，而新过失理论则认为，过失不仅关乎应受责罚的心理状态，还应就行为的客观状态是否妥当进行审慎判断。即除行为与结果之因果关系及预见可能性外，还需就行为在客观上是否存在过错进行审定。

就具体医疗过错而言，判断医方有无过错，应以医方是否已尽客观上的注意义务为标准，即应审视医方是否采取了避免结果发生的适当措施。

1. 产妇服用蓖麻油炒鸡蛋，医院有无过错？ 蓖麻油源自蓖麻种子榨取，本为温和润滑剂，无刺激之性。然大量口服则易引起盆腔器官轻度充血，故月经期及孕妇当慎用。该产妇临产前一次性服用大量蓖麻油炒鸡蛋，剂量远超正常，此举实为大谬，亦极危矣。宫口未开之前服用此药，最易致胎儿窒息或子宫破裂。该产妇在第二产程阶段（子宫颈外口开全至婴儿娩出需 45 分钟）胎儿娩出仅用 5 分钟，此属急产，可致子宫破裂、宫颈撕裂、阴道撕裂及会阴撕裂等。产妇服用蓖麻油炒鸡蛋实为产程缩短的重要原因。判断医院在此诊疗过程中让产妇服用"蓖麻油炒鸡蛋"有无过错，需法庭认定是谁让产妇服用此药。若是医院医师所为，则明显有过错；若是产妇自行服用，则后果自负。

2. 经治医院妇产科医师在产妇生产中使用催产素是否违规？ 催产素，亦名缩宫素，其药理作用主要在于选择性兴奋平滑肌，增强收缩力及收缩频率。临床上主要用于催产引产、产后出血及促子宫复原。该医院妇产科医师使用此药主要有两个时机：一是产前，二是产后大出血时。产后大出血中使用此药毫无争议，当时出血不止，必用此药以止血。产前出现胎心音减慢，提示胎儿宫内窘迫窒息，加之自然破水，故医师诊断胎儿宫内窘迫有客观依据。为挽救胎儿，在宫缩无力且宫口基本开全的情况下，仅靠产妇自身在短时间内难以将胎儿娩出，此时可使用正常剂量的缩宫素。婴儿娩出后有窒息症状，阿氏评分为 8 分，经抢救后评定为 10 分，婴儿健康无恙。因此，医师在产前使用催产素符合常规。

3. 本案中产妇最终死亡原因系并发羊水栓塞和弥散性血管性凝血 针对本案产妇所患羊水栓塞，结合医学资料分析，可能由以下诸因素所致：①临产前服用大量（超剂量）蓖麻油炒鸡蛋，导致产妇脱水及电解质平衡紊乱，宫缩过强。②临产前及产后使用催产素使宫缩过强。③胎膜早破。④因多种原因致宫缩过强而出现急产。⑤宫颈破裂较重，为羊水进入产妇循环提供途径。⑥羊水浑浊及胎粪污染。⑦多次按摩子宫，可能将羊水挤压至破裂的静脉窦内。⑧分娩中失血过多致休克，血管内无压力，羊水较易进入破裂的静脉窦内。综合以上羊水栓塞的诸多原因，产妇占有多项，其中既有医院经治医师的责任，亦有产妇自身的原因。

综上所述，产妇因产前服用大量蓖麻油炒鸡蛋及应用缩宫素致子宫强缩、宫颈裂伤，进而出现自然破水、羊水被胎粪污染、子宫按摩、过期妊娠等诸多症状，最终导致羊水栓塞并死亡。医院在抢救治疗大出血和休克的过程中表现积极，但针对羊水栓塞的抢救治疗措施尚未全部到位，且与患者家属沟通不足，未使患者家属充分认识到病情的凶险。羊水栓塞乃产科的凶险并发症，死亡率高达 80% 以上，即便抢救措施全部到位，亦难保证抢救成功。然抢救措施未能全部到位，即属医疗过错，医院当承担相应责任。

（四）经验总结

1. 对于本例，首诊医师应如何处理紧急事项并进行沟通？ 本案中，患者出现了死亡率极高的羊水栓塞并发症。羊水栓塞凶险异常，约有四成患者因难以遏制的凝血障碍而离世，其余则多因肺动脉高压引发的右心衰竭及心肺功能衰竭而丧生。因此，在抢救时，应围绕以上两个关键问题进行紧急处理。同时，在救治羊水栓塞患者的过程中，医师应尽早、清晰地向患者家属解释病情的危急性及抢救措施，既强调羊水栓塞的高风险与不可预测性，又保持信息透明，及时告知家属抢救进展及已采取的措施，确保家属了解医院正在全力救治，并预备可能的不良预后。此外，医师在与患者家属沟通时，应展现出同理心，理解家属的焦虑与恐惧，为他们提供心理支持。

2. 对于此类危急重病例，首诊医师应如何与患者及其家属进行有效沟通？

（1）保持冷静与专注。面对危急重病例，医师首要之务是保持冷静和专注，以稳定患者情绪，避免因紧张或焦虑而传递错误信息。应全神贯注地倾听患者的症状描述和家属的关切，确保不遗漏任何重要信息。

（2）简明清晰地传达信息。应避免使用过于专业化的术语，而应采用通俗易懂的语言解释病情和治疗方案。在沟通中，要点要清晰明了，避免冗长的解释和拖沓的措辞。特别是在紧急情况下，更需迅速准确地传达关键信息。

（3）尊重患者及家属，并展现同理心。应尊重患者的感受和意见，给予他们足够的时间表达自己的疑虑和担忧。通过温和的语气和表情传达关怀和支持，帮助患者和家属缓解紧张情绪，建立信任关系。

（4）及时沟通病情与治疗方案。在首诊时，应及时向患者和家属告知病情、治疗方案以及可能的风险和预后。对于治疗方案的选择、用药的注意事项，以及后续的检查和治疗计划，要进行详细的解释和说明，确保患者和家属能够充分理解。

（5）注重非语言沟通。应通过面部表情、姿势和手势等非语言方式传达信息，增强沟通效果。适当的眼神接触可以传递关怀和支持，帮助患者和家属感受到医师的关注和重视。

（6）遵守法律法规与伦理原则。在沟通过程中，要尊重患者的隐私权和保密权，确保敏感信息不被泄露。同时，应遵循医疗伦理原则，以患者为中心，提供符合伦理规范的医疗服务。

（7）持续沟通与反馈。在治疗过程中，要持续与患者和家属进行沟通，及时了解他们的需求和反馈。根据患者的病情变化和治疗反应，及时调整治疗方案，并与患者和家属进行充分的沟通和解释。

（8）如实记录抢救经过。应认真记录接诊时患者的情况、接诊时间、通知医师时间及医师到达时间、进行抢救时间等关键信息。对于重要的检查治疗、危重病情交代等，要有书面记录，并由患者或家属签字确认。

第四章

会诊沟通

第一节 主治医师与会诊医师的沟通

在医疗实践中，会诊作为一项常见且至关重要的医疗活动，促进了不同专科医师间的合作与交流，旨在为患者提供更加全面、专业的诊疗方案。会诊前，主治医师与会诊医师之间的有效沟通，对于保障会诊质量、提升患者治疗效果具有举足轻重的作用。

一、沟通前的精心准备

在医患沟通，尤其是涉及会诊的复杂情境中，沟通前的准备工作显得尤为关键。这一环节不仅是确保会诊顺利进行的基石，更是提升医疗服务质量和患者满意度的核心所在。详尽的病历资料、明确的会诊目标、恰当的沟通技巧，均为制定个性化、科学化的治疗方案奠定了坚实基础，力求为患者提供最优质的诊疗服务。

（一）会诊病历的细致准备

病历是医务人员通过问诊、查体、辅助检查，以及对病情的细致观察所获得的全部资料，经过归纳、分析、整理、书写而成的疾病档案资料。它全面记录了患者疾病的发生、发展、变化、诊断、治疗和转归的全过程，是患者个人的健康档案，关乎患者的健康状况、民事权益、个人隐私等。主治医师与会诊医师就患者病历的深入沟通，旨在确保患者得到全面、准确的诊断，优化治疗方案，提升治疗效果，并促进医疗团队的紧密协作与共同成长，对于提升医疗服务质量和患者满意度具有深远意义。主要内容如下：

1.明确诊断 主治医师虽对患者病情有深入了解，但受专业限制，可能对患者出现的某些症状认识不够深入，或存在未被察觉的细节、潜在问题。会诊医师可从自身专业视角出发，提出独到见解，供双方探讨分析，有助于明确诊断或排除其他疾病，减少误诊或漏诊的风险。

2. **优化治疗方案**　会诊医师基于自身专业背景，对当前治疗方案提出改进建议，或提出截然不同的治疗方法、理念。双方经充分讨论后，制定出更加个性化、科学化的治疗方案，最大程度地减轻患者痛苦，提高生活质量，加速病情康复。

3. **评估病情进展与预后**　会诊医师针对患者的病情进展和预后提出初步判断，双方共同讨论后进行全面评估，为后续与患者、患者家属的沟通，以及治疗方案的调整提供有力依据。

（二）会诊病历书写要求

1. **基本原则**　会诊病历的书写应遵循客观性、准确性、完整性、及时性和规范性的基本原则。客观性要求如实记录患者症状、体征、检查结果及诊断意见；准确性强调对医学术语、诊断名称、数据等的精确运用；完整性意味着病历应包括患者病史、当前病情、已采取的治疗措施及效果评估等诸多方面；及时性要求会诊申请及病历记录应及时完成，以免疏漏、误解；规范性则指病历书写应符合国家卫生部门制定的相关标准和规范。

2. **内容要素**　患者基本信息：包括姓名、性别、年龄、住院号、床号、入院日期等。

主诉与现病史：简洁明了地描述患者就诊的主要原因及疾病发生、发展、演变过程。

既往史与家族史：包括既往疾病史、手术史、过敏史、家族史等。

体格检查：重点记录与本次会诊相关的阳性体征及重要阴性体征。

辅助检查：列出已完成的检查结果，特别是与会诊目的紧密相关的部分。

诊断与治疗情况：概述目前诊断、已采取的治疗措施及疗效评估。

会诊目的与请求：明确阐述会诊的具体目的，如明确诊断、调整治疗方案、评估预后等。

会诊医师意见：会诊结束后，会诊医师应详细记录会诊意见，包括诊断、治疗建议、进一步检查建议等。

3. 书写规范　使用清晰、规范的医学术语，避免使用含糊不清或易产生歧义的词汇。

病历书写应条理清晰，逻辑严密，便于其他医务人员阅读和理解。

书写时字迹需工整，避免涂改，如需修改应注明修改时间及签名。

电子病历系统用户应熟练掌握系统操作，确保病历信息的准确录入与妥善保存。

（三）会诊目的与需求的明确界定

1. 明确的会诊目的　主治医师在提出会诊请求时，应清晰阐述会诊的具体目的。是希望会诊医师提供第二意见，还是解决特定的医学难题，或是协助制定更为复杂的治疗计划。明确会诊目的有助于会诊医师更准确地理解主治医师的需求，从而提供更加有针对性的帮助。

2. 患者的期望与需求　主治医师在与会诊医师沟通前，还应充分了解患者的期望和需求。患者对治疗的期望往往与其个人经历、信仰、文化背景及生活态度等因素息息相关。深入了解患者的期望和需求，有助于主治医师和会诊医师在制定治疗方案时更加人性化，提高患者的治疗依从性和满意度。

（四）影响因素

1. 信息不对称　主治医师，作为患者诊疗方案实施的具体负责人，通常对患者病情、病史、治疗进展及个体特征有着较为全面和深入的了解。然而，在请求其他专科医师进行会诊时，某些被认为"非核心"的关键信息可能未能立即且完整地传递给会诊医师。这可能是由于主治医师时间紧迫或专业知识所限，未能充分阐述病情的复杂性和治疗难点。加之会诊医师仅通过简短的会诊请求或病历摘要来了解病情，缺乏对患者全面的认知，这些都可能导致双方在信息了解程度上存在差异，进而引起沟通障碍。

2. 专业背景差异 主治医师与会诊医师之间，由于专业背景的差异，常常会产生不同程度的沟通障碍。这种差异不仅体现在各自专长的医学领域上，还包括疾病认识、治疗方法以及患者管理等方面的不同理解和经验积累。例如，心衰患者应严格限制液体入量，但肺部感染患者通常需要液体支持，而心衰卧床患者又易并发肺部感染，这就需要两个专业的医师通力合作。这往往使得不同专业的医师在治疗方案的选择、治疗顺序的安排上存在极大分歧。此外，专业背景的差异还可能影响医师对患者病情严重程度的判断以及治疗紧迫性的认识。某些疾病在某一专业领域可能被视为"紧急状况"，需及时干预，而在另一专业领域则可能被视为常规病例，可以择期处理。若这种差异沟通不畅，可能会导致治疗时机的延误或过度治疗的风险。

3. 时间紧迫性 随着人们对医疗需求的不断上升，临床科室面临的诊疗压力也日益增大。主治医师大多需要在有限的时间内完成患者的初步评估、诊疗方案的制定，并安排必要的检查和会诊。这种时间压力可能导致主治医师无法详尽地整理患者的会诊资料，从而影响会诊医师对患者病情的全面了解。同时，会诊医师也面临着繁重的工作负担，他们需要在短时间内接收多个会诊请求，并尽快给出专业意见。由于时间有限，会诊医师可能无法深入阅读患者的全部病历资料，只能根据主治医师提供的简要病情介绍和关键检查结果进行快速评估。这种"快餐式"的会诊方式虽满足了紧急性的需求，但也可能导致对患者病情的片面理解或误判。

4. 沟通技能 有效的沟通需要双方具备良好的倾听和表达能力。主治医师在阐述患者病情时，应确保信息准确、全面，同时给予会诊医师充分的倾听空间，以便其捕捉关键信息并做出准确判断。同样，会诊医师在提出专业意见时，也应耐心听取主治医师的反馈，理解其治疗思路与顾虑，从而共同制定出更为完善的治疗方案。在交流时，应使用准确、简洁的语言，避免医学术语的滥用或误解，确保对方能够准确理解自己的意图。同时，双方还可以借助图表、影像资料等辅助工具，直观展示患者病情，以提高沟通效率。此外，非言语沟通同样不容忽视，一个微笑、一个点头，都能增进彼此之间的信任与理解，为良好的沟通氛围奠定基础。

5. 患者病情的复杂性 患者病情的严重程度、疾病类型、分期，以及是否存在并发症，都会直接影响治疗方案及预期效果。患者的个体差异也是不可忽视的因素，不同的患者对同一种治疗方案的反应可能截然不同。复杂病情可能需要更综合、精细的治疗方案，需要不同专业背景的医师共同讨论确定。通过全面评估患者的病情，包括疾病种类、性质、严重程度以及个体差异等方面，医师们可以更加准确地把握治疗方向，制定出科学合理的治疗目标，从而为患者提供更加精准、有效的医疗服务。

6. 团队协作与沟通效率 团队协作是确保医疗工作高效、准确进行的基础。主治医师与会诊医师作为医疗团队的核心成员，需建立相互信任、尊重和支持的关系，共同分析患者病情，评估治疗风险与效益，基于各自的专业知识和经验，提出建设性意见。沟通效率则是团队协作效果的直接体现。为了提高沟通效率，主治医师与会诊医师可以采用标准化的沟通工具，如SBAR（现状—背景—评估—建议）沟通模式，确保信息的准确性和完整性。同时，利用现代信息技术，如电子病历系统、远程会诊平台等，可以打破时间和空间的限制，实现即时沟通和信息共享。

（五）注意事项

1. 充分准备

（1）**详尽的病历资料收集** 主治医师需提前整理并熟悉患者的完整病历资料，包括但不限于主诉、现病史、既往史、家族史、体格检查、实验室及影像学检查结果等。确保所有信息准确无误，特别是与当前会诊需求直接相关的部分，应特别标注或总结。

（2）**明确会诊目的与问题**　清晰界定会诊的具体目的和需解决的问题，如诊断不明、治疗方案有争议、病情复杂需多学科协作等。这有助于会诊医师快速聚焦核心问题，提高会诊效率。

（3）**患者背景信息梳理**　了解患者的社会心理状况、经济状况、文化背景及家庭支持情况。这些信息虽不直接涉及医学诊断，但对制定综合治疗方案、评估患者依从性及预后具有重要意义。

（4）**专业知识与文献回顾**　针对患者病情，主治医师应提前进行必要的专业知识复习，并查阅最新的研究成果和指南，以便为患者提供更科学的治疗方案。

（5）**沟通方式与技巧准备**　选择适合的沟通方式（如面对面交流、电话沟通等），并准备清晰、简洁的汇报材料，包括 PPT、图表等，以便直观展示患者病情。同时，掌握有效沟通技巧，如积极倾听、适时提问、尊重并鼓励会诊医师的意见等，以促进双方的有效交流与合作。

（6）**患者隐私保护**　在整个沟通过程中，严格遵守医疗保密原则，确保患者个人信息不被泄露，维护患者的合法权益。

知识链接

　　医疗机构及其医务人员应当对患者的隐私和个人信息保密。泄露患者的隐私和个人信息，或者未经患者同意公开其病历资料的，应当承担侵权责任。

——《中华人民共和国民法典》第一千二百二十六条

---

2. 尊重差异　是确保沟通顺畅、促进合作与共识的坚固基石。双方应当充分正视彼此间的差异性，摒弃先入为主的偏见。

（1）**尊重专业背景差异**　双方源自不同的医学领域，各自秉持着独特的专业视角和知识体系。在沟通过程中，应相互给予充分的尊重，认可对方在专业领域内的专长与贡献。对于所提出的不同诊疗观点和建议，应秉持开放态度，认真倾听并审慎考虑其合理性。

（2）**尊重诊疗思路差异**　每位医师在长期的医疗实践中，都会形成自己独到的诊疗思路和习惯。不同医师对同一患者的诊疗思路存在差异，这是极为正常的现象。在沟通中，应尊重对方的诊疗思路，理解其背后的逻辑依据。通过相互学习和交流，可以拓宽视野，丰富诊疗手段，从而为患者提供更加全面且个性化的治疗方案。

（3）**尊重沟通风格差异**　沟通风格因人而异，有的医师喜好直截了当，有的则更倾向于委婉含蓄。在沟通时，应尊重对方的沟通风格，切勿以自己的喜好为标准去评判对方。同时，也要灵活调整自己的沟通方式，以适应对方的沟通习惯，确保信息能够准确、有效地传递。

（4）**尊重患者意愿与选择**　最终的治疗方案应基于患者的实际情况和意愿来制定。在沟通过程中，主治医师与会诊医师应共同尊重患者的选择权，充分考虑患者的意见和需求。通过充分沟通，帮助患者理解不同治疗方案的利弊，引导其做出明智的决策。

3.清晰表达　是确保信息传递准确无误、促进双方理解和合作的关键所在。

（1）**结构化呈现病历信息**　主治医师在准备沟通内容时，应将病历信息以结构化的方式呈现，例如按照时间顺序梳理病情发展，或按照系统分类组织检查结果。此种呈现方式有助于会诊医师迅速抓住重点，全面了解患者的整体状况。

（2）**准确使用医学术语**　在医学沟通中，准确使用医学术语显得尤为重要。主治医师应确保自己使用的术语准确无误，并兼顾会诊医师的专业背景，避免使用过于晦涩难懂的词汇。

（3）**简洁明了地阐述问题**　主治医师在阐述会诊问题时，应力求简洁明了，避免冗长的叙述和无关紧要的细节，直接切入核心，明确指出需要会诊医师协助解决的问题或疑惑。如此有助于节省时间，提高沟通效率。

（4）**注重逻辑性与条理性**　在沟通过程中，主治医师应注重表达的逻辑性和条理性。可按照一定的逻辑顺序组织信息，如先介绍病情概况，再详细说明具体症状、检查结果和治疗情况，最后提出会诊请求。此种表达方式有助于会诊医师更好地理解患者的病情和治疗过程。

（5）**鼓励反馈与确认理解**　清晰表达不仅仅是单向的信息传递，更包括双向的沟通和确认。主治医师在阐述完病历信息后，应鼓励会诊医师提出疑问或反馈意见，并适时确认对方是否已准确理解自己的意思。如此可以及时发现并纠正可能的误解，确保沟通的准确性和有效性。

4. **积极倾听**　给予对方充分的时间和空间表达观点，避免打断或急于反驳。

（1）**全神贯注，给予关注**　双方应确保自己全神贯注于对方的发言，通过眼神交流、点头示意等方式，展现出对对方话语的关注和尊重。

（2）**保持开放心态，不预设立场**　在倾听各方意见时，应保持开放的心态，不预先设定立场或偏见。即便对方的观点与自己的截然不同，也应耐心倾听，尝试从对方的角度理解问题。此种态度有助于促进双方之间的坦诚交流，发现更多可能性和解决方案。

（3）**适时反馈，展现理解**　为了表明自己正在积极倾听并理解对方的观点，可以适时地给予反馈。例如，通过简短的总结或提问来确认自己是否准确理解了对方的意思。此种反馈不仅有助于确保沟通的准确性，还能增强双方之间的信任和默契。

（4）**鼓励表达，创造安全氛围**　主治医师应努力营造一个安全、无威胁的沟通氛围，鼓励会诊医师充分表达自己的观点和疑虑。即便对方的意见可能具有挑战性，也应保持冷静和尊重，避免打断或贬低对方的发言。通过鼓励表达，可以激发更多的创意和灵感，为患者的治疗方案贡献更多的智慧和力量。

（5）**综合分析，形成共识**　在积极倾听的基础上，主治医师应综合分析会诊医师的意见和建议，结合自己的专业知识和判断，形成更加全面和准确的诊断或治疗方案。通过双方之间的充分沟通和协作，可以共同为患者提供更加优质和个性化的医疗服务。

5. **情绪管理**　保持冷静、客观的态度，避免因个人情绪影响沟通效果。

（1）**保持冷静与理性**　医疗工作中，面对复杂多变的病情和紧张的工作环境，主治医师与会诊医师都可能遭遇情绪上的波动。在沟通过程中，双方应努力保持冷静与理性，避免情绪化反应。遇到分歧或挑战时，应冷静分析、理性讨论，以事实和证据为依据，寻求最佳解决方案。

（2）**识别并管理自身情绪**　主治医师和会诊医师都应具备自我情绪识别的能力，及时察觉自己在沟通中的情绪变化。一旦发现情绪波动，应积极采取措施进行管理，如深呼吸、短暂休息等，以恢复平静和理性。同时，也要学会接纳自己的情绪，不刻意压抑或否认，以免对沟通产生负面影响。

（3）**尊重对方情绪**　在沟通过程中，对方可能因多方面的原因产生情绪波动。应相互尊重对方的情绪，给予理解和支持。当对方表现出情绪化反应时，应耐心倾听、积极回应，避免加剧对方的不安或不满情绪。

（4）**建立积极的沟通氛围**　为了促进情绪管理的有效性，双方应共同努力建立积极的沟通氛围。这包括保持友好、尊重的沟通态度，使用积极、鼓励的语言，以及及时给予正面反馈等。如此可增强双方之间的信任和默契，为沟通创造更加有利的条件。

6. **记录完整**　对沟通内容进行详细记录，确保双方对沟通结果有明确的认知。

（1）**详尽记录沟通要点**　在沟通过程中，双方应就患者病情、诊断、治疗方案等关键信息进行深入讨论。为确保信息的全面性和准确性，双方应详尽记录沟通要点，包括但不限于会诊目的、患者主诉、现病史、既往史、体格检查、辅助检查结果、诊断意见、治疗方案建议及可能的风险与并发症等。

（2）注明沟通时间与参与者　记录时，应明确标注沟通的具体时间和地点，以及参与沟通的所有人员姓名、职称及所属科室。这有助于后续查阅时快速了解沟通背景，确保信息的可追溯性和责任明确。

（3）准确反映双方意见与共识　沟通中，主治医师与会诊医师可能就某些问题存在不同意见。在记录时，应客观、准确地反映双方的意见和观点，同时标注双方达成的共识和未解决的问题。这有助于后续进一步讨论和决策，确保治疗方案的全面性和科学性。

（4）使用专业术语与规范格式　记录时，应严格使用医学专业术语，确保信息的准确性和专业性。同时，遵循医院或科室规定的记录格式和要求。如使用电子病历系统时，应按照系统要求填写相关信息；手写记录时，应字迹清晰、条理分明，确保记录内容的可读性和准确性。

（5）及时整理与归档　沟通结束后，应及时整理记录内容，确保信息的完整性和连贯性。随后，按照医院或科室的规定进行归档保存，以便后续查阅和参考。同时，务必注意保护患者隐私，确保记录内容的安全性和保密性，严格遵守医疗行业的相关法律法规和伦理规范。

二、当前症状与体征沟通

患者当前症状与体征的沟通，是确保会诊质量和提高诊疗效果不可或缺的关键环节。为了实现这一目标，主治医师需通过有效的沟通方式，清晰、准确地表达病情信息，并注重倾听与反馈等技巧的运用，以促进多学科之间的紧密协作与配合，共同为患者制定更加科学、合理的诊疗方案。

（一）沟通内容

在沟通患者当前症状与体征时，主治医师应向会诊医师全面、详尽地介绍以下内容：

1. 主要症状　患者当前最突出的症状是什么？这些症状如何具体影响患者的日常生活和活动能力？主治医师应详细描述症状的表现、持续时间、程度，以及任何可能的诱发或缓解因素。

2. 伴随体征　患者有哪些伴随的体征？如体温、脉搏、呼吸频率、血压等生命体征的变化情况，以及皮肤、黏膜、淋巴结等部位有无异常表现，如红肿、皮疹、溃疡、肿大等。主治医师应准确记录这些体征，并注明其出现的时间、部位、程度及可能的相关因素。

3. 病情变化　患者的症状与体征是否有所变化？这些变化是如何发生的，是逐渐加重还是突然恶化？变化是否与治疗方案有关，或者是否出现了新的症状或体征？主治医师应详细分析病情变化的原因，并提供相关的临床数据和观察结果，以便会诊医师全面了解患者的病情动态。

4. 主观感受　患者如何描述自己的症状与体征？他们的主观感受如何，是否有疼痛、不适、焦虑等情绪？这些主观感受如何影响患者的治疗依从性，以及他们对治疗方案的期望和担忧是什么？主治医师应倾听患者的诉说，理解他们的感受，并提供必要的心理支持和安慰，同时将会诊医师可能需要的这一信息反馈给他们。

（二）注意事项

在沟通过程中，主治医师还需注意以下事项：

1. 确保信息的完整性与准确性　主治医师应确保所有与患者当前症状与体征相关的信息都被详尽记录，包括主诉、现病史、体格检查，以及实验室检查等。记录应采用准确、专业的医学术语，避免使用模糊或含糊不清的表述。对于病情变化，应及时更新沟通内容，确保会诊医师能够随时掌握患者的最新情况。任何细微的症状或体征都可能成为诊断的关键线索，因此必须仔细观察、详细记录，避免遗漏。同时，对于非本专业的会诊医师，可以适当解释专业术语的含义，以便其更好地理解和判断患者的病情。

2. 使用准确、具体的语言描述　在医患沟通中，使用准确、具体的语言描述患者的症状和体征至关重要，这不仅能够提升沟通的效率，还能为会诊医师提供更为详尽、客观的病情资料。

（1）**精确描述症状**　对于患者的症状，应摒弃含糊其词的表述，转而使用精确、具体的语言进行描绘。例如，不应简单地以"不舒服"或"有点疼"来概括患者的疼痛感受，而应详尽地说明疼痛的确切部位（如"右上腹出现持续性钝痛"）、疼痛的性质（如"如同针刺般的剧痛"）、持续的时间长度（如"此疼痛已持续三日之久"），以及伴随的其他症状（如"同时伴有恶心、呕吐之感"）。如此详尽的描述，无疑将有助于会诊医师更为准确地把握患者的病情。

（2）**量化体征数据**　在描述患者的体征时，我们应力求以量化数据为支撑，使描述更为客观、直观。例如，体温应明确记录为"38.5℃"，心率应具体表述为"每分钟90次"，血压则应详细记录为"140/90mmHg"。这些具体的数据，不仅直观地反映了患者的生理状态，而且为会诊医师提供了确凿的诊断依据，有助于其做出更为准确的判断。

（3）**避免主观臆断**　在沟通过程中，主治医师应切忌使用主观臆断或猜测性的语言，以免误导会诊医师。例如，不应轻率地说"患者可能是患了某种疾病"，而应基于客观事实和医学证据，用"患者表现出某些症状，体征检查发现某项异常等"等句式进行客观描述。这样的表述方式，有助于减少误诊的风险，提高沟通的准确性和可靠性。

（4）**清晰界定时间线**　对于患者症状的发展过程，我们应清晰、准确地界定其时间线，包括症状首次出现的时间点、加重或缓解的具体时刻，以及任何重要的病情变化节点。这样有助于会诊医师全面了解病情的演变过程，从而更为准确地判断疾病的性质和所处阶段，为制定更为合理的治疗方案提供有力支持。

（5）**注重细节描述** 在描述症状和体征时，我们还应格外注重细节的描述，以便为会诊医师提供更为全面的病情信息。例如，对于皮疹的描述，除了说明其分布部位，还应详尽地描述其颜色（如"鲜红色"）、大小（如"直径约2cm"）、形状（如"圆形或椭圆形"）、是否伴有瘙痒或疼痛等细节感受（如"伴有剧烈瘙痒"）。这些细节信息对于鉴别诊断具有至关重要的意义，有助于会诊医师更为准确地判断患者的病情和病因。

3. 突出重点与难点 在医患沟通中，突出重点与难点是确保会诊效率和质量的关键。主治医师应精准把握沟通的核心要点，确保会诊医师能够迅速、准确地理解患者的病情。

（1）**明确核心症状与体征** 主治医师在沟通时，应首先明确哪些是当前最为核心的症状与体征。这些核心信息对诊断、治疗决策或病情评估具有决定性影响，因此应作为沟通的重中之重。主治医师需通过清晰、具体的语言，将这些核心症状与体征详细描述出来，确保会诊医师能够迅速捕捉并深刻理解。例如，对于一位心衰患者，其核心症状可能包括"持续性胸闷、气短，活动后加重"等，这些都需要主治医师明确指出。

（2）**强调异常发现与变化** 在描述患者的症状与体征时，主治医师应特别强调其中出现的异常发现或显著变化。这些异常可能是疾病进展的重要信号，也可能是诊断的关键线索。例如，如果患者原本只有轻微胸痛，但近期胸痛症状突然加剧，并伴随呼吸困难，主治医师应突出这一变化，引导会诊医师更加关注这些方面。通过强调这些异常变化，可以帮助会诊医师更准确地判断病情，并制定相应的治疗策略。

（3）**讨论诊断难点与争议** 在沟通过程中，主治医师应主动提出在诊断过程中遇到的难点和争议点。这些难点可能包括症状的非典型性、体征的模糊性、辅助检查结果的不一致性等。通过讨论这些难点和争议点，以及探讨可能的解决方案，有助于提高诊断的准确性。主治医师应鼓励会诊医师提出自己的见解和建议，共同为患者的诊疗贡献智慧。

4. 保持客观与开放的态度　在医患沟通中，主治医师应保持客观与开放的态度，以确保沟通的顺利进行和诊疗效果的最大化。

（1）**开放接纳不同意见**　会诊医师作为专业领域内的专家，可能带来不同的视角和见解。主治医师应保持开放的心态，积极接纳并尊重这些意见。即使会诊医师的意见与自己的初步判断存在分歧，也应以包容的心态进行倾听和讨论。通过倾听不同意见，可以拓宽思路，发现潜在的诊疗盲点，从而提高诊疗的准确性和有效性。

（2）**鼓励批判性思维**　在沟通过程中，主治医师应鼓励双方运用批判性思维对症状与体征进行深入分析。批判性思维能够帮助医师们更客观地评估病情，更准确地判断诊断方向。通过鼓励批判性思维，可以激发医师们的创新思维和解决问题的能力，为患者的诊疗提供更多可能性。

（3）**不盲从权威**　在医学领域，权威意见固然重要，但主治医师在沟通时不应盲目跟从权威意见，而是应基于现有证据进行逻辑推理和假设验证，不轻易排除任何可能性。这种态度有助于发现潜在的诊断线索，提高诊疗的准确性和及时性。主治医师应保持独立思考的能力，勇于提出自己的见解和判断。

（4）**保持谦虚与学习的态度**　医学领域知识更新迅速，每位医师都有可能在某些方面存在知识盲区。主治医师在沟通时应保持谦虚的态度，愿意向会诊医师学习新的知识和技能。同时，也要鼓励会诊医师分享自己的经验和见解，形成互学互鉴的良好氛围。通过不断学习和交流，可以不断提升自己的诊疗水平和沟通能力，为患者的健康贡献更多力量。

三、已进行检查及结果沟通

已进行的检查及其结果的沟通，是确保诊疗质量不可或缺的关键环节。准确、全面地呈现检查项目及其报告结果，通过结构化、逻辑化的方式逐步推理，对于制定精准的诊疗方案，保障患者的健康与安全至关重要。

（一）沟通内容

在就已进行的检查及结果进行沟通时，主治医师应向会诊医师详尽介绍以下内容。

1. 检查项目 列出患者已完成的所有检查项目，包括实验室检查（诸如血常规、生化检查等）、影像学检查（如 X 线片、CT、MRI 等），以及其他特殊检查（如病理活检、基因检测等）。确保每一项检查项目都清晰明了，无遗漏。

2. 检查结果 详细报告每项检查的具体结果，包括精确的数值、清晰的图像、明确的病理诊断等。对于专业性较强、较为复杂的项目结果，应适当阐述其意义，以便会诊医师更好地理解。

3. 检查过程 详述患者在检查前后的状态，以及检查过程中可能发生的任何可能影响检查结果的情况。这有助于会诊医师全面了解检查的质量和可靠性，对检查结果做出更准确的评估。

（二）沟通要点

1. 准确性

（1）**精确的数据与结果** 主治医师在传达检查结果时，务必确保数据的准确无误。实验室指标的精确数值、影像资料的清晰呈现及精确描述、病理报告的明确诊断等，都是确保准确性的关键。任何细微的误差都可能导致误诊或误治，因此，对检查结果的复核和确认至关重要。

（2）**专业的术语解释** 医学领域充斥着大量专业术语，这些术语对于非本专业的会诊医师而言可能较为陌生。针对专业性较强的术语，主治医师应提供清晰的定义或类比说明，确保双方对讨论内容有共同的理解基础，避免沟通障碍。

（3）**客观的分析与判断** 主治医师在分析检查结果时，应保持客观公正的态度，避免主观臆断或偏见影响判断的准确性。应基于科学的证据和临床经验，对检查结果进行客观、深入的分析和解读，提出合理的诊断和治疗建议。对于不确定或存在争议的结果，应坦诚相告，并与会诊医师共同探讨可能的解决方案。

（4）**及时的更新与反馈**　医学知识和技术日新月异，新的研究成果和指南不断涌现。主治医师在沟通中应确保所引用的数据和结论是基于最新的医学证据和指南，确保诊疗方案的先进性和科学性。同时，对于新出现的检查结果或病情变化，应及时更新并反馈给会诊医师，以便双方共同调整诊疗方案，确保治疗的及时性和有效性。

2. 全面性

（1）**详尽的检查结果报告**　主治医师应提供完整、详尽的检查结果报告，包括实验室检查、影像学检查、病理学检查等所有相关项目的详细数据、图像及解读。不仅报告正常的结果，也应包括任何异常发现，即使是微小的、可能具有临床意义的异常变化也不应忽视。

（2）**患者病史与当前状况的全面回顾**　在沟通检查结果之前，主治医师应全面回顾患者的病史，包括既往疾病史、手术史、用药史等，以及当前的临床症状、体征和病情进展。这些信息对于会诊医师理解检查结果的背景、评估其临床意义以及制定后续诊疗计划至关重要，有助于确保诊疗方案的针对性和有效性。

（3）**多角度分析与解读**　主治医师应从多个角度对检查结果进行深入分析和解读，包括疾病诊断的可能性、病情的严重程度、疾病的发展趋势等。同时，还应充分考虑患者的年龄、性别、遗传背景等个体差异因素，以及不同检查结果之间的关联性，确保分析的全面性和准确性，为制定个性化的诊疗方案提供有力支持。

3. 逻辑性

（1）**结构化呈现信息**　沟通内容应按照逻辑顺序进行结构化呈现，通常包括患者基本信息回顾、检查项目的介绍、具体检查结果的详细阐述，以及这些结果对诊断和治疗的意义等部分。这样的结构有助于会诊医师快速抓住重点，确保双方在同一框架下进行讨论，提高沟通效率和准确性。

（2）因果关系的明确阐述　在解释检查结果时，主治医师应明确说明各项检查结果之间的因果关系，以及它们如何共同指向或影响患者的诊断。这种因果关系的阐述有助于会诊医师全面理解病情，并据此提出更为精准的治疗建议，提高诊疗的针对性和有效性。

（3）逐步推理，避免跳跃式思维　在沟通过程中，主治医师应避免直接跳跃到结论，而应通过逐步推理的方式引导会诊医师理解自己的思路。例如，可以先介绍患者的症状，再说明为何选择这些检查项目，最后基于检查结果推导出初步诊断。这样的推理过程既体现了主治医师的专业素养和严谨态度，也便于会诊医师跟上思路，提高沟通的顺畅性和有效性。

（4）条理清晰，层次分明地呈现信息　为确保沟通的条理性，主治医师可以使用标题、列表、图表等辅助工具来组织信息。这些工具可以帮助双方更加直观地理解沟通内容，避免信息混淆或遗漏。同时，层次分明地呈现信息也有助于双方更好地把握讨论的重点和进度，提高沟通效率和质量。

四、预期治疗目标沟通

主治医师与会诊医师需携手明确治疗的方向，紧密结合患者的实际状况，设定出具体、科学且合理的治疗目标，并精心制定既符合医学原则又满足患者期望的治疗计划。这一沟通环节至关重要，它能够有效减少治疗的盲目性，全面提升治疗的整体效率和质量，同时增进医师间的信任与合作，确保治疗方案的完善与顺利实施。通过精准地定位治疗目标，制定出具有针对性的治疗方案，直接针对患者的核心问题发力，从而显著提高治疗效果与患者的满意度。

（一）沟通内容

1. 治疗方案的深入探讨　主治医师和会诊医师应就治疗方案展开深入细致的讨论，包括治疗方法的选择、药物的具体使用、手术方案的制定等各个方面。双方应充分交换意见，确保所制定的治疗方案既合理又可行，能够为患者的康复提供有力保障。

2. 预期治疗目标的明确　主治医师应清晰明确地提出对本次会诊的预期治疗目标，这包括短期目标和长期目标。短期目标可能涉及缓解患者的症状、控制病情的恶化等；而长期目标则可能包括疾病的根治、生活质量的显著提升等。这些目标的设定应充分考虑患者的实际情况和期望。

3. 风险评估与应对策略　在治疗过程中，难免会遇到各种风险和挑战。主治医师和会诊医师应共同对这些风险进行全面评估，并制定相应的应对措施，以确保治疗过程的安全、顺利和有效。

（二）注意要点

1. 全面性与具体性的结合　主治医师和会诊医师在设立患者的预期治疗目标时，必须综合考虑患者的整体状况，这包括但不限于患者的疾病类型、病情的严重程度、身体状况、心理状态、社会支持情况，以及经济能力等多个维度。同时，对治疗目标要进行细化和量化，使其更加具体、可衡量、可实现，并设定明确的时间限制（遵循 SMART 原则）。例如，对于一位冠心病患者，其治疗目标不应仅仅停留在"改善心功能"这一笼统的表述上，而应进一步细化为："在接下来的三个月内，通过药物治疗和康复训练，使心功能提升至 II 级，同时减少心绞痛发作次数至每月不超过一次。"

2. 科学性与合理性的并重　科学性强调主治医师与会诊医师在沟通时，应充分参考国内外权威的医学文献、临床指南和专家共识，确保所设定的治疗目标符合科学原理，具有可靠的理论依据。同时，要根据相关领域的最新进展，及时调整和优化治疗目标，以适应疾病治疗的新趋势和新要求，最大限度地减少误诊、漏诊和过度治疗的风险，提高治疗的精准性和有效性。合理性则要求充分考虑患者的实际情况和个体差异，如患者的年龄、性别、身体状况、病情严重程度、心理状态以及经济能力等。结合患者的治疗意愿和期望，制定出既符合医学原则又贴近患者实际情况的治疗目标。此外，治疗目标应具有一定的灵活性和可调整性，以便在治疗过程中根据患者的病情变化和治疗反应进行适时调整。这样的治疗目标不仅切实可行，还能够提高患者的治疗依从性和满意度，促进患者的康复进程。

3. 尊重患者偏好与价值观 患者在选择治疗时，往往会基于不同的经历、信仰、文化背景及生活态度等因素，表现出一定的倾向性。这包括治疗方式的选择（如手术、药物治疗、物理治疗等）、治疗过程的舒适度、治疗对生活质量的影响等。有些患者可能更看重生命的延续，愿意承受较大的治疗风险和不良反应以追求生存机会；而有些患者则可能更注重生活质量，倾向于选择较为保守的治疗方案，以保持较高的生活品质。因此，在制定预期目标时，应充分尊重患者的偏好和价值观，提高患者的治疗满意度和依从性。

4. 考虑治疗可行性与医疗资源 治疗方案的可行性受到诸多因素的制约，包括医院的技术条件、设备设施、药物供应、经济成本以及患者的个人意愿和支付能力等。随着医疗技术的不断进步，许多新的治疗手段不断涌现，但这些手段往往需要高昂的成本和专业的团队支持。因此，在制定治疗目标时，必须根据医院的实际情况和患者的经济状况，选择既有效又经济的治疗方案，以满足患者的需求。

5. 治疗风险与效益的全面评估 主治医师需与会诊医师需基于患者的具体病情、年龄、体质、过敏史、并发症等因素，结合最新的医学研究成果和临床经验，对可能出现的风险进行全面预判，并制定相应的预防和应对措施。同时，要深入分析不同治疗方案的潜在效益，考虑其对患者整体健康状况的积极影响，以及是否符合患者的个人期望和价值观。在治疗决策中，还需权衡风险与效益之间的比例关系，即所谓的"风险－效益比"。理想的治疗方案应是在有效控制风险的前提下，最大化治疗效益。此外，还需充分考虑患者的心理承受能力、经济负担能力等因素，确保治疗决策的全面性和人性化。

6. 遵循法律法规与伦理原则　医疗行为必须严格遵守国家的法律法规和医疗伦理原则，确保患者的权益得到充分保护。主治医师和会诊医师在制定治疗目标时，需充分考虑这一点，确保所制定的治疗方案既合法又合规，符合医疗伦理的要求。

第二节　医师与患者的沟通

会诊医师与患者的沟通在建立信任关系、确保患者理解、管理患者期望、促进患者参与、提高治疗依从性，以及减少医疗纠纷等诸多方面，均扮演着举足轻重的角色。因此，医师应当高度重视与患者的沟通，以保障会诊的顺利进行，并切实维护患者的最佳利益。

一、治疗方案与效果沟通

治疗方案与效果的沟通，是会诊中医患互动的关键一环。会诊医师需秉持尊重、耐心的态度，向患者详细阐释其病情，全面介绍治疗方案，清晰阐述预期效果与潜在风险，细致对比不同方案的优劣，积极鼓励患者参与决策，并悉心关注其心理需求。通过卓有成效的沟通，确保患者充分理解治疗方案，建立合理的期望，增强治疗信心，从而达成医患共识，提升治疗效果和患者满意度。

（一）建立信任与尊重

首先，会诊医师需展现出开放和尊重的态度。患者及家属往往怀揣着焦虑、恐惧或不安的情绪，他们的言语中可能交织着这些复杂的情感。会诊医师应以平和、耐心的姿态去接纳这些情绪，并给予积极的回应，如通过点头、发出"嗯、嗯"的应声，或简洁地插话"我听清楚了""我明白了"等，让患者及家属感受到被尊重和理解。在倾听的过程中，会诊医师应避免贸然打断患者，给予他们充分的时间来表达自己的想法和感受。倘若患者离题太远，医师可以礼貌地引导患者回归主题。

其次，倾听需要全神贯注。会诊医师应将注意力完全聚焦于患者身上，这种专注不仅能让患者感受到被重视，还能帮助医师更准确地捕捉患者言语中的关键信息。

最后，倾听需要理解患者的语境和文化背景。患者可能来自五花八门的社会阶层、文化背景和地域环境，他们的表达方式、语言习惯和思维方式都可能存在显著的差异。会诊医师需具备跨文化沟通的能力，努力理解患者的语境和文化背景，以规避误解和偏见。同时，倾听还需要医师具备同理心，要站在患者的角度去感受他们的痛苦、担忧和期望。

在倾听的过程中，会诊医师需设身处地地理解患者的处境和感受，用温暖、关怀的语言给予他们支持和鼓励。例如，当患者表达担忧时，医师可以说："我完全理解您的担忧，这是很正常的反应。我们会携手并进，共同寻找最适合您的治疗方案。"这样的倾听不仅能让患者感受到医师的关心和温暖，还能增强他们对治疗的信心和配合度。

（二）清楚解释病情

1. 准备充分，了解患者背景　在沟通之前，会诊医师应做好充分的准备，全面了解患者的病史、病情现状、检查结果等基本信息。同时，也要关注患者的年龄、职业、文化程度、心理状态等背景因素，以便采用最适合患者的沟通方式。例如，对于文化程度较低的患者，会诊医师可能需要使用更为通俗易懂的语言来解释病情；而对于心理承受能力较弱的患者，则需要更加谨慎的措辞，避免给患者带来过重的心理压力。

2. 简明扼要，突出重点　在解释病情时，会诊医师应尽量避免使用过多的专业术语和复杂的医学概念，而应尽量用简洁明了的语言来阐述。同时，要突出重点，将患者最关心、最需要了解的信息放在前面。例如，可以先告知患者疾病的名称、性质、严重程度以及当前的治疗方案，然后再详细阐释病因、病理生理过程等复杂内容。这样有助于患者更快地抓住重点，理解自己的病情。

3. 使用比喻和例子　对于一些难以理解的医学概念，会诊医师可以尝试使用生动的比喻或贴切的例子来加以说明。例如，可以用"水管堵塞"来比喻血管狭窄或堵塞，用"机器磨损"来比喻关节退行性变等。这些形象的比喻和例子不仅能够帮助患者更好地理解病情，还能增加沟通的趣味性和互动性。

4. 分步骤、有条理地解释　为确保患者能够全面、系统地理解病情，会诊医师应该分步骤、有条理地进行解释。可以先从疾病的概述讲起，然后逐步深入到病因、病理生理过程、临床表现、诊断依据，以及治疗方案等方面。在每个步骤中，都要注重逻辑清晰、条理分明，避免信息混乱或遗漏。

5. 关注患者的反馈和疑问　在解释病情的过程中，会诊医师要时刻关注患者的反馈和疑问。如果患者表现出困惑或不解的神情，会诊医师应及时停下来询问患者的疑问，并给予耐心解答。同时，也要鼓励患者主动提问，以便更好地了解患者的需求和关注点。通过积极的互动和反馈，可以确保患者对病情有更加全面和准确的理解。

6. 提供支持和安慰　在解释病情时，会诊医师不仅要关注病情本身的信息传递，还要关注患者的心理感受。对于病情较为严重的患者，应给予适当的支持和安慰，让患者感受到医师的关心和理解。可以通过鼓励的话语、温暖的肢体语言或适当的心理干预来减轻患者的心理负担和焦虑情绪。

（三）详细介绍治疗方案

1. 明确治疗目标 首先，会诊医师应向患者清晰阐述治疗的主要目标。这些目标可能包括缓解症状、控制病情进展、预防并发症、恢复功能或提高生活质量等。明确的治疗目标有助于患者建立合理的期望，理解治疗的重要性和紧迫性。

2. 阐述治疗方案的整体框架 会诊医师应概述治疗方案的整体框架，包括主要治疗手段、辅助治疗措施以及治疗周期等。这样可以让患者对整个治疗过程有一个大致的了解，为后续的详细解释奠定坚实的基础。

3. 深入解析治疗细节

（1）药物治疗 对于药物治疗，会诊医师应详细说明药物名称、作用机制、用法用量、服用时间、可能的不良反应及应对措施。同时，还应强调药物依从性的重要性，即按时按量服药对治疗效果的重要影响。此外，会诊医师还可以根据患者的具体情况，介绍是否需要定期监测药物疗效和不良反应，以及如何调整药物剂量等。

（2）手术治疗 对于需要手术治疗的患者，会诊医师应详细介绍手术的目的、方法、过程、风险及预期效果。这包括手术前的准备工作（如禁食禁水、术前检查等）、手术中的麻醉方式、手术步骤、术后护理及康复计划等。会诊医师应使用通俗易懂的语言，避免过多的医学术语，确保患者能够充分理解。同时，还应鼓励患者提问，及时解答患者的疑虑和担忧。

（3）物理治疗与康复训练 对于需要物理治疗或康复训练的患者，会诊医师应详细解释这些治疗方式的原理、目的、方法及预期效果。例如，对于关节损伤的患者，可以介绍如何通过物理治疗来缓解疼痛、促进关节功能恢复；对于中风后偏瘫的患者，可以介绍如何通过康复训练来重建运动功能、提高生活质量等。会诊医师还应着重强调患者在治疗过程中的积极参与和配合对于治疗效果的重要性。

（4）**多方案对比** 如果患者面临多个治疗选项，会诊医师应逐一介绍每种方案的优缺点、治疗过程、预期效果及潜在风险。

①明确对比维度。通常包括治疗效果、治疗周期、治疗费用、潜在风险、不良反应、对生活的影响等多个方面。通过这些维度的细致对比，患者可以对不同方案有一个全面的认识。②逐一介绍方案。第一，方案概述：对每个治疗方案进行简要的概述，包括其基本原理、核心技术和常用药物（如适用）等。这有助于患者建立对每个方案的初步印象。第二，治疗效果：详细介绍每个方案的治疗效果，包括可能的治愈率、缓解率，以及改善症状的程度等。可以引用具体的数据或案例来支持说明，使信息更加具体可信。第三，治疗周期：明确说明每个方案的治疗周期，包括需要持续治疗的时间、复诊频率等。这有助于患者了解治疗的时间成本和长期规划。第四，治疗费用：清晰阐述每个方案的治疗费用，包括药物费用、检查费用、手术费用（如需要）等。同时，也要考虑到医保政策对费用的影响，为患者提供准确的费用预估。

（5）**多维度对比呈现** ①表格对比：将不同方案在治疗效果、治疗周期、治疗费用等维度上的信息整理成表格形式，便于患者直观对比。表格应设计得简洁明了，突出关键信息。②优缺点分析：对每个方案进行深入的优缺点分析，指出其在治疗效果、安全性、便捷性等方面的优势和不足。这有助于患者权衡利弊，做出更加周全的考虑。

（6）**考虑患者个体差异** 在对比不同治疗方案时，要充分考虑患者的个体差异，包括患者的年龄、性别、身体状况、病情严重程度、经济能力、心理状态等因素。这些因素都可能影响患者对治疗方案的接受度和治疗效果。因此，在介绍和对比治疗方案时，要根据患者的具体情况进行个性化分析和建议。

（7）**互动与解答**　在介绍和对比治疗方案的过程中，要保持与患者的密切互动。鼓励患者提出疑问和担忧，并耐心解答。通过互动，可以更好地了解患者的需求和期望，从而提供更加贴心和个性化的服务。

（四）清楚阐释预期效果与风险

1. 预期效果的阐述

（1）**具体化描述**　预期效果应当尽可能以具体化的方式进行描述，避免采用模糊或过于乐观的言辞。举例来说，对于药物治疗，可以明确告知患者："大多数患者在服用此药物后，其症状通常会在 2 至 4 周内得到显著缓解，疼痛评分将从原先的 8 分降低至 3 分以下。"而对于手术治疗，则可以这样描述："手术成功后，患者的关节活动度预计将提高 30%，从而能够独立完成日常生活中的基本动作。"这样的表述既具体又直观，有助于患者形成明确且实际的预期。

（2）**强调个体差异**　会诊医师在沟通时，应着重强调治疗效果存在的个体差异。由于不同患者的身体状况、病情严重程度和对治疗的反应各不相同，因此预期效果也会因人而异。医师可以通过分享类似病例的治疗经验，让患者了解可能存在的多种情况，从而做好心理准备。

（3）**客观性与科学性**　预期效果的阐述应严格基于医学研究和临床实践的数据支持，确保其客观性和科学性。会诊医师应避免使用模糊或夸大其词的表述，以免误导患者。同时，医师还应向患者解释预期效果背后的医学原理和科学依据，从而增强患者对治疗方案的信任感。

（4）**现实性与可达性**　预期效果的设定应现实可行，避免给患者带来不切实际的期望。会诊医师应坦诚地告知患者治疗方案的局限性和可能面临的风险，让患者了解治疗结果的不确定性。同时，医师应鼓励患者保持积极的心态，但也要让他们做好心理准备，面对可能出现的挑战和困难。

2. 潜在风险的阐述

（1）**全面覆盖**　在阐述潜在风险时，会诊医师应确保全面包括所有可能的风险因素，包括治疗过程中的并发症、药物不良反应、手术风险等。对于每一种风险，都应进行详尽的解释和说明。同时，医师应注意沟通的适度性，既要让患者充分了解风险，又要避免过度渲染，以免造成不必要的恐慌。

（2）**客观评估**　会诊医师应对潜在风险进行客观、准确的评估，包括其发生的概率、严重程度以及可能的应对措施。通过提供具体的数据和案例，患者可以更加直观地了解风险的大小和可控性，从而做出更为理性的决策。

（3）**强调预防措施**　在阐述风险的同时，会诊医师还应着重强调预防措施的重要性。例如，对于药物不良反应，可以详细介绍如何监测症状、及时调整药物剂量或更换药物；对于手术风险，则可以说明术前准备、术中监测和术后护理的关键性。通过强调预防措施，患者可以更好地了解如何降低风险的发生概率。

（4）**缓解患者焦虑情绪**　在告知风险的过程中，会诊医师应密切关注患者的反应和情绪变化，耐心倾听患者的疑问和担忧。对于患者的疑问，医师应给予及时、准确的解答，以消除患者的疑虑和不安。通过有效的沟通，医师可以帮助患者缓解焦虑情绪，增强其对治疗的信心。

（5）**强调积极面对风险的态度**　虽然潜在风险无法完全避免，但会诊医师可以通过强调积极面对风险的态度来增强患者的信心。医师可以介绍一些成功应对风险的案例，鼓励患者保持乐观的心态和积极的治疗态度。通过树立榜样和提供正能量，医师可以帮助患者更好地面对治疗过程中的挑战。

（6）**建立风险共担的医患关系**　在沟通过程中，会诊医师应明确告知患者及其家属，医疗行为是医患双方共同合作的过程。患者需要充分了解并接受潜在风险，积极配合医师的治疗建议；医师则需尽职尽责地提供治疗服务，并尽力防止潜在风险的发生。通过建立风险共担的医患关系，可以增强医患之间的信任和合作，从而提高治疗效果和患者满意度。

（7）**鼓励患者参与决策**　①营造开放、尊重的沟通氛围。会诊医师应以平等、耐心的态度对待患者，尊重患者的意见和感受，鼓励患者表达自己的疑虑和需求。在沟通过程中，医师应避免使用过于专业的术语或复杂的表述，尽量用通俗易懂的语言解释医学问题，以便患者更好地理解和参与讨论。通过营造开放、尊重的沟通氛围，医师可以增进与患者的信任和理解。②提供全面、客观的信息。患者参与决策的前提是获取全面、客观的医疗信息。会诊医师应向患者详细介绍病情、治疗方案的种类、预期效果、潜在风险以及可能的替代方案等。在提供信息时，医师应确保信息的准确性和时效性，避免误导患者。同时，医师还应客观评估各种治疗方案的优缺点，帮助患者形成理性的判断。通过提供全面、客观的信息，医师可以协助患者做出更为明智的决策。③采用互动式的沟通方式。为了鼓励患者积极参与决策，会诊医师应采用互动式的沟通方式。在沟通过程中，医师应主动询问患者的意见和看法，鼓励患者提出问题和疑虑。对于患者的疑问，医师应给予及时、准确的解答，并引导患者深入思考治疗方案的利弊。通过互动式的沟通，医师可以深入了解患者的真实需求和期望，从而制定更符合患者意愿的治疗方案。④尊重患者的选择权。在鼓励患者参与决策的过程中，会诊医师应充分尊重患者的选择权。患者有权根据自己的病情、治疗方案的利弊以及个人意愿和价值观做出决策。医师应尊重患者的选择，并为其提供必要的支持和帮助。即使患者的选择与医师的建议不符，医师也应耐心解释原因，并告知患者可能面临的风险和后果。通过尊重患者的选择权，医师可以建立更加信任和尊重的医患关系，增强患者的治疗信心和配合度。⑤关注患者的心理和情感需求。在鼓励患者参与决策的过程中，会诊医师还应密切关注患者的心理和情感需求。面对疾病和治疗，患者往往会产生焦虑、恐惧、不安等负面情绪。医师应以同理心倾听患者的感受，给予他们情感上的支持和安慰。同时，医师还可以引导患者积极面对治疗挑战，鼓励他们保持乐观的心态和坚定的信心。通过关注患者的心理和情感需求，医师可以更好地了解患者的内心世界，为其提供更加贴心的关怀和支持。

二、患者意愿与偏好沟通

患者意愿与偏好沟通，乃是会诊医患合作之重要基石，不仅彰显了医疗过程中的人文关怀，更是确保治疗方案个性化、提升治疗有效性及患者满意度的关键所在。

（一）营造良好的沟通环境

1. 确保沟通环境的私密与安静 应选择一处无干扰、能让患者放松的场所进行沟通，竭力减少外界纷扰。例如，将手机调至静音，以免在沟通时造成干扰，让患者能在无压力的环境中，畅抒己见，袒露心声。

2. 注重非言语沟通之运用 会诊医师的面部表情、姿态、眼神等，皆能传递重要信息，对患者产生潜在影响。应保持友善、专注且耐心的面容，以开放、接纳之姿面对患者，用温暖、鼓励的眼神与患者交流，使其感受到被尊重与关怀。

3. 运用恰当的沟通技巧 会诊医师应以清晰、简洁、易懂的语言与患者交谈，避免使用晦涩难懂的专业术语或复杂表述。同时，需注重倾听，给予患者充分时间表达其意愿与偏好，切勿急于打断或妄下结论。

4. 尊重患者的个性与文化背景 每位患者皆独一无二，拥有各自的价值观、信仰及生活方式。在沟通中，应尽可能了解患者的文化背景与信仰，以便更好地与患者产生共鸣与理解。总之，会诊医师应以真诚、耐心的态度面对患者，通过倾听其叙述，关注其情感需求，从而建立起患者对医师专业能力与人格魅力的信任，为后续深入探讨患者意愿与偏好奠定坚实基础。

（二）明确沟通目的与内容

1. 首要在于明确目的　在与患者沟通之前，会诊医师需清晰确定此次沟通的核心目标，诸如了解患者对治疗方案的具体期望、探讨患者对治疗不良反应的容忍度，或确认患者在治疗过程中的偏好等。唯有明确目的，方能更好地引导沟通方向，确保沟通不偏离主题。

2. 细化沟通内容　在确定沟通目的后，还需进一步细化沟通内容，以确保能全面、深入地了解患者的意愿与偏好。这包括患者的治疗历史、对当前病情的理解、对治疗效果的期望、对治疗方案的偏好或担忧，以及他们在生活质量和治疗不良反应之间的权衡等，从而更全面地洞悉患者的需求与期望。

3. 确保沟通内容的个性化与针对性　在明确沟通内容与目的时，会诊医师需充分考虑患者的个人背景、价值观及生活方式，确保沟通内容能贴近患者的实际需求，体现个性化的关怀与尊重。

（三）运用开放式提问与倾听技巧

开放式提问，犹如一把钥匙，能开启患者心扉，使其更自由地表达想法，增强会诊医师对患者需求的理解。与封闭式问题（如"你是否感到疼痛？"）相较，开放式问题（如"你能描述一下你对这个治疗方案的感受吗？"）允许患者提供更为详细、个性化的回答。此类问题无预设答案，鼓励患者分享想法、感受、担忧及期望。通过开放式提问，会诊医师可获取更多关于患者意愿与偏好的信息，从而做出更为合适的医疗决策。

倾听，非但闻其言，更需解其意，深悟患者之情感与需求。会诊医师需保持专注，避免打断或急于给出建议。可通过点头、微笑或简短肯定词来回应患者，表明自己在认真倾听。同时，还需留意患者的非言语信号，如面部表情、肢体语言等，以更全面地理解其感受。在倾听过程中，会诊医师还需运用同理心，尝试从患者角度看待问题，感受其情感与困扰。

（四）提供全面且客观的信息

会诊医师应当详细阐述各种治疗方案的原理、效果、潜在风险及可能带来的不良反应，使患者能全面了解各种选择。同时，还需考虑患者的具体情况，如年龄、身体状况、病史等，以提供个性化的信息解读。通过全面的信息呈现，患者可更清晰地认识不同治疗方案的优缺点，从而做出更符合自身意愿和实际情况的选择。

会诊医师在传达信息时，应避免主观臆断或夸大其词，而应以科学数据和临床研究为依据，客观、公正地评价各种治疗方案。此外，还需注意避免使用过于专业的术语或复杂表述，以免患者产生误解或困惑。通过客观的信息传递，医师可建立与患者之间的信任关系，让患者更加安心地接受治疗。

若患者对治疗方案的优缺点了解不足，会诊医师还可利用图表、动画、视频等多媒体工具来辅助信息呈现，使复杂的治疗方案更加直观易懂。同时，鼓励患者提问和表达疑虑亦至关重要。

（五）尊重患者选择权并引导决策

在提供充分信息且患者完全了解的基础上，会诊医师应尊重患者的选择权，鼓励其根据自己的意愿和偏好做出决策。例如，有些患者认为手术可能带来的生活质量下降超出了承受范围，那么患者的选择应当得到尊重。然而，由于患者可能缺乏医学知识或受到情绪影响而做出不理智的决策，会诊医师在尊重患者选择的同时，还需进行适当引导。这包括解释不同决策可能带来的后果、提供专业建议以及协助患者权衡利弊，并建议患者与家属进行沟通，获得家属的支持。

在与患者讨论中，建议采用"共同决策"的模式。会诊医师与患者一同探讨各种治疗方案的优缺点，结合患者的个人情况、价值观及生活方式，共同评估每种方案的适用性。会诊医师提供专业建议，但亦尊重患者的最终选择权，即便这个选择可能并非医师个人的首选。最后，需再次告知患者，每个决策皆有其潜在的风险和不确定性，需双方共同努力，制定最佳的治疗计划，并密切关注患者的病情变化，及时调整治疗策略。

（六）处理分歧与冲突

在诊疗过程中，医患之间产生分歧、冲突在所难免。首先，会诊医师应保持开放和非评判性的态度，倾听患者的观点和担忧。通过耐心倾听，了解患者选择背后的原因、价值观以及对治疗结果的期望，这有助于准确把握分歧的实质。

其次，运用同理心，尝试站在患者的角度思考问题，理解其感受和需求，从而以更加人性化的方式回应其担忧。通过表达对患者感受的理解，建立起与患者之间的情感连接，为后续的沟通奠定良好基础。

最后，以事实为依据，向患者提供全面、客观的信息，如治疗方案的优缺点、可能的风险和后果等。使患者更好地理解治疗方案的实际情况，从而做出更加明智的决策。

在处理分歧时，可采用协商和讨论的方式，鼓励患者积极参与决策过程。在充分尊重患者选择权的同时，提出专业建议，帮助患者权衡利弊，做出最适合自己的决策。通过双方的共同努力和沟通，力求达成共识，为患者的治疗创造更加和谐、有利的环境。

三、诊疗建议沟通

诊疗建议的沟通，始于信任的建立与良好氛围的营造。这要求会诊医师全面深入地了解患者，以清晰、准确的语言阐述建议，确保信息无误地传达。在这一过程中，必须充分尊重患者的意愿，鼓励他们积极参与决策，并密切关注其情绪变化，及时提供必要的心理支持。此外，沟通还应贯穿治疗的全过程，为患者提供持续不断的支持与指导。

（一）全面了解患者，精准把握沟通重点

会诊医师需详细了解患者的病情、既往治疗经历、当前身体状况，以及心理状态等多方面信息。通过准确掌握患者的需求和关注点，有针对性地开展后续沟通，制定出个性化的诊疗建议。这一过程要求医师具备敏锐的洞察力和细致的询问技巧，以确保信息的全面性和准确性。

（二）清晰阐述诊疗建议，确保信息准确无误地传递

医学术语往往专业且晦涩，对于大多数患者而言难以理解。因此，在沟通过程中，会诊医师应尽量使用简单、通俗易懂的语言，或借助比喻、日常生活中的例子来解释医学概念，帮助患者更好地领会。同时，将诊疗建议按照逻辑顺序进行结构化阐述，使患者能够更容易地理解并接受。例如，可以先从诊断结果入手，解释病情的现状及可能的发展趋势；然后逐一介绍不同的治疗选项，包括每种治疗的原理、预期效果、可能的风险和不良反应；最后提出推荐的治疗方案，并阐述选择该方案的理由。

在沟通过程中，应鼓励患者积极提问，实现双向沟通。有些患者可能因敬畏医师的"权威"而不敢主动反馈疑问，此时医师应仔细观察患者的肢体语言，及时询问并耐心解答。为增强患者对诊疗建议的理解，可以适当使用辅助工具，如图表、模型、视频资料等，直观展示病情和治疗过程。例如，利用医学影像资料解释病灶位置，或通过动画演示手术过程，甚至通过简单的手绘图像进行描述，以加深患者的印象。

在阐述完诊疗建议后，会诊医师应通过提问或让患者复述的方式，确认其是否真正理解了所提供的信息。这一步骤有助于及时发现并纠正可能存在的误解，确保信息的准确传递。

（三）尊重患者意愿，鼓励共同参与决策

在沟通过程中，会诊医师应始终对患者的意愿和选择保持充分的尊重，即使患者的意愿与医师的首选方案不一致。医师应主动询问患者的意见和想法，了解他们的治疗期望和担忧，并耐心解答患者的疑问和不解，消除他们的顾虑。同时，积极鼓励患者参与治疗决策过程，让他们感受到自己的重要性和被尊重。通过共同参与决策，患者可以更好地理解治疗方案的制定过程，提高治疗依从性，从而达到更佳的治疗效果。

（四）关注患者情绪变化，提供及时心理支持

面对疾病和治疗方案的选择，患者往往会产生焦虑、恐惧等负面情绪。会诊医师在沟通过程中应密切关注患者的情绪变化，并及时给予心理支持和安慰。通过倾听患者的诉说、表达同理心，以及使用鼓励性的语言，帮助患者缓解负面情绪，增强治疗信心。

（五）提供全方位后续支持与指导

诊疗建议的沟通不仅仅局限于会诊前的交流，还应包括治疗过程中的持续支持与指导。会诊医师应详细向患者解释治疗方案的具体实施步骤、注意事项，以及可能出现的情况。同时，告知患者如何与医疗团队保持联系、如何获取治疗进展的信息，以及如何应对可能出现的不良反应等问题。此外，还应根据患者的具体情况和需求，提供个性化的康复指导和健康管理建议。通过这些措施，帮助患者更好地应对疾病挑战，促进康复进程。

第三节　会诊的沟通技巧

好的沟通技巧和方法，对于增强患者信任感、提升患者满意度、确保治疗顺畅进行、提高医疗质量与安全等方面，均具有举足轻重的意义。因此，医师应当高度重视并熟练运用这些沟通技巧和方法，以保障医患沟通的有效性与高效性。

一、沟通前的充分准备

沟通前的准备是医患沟通成功的重要基石。充分的准备工作有助于沟通的顺利进行，为后续的诊疗工作奠定坚实的基础。同时，也有助于增进医患之间的互信，提升治疗效果。

（一）深入了解病情

会诊前，医师需全面而深入地了解患者的病情。这包括患者的病史、主诉、现病史、既往史、家族病史以及过敏史等。同时，还需仔细查阅患者的体检报告、辅助检查结果（如 X 线片、CT、MRI、血液检查报告等），以便对病情有一个清晰、全面的认识。医师应在会诊前形成初步的诊断思路和治疗方向，为后续的沟通奠定坚实基础。针对患者的特定病情，医师还需查阅相关的医学文献、研究论文以及最新的治疗指南，了解该疾病的最新研究进展、治疗方法、疗效评估及可能的风险与并发症。通过熟悉医学文献与指南，医师方能在会诊中为患者提供更加科学、合理的治疗建议，从而提升患者对医师专业能力的信任。

（二）预设沟通内容

在会诊前，医师需明确此次会诊的主要目的和预期目标。这有助于医师在沟通过程中更加有针对性地提问和讨论，避免信息的冗余和遗漏。同时，医师还可根据患者的病情和治疗需求，预设一些可能的讨论点或争议点，以便在会诊时能够引导讨论方向，提高会诊效率。此外，医师还应根据需要准备一些沟通材料与工具，如病情摘要、治疗方案示意图、风险告知书、患者教育手册等。同时，还可利用现代科技手段，如多媒体演示文稿、视频资料等，来增强沟通效果。

（三）关注患者心理状态和需求

不同的患者在面临疾病时，其情绪反应和心理需求各不相同。医师需事先了解患者的性格特点、情绪状态以及对于治疗的期望和担忧，以便在沟通中能够给予更加贴心、个性化的关怀和支持。同时，医师还需准备好应对患者可能提出的疑问和反对意见的策略，以确保沟通的顺利进行。

二、建立良好的沟通氛围

一个良好的沟通氛围是医患沟通顺利进行的前提。一个积极、互信的沟通氛围，不仅能为后续的医患交流打下良好基础，还有助于提升治疗效果和患者满意度。

（一）环境准备

首先，应选择整洁、安静、私密的环境进行沟通，以减少外界干扰，让患者感到放松和安全。此外，还可根据患者的喜好或需要，适当调整沟通环境的布置，如调整光线、温度或播放轻柔的背景音乐等，以营造更加温馨舒适的氛围。

（二）尊重患者

医师应以同理心为基础，真诚地倾听患者的陈述，展现出对患者的尊重与关怀。通过非言语行为，如保持眼神交流、点头表示理解、适时地给予安慰性的肢体接触（如轻拍手背）等，让患者感受到被重视和关注。同时，应避免打断患者的讲述，给予充分的时间让他们表达自己的感受和需求。

（三）把握沟通节奏

在沟通时，医师应注意语速和语调的控制，保持温和、耐心的态度，以便患者能够跟上沟通的节奏。医师应尽量使用简单、明了、专业的语言，避免使用过多的医学术语或业内"行话"，以免增加患者的理解难度。对于必须使用的专业术语，医师应给予简要的解释或类比，以确保患者能够准确理解。

（四）关注情绪变化

在沟通过程中，医师应密切关注患者情绪的变化，并给予积极的回应。例如，通过表达理解和同情，帮助患者缓解负面情绪，以增强他们面对疾病的信心和勇气；通过讲解一些之前较为成功的案例，来缓解患者的负面情绪。

（五）鼓励患者参与决策

医师应充分尊重患者的知情权和选择权，鼓励他们积极参与治疗方案的决策过程。通过详细解释病情、治疗方案及可能的风险与并发症，让患者充分了解自己的病情和治疗选择，从而做出更符合自身意愿的决策。这有助于提高患者的依从性，以及对医疗团队的信任感和满意度。

三、有效传达信息

有效传达信息是医患沟通的核心技巧。信息的有效传达可以显著提升医患沟通效率，增进患者对治疗方案的理解和接受度，为治疗成功奠定坚实基础。

（一）语言表达

有效传达信息的关键在于使用清晰、具体、易于理解的语言。医师应避免使用过于专业或模糊的术语，而应尽量采用患者能够理解的词汇和表达方式。在解释病情时，医师可以结合患者的实际情况，用生动的例子或比喻来增强说明的效果。同时，医师还需注意语速和语调的控制，确保患者能够跟上沟通的节奏，充分理解所传达的信息。

（二）分段式表达

医疗信息往往较为复杂，一次性传达给患者可能会让他们感到难以消化。因此，医师可以采用分段式信息传达的方法，将复杂的信息分解成若干个简单的部分，逐一进行解释。每传达完一部分信息后，医师可以询问患者的理解程度，并根据反馈进行调整。这种方式有助于确保患者真正理解和吸收所传达的信息。

（三）运用辅助工具

视觉辅助工具，如图片、图表、模型等的运用，是帮助患者更好地理解医疗信息的有效手段。在会诊前，医师可以准备一些相关的视觉辅助工具，如病情示意图、治疗方案流程图等，以便在沟通过程中向患者展示。这些工具能够直观地展示病情和治疗方案，帮助患者更好地理解并记住关键信息。

四、鼓励患者积极参与

鼓励患者积极参与不仅有助于医师更全面地了解患者需求，还能提升患者的治疗依从性和自我管理能力，从而提高治疗效果。因此，在沟通中，鼓励患者积极参与至关重要。

（一）良好的关系是基础

构建基于信任的医患关系是鼓励患者积极参与的基础。医师应以温暖、尊重的态度与患者交流，耐心倾听患者的症状描述、治疗经历及感受，让患者感受到自己的声音被重视。医师应通过语言和非语言的方式（如眼神交流、肢体语言等）传达出对患者病情的关注与理解，营造一个安全、无压力的沟通环境，鼓励患者主动分享信息。

（二）会诊前详细介绍

在正式会诊前，主治医师应向患者详细解释会诊的原因、目的、参与的专家以及具体流程，包括会诊的时间、地点、参与会诊的专家团队，以及各自的专业领域。通过提供详细的时间表，患者可以明确知道每一步的进展时间，减少因等待而产生的不确定感和焦虑。

（三）鼓励患者提问

医师应鼓励患者就自己的病情、治疗方案或生活中的困惑提出问题，并认真倾听、积极回应。这不仅能让患者感受到自己的主动性，也有助于医师更全面地了解患者的真实需求与心理状态。医师应引导患者思考并表达自己的想法，如治疗期望、担忧的不良反应等，以便在会诊中共同探讨并找到最佳解决方案。

（四）共同决策

共同决策意味着医患之间信息共享、情感相通、立场一致、利益诉求相通。在充分了解患者意见的基础上，医师可与患者共同设定治疗目标，这既包括疾病治疗的直接目标，也包括患者的生活质量、心理状态等方面。通过共同决策，患者更能感受到自己是治疗过程的一部分，从而增强依从性与自我管理能力，提高治疗效果。此外，这种参与感还能促进治疗方案的个性化，使其更加贴合患者的实际情况和需求。

五、明确后续工作安排

（一）明确后续诊疗计划

基于会诊的目的，医师需与患者讨论并确定后续的检查项目与治疗计划。这些计划可能包括进一步的实验室检查、影像学检查、药物治疗、手术治疗或康复治疗等。在沟通过程中，医师应详细解释每项检查或治疗的必要性、可能的风险与收益，以及患者需要注意的事项。同时，医师还应根据患者的实际情况和意愿，共同制定个性化的治疗方案，确保患者能够充分理解并接受。

（二）建立后续沟通渠道

为了确保患者在会诊后能够及时了解治疗进展与结果，医师需与患者建立有效的沟通渠道。医师应明确告知患者如何联系自己或团队成员，以便患者在需要时能够及时获得帮助和指导。同时，医师还应鼓励患者及时反馈治疗效果与不良反应，以便及时调整治疗方案。

六、关注患者情绪变化

在会诊的每一个环节，医师都需如侦探般敏锐，捕捉患者情绪的微妙波动，以细腻的手法帮助患者疏导负面情绪，着力提升患者的自我调节能力，并如守护者般持续关注患者的情绪动态，灵活巧妙地调整沟通策略。这不仅是对患者情感世界的深切尊重，更是提升医疗质量、促进医患和谐的重要基石。

（一）情绪识别

敏锐洞察，捕捉细微变化。医师应时刻保持高度的警觉，以便敏锐地感知患者情绪上的每一丝变化。这包括面部表情的微妙调整、语速语调的细微改变，以及身体语言的不自然流露。这些非言语信息，往往如同密钥，能揭开患者内心真实感受的神秘面纱，无论是焦虑、恐惧、沮丧，还是那抹不易察觉的希望之光。通过精准识别患者的情绪状态，医师便能如舵手般更加精准地把握沟通的方向与重点。

（二）情绪接纳

倾听无条件，理解无界限。一旦捕捉到患者的情绪变化，医师便应迅速响应，采取积极有效的应对策略。首要之务，便是无条件地倾听患者的诉说，给予他们充分的关注与坚定的支持。在倾听的过程中，医师应秉持开放、非评判性的态度，让患者感受到被尊重、被理解的温暖。同时，通过适时地点头、深情的眼神交流等肢体语言，传递出医师的深切关心与同情，让患者在情感上找到共鸣的港湾。

（三）情绪疏导

专业指引，温暖安慰。在接纳患者的情绪后，医师需运用娴熟的沟通技巧，如同春雨般滋润患者的心田，帮助他们疏导负面情绪。例如，缓解患者及其家属的紧张情绪："别急，慢慢说……想哭就哭出来吧，这里是安全的港湾。"而非掩盖真实情感，使其麻木："别哭，要坚强……别担心，别害怕，一切都会好起来的。"鼓励患者勇敢面对："听到这样的诊断结果，谁都会感到不安、焦虑，甚至崩溃。如果我处在你的境地，也会感到沮丧、软弱。但与人分享自己的困苦，会让心里轻松许多。说出来，我们一起承担。"安抚患者情绪："无论诊断结果如何，我们都要先冷静下来。俗话说'天无绝人之路'，再长的隧道也有尽头，我们一起寻找那束照亮前路的光。"通过情绪疏导，医师能助力患者建立起更加积极、理性的心态，为后续的治疗奠定坚实的心理基础。

（四）情绪管理

培养能力，自我调节。除了及时的情绪疏导，医师还应着眼长远，关注患者长期的情绪管理能力。在会诊前的沟通中，可以适时地引入情绪管理的知识与技巧，如深呼吸法、放松训练、正念冥想等，帮助患者学会如何自我调节情绪，成为自己心灵的守护者。同时，鼓励患者与家人、朋友或专业心理咨询师等建立起坚实的支持网络，以便在需要时能够获得更多的情感支持与帮助。

（五）情绪反馈

持续观察，灵活调整。关注患者情绪变化并非一蹴而就的任务，而是一个持续不断的过程。医师需要在会诊前、会诊中以及会诊后的每一个阶段，都保持对患者情绪的敏锐观察，并根据患者的情绪变化及时调整沟通策略。通过持续的反馈与灵活的调整，医师可以确保沟通始终保持在高效、和谐的轨道上，为患者提供最优质的医疗服务与心理支持。

第四节　会诊沟通实例

一、因会诊沟通不畅导致病情延误案例

（一）案例介绍

患者张某，男性，50岁，因持续性胸痛一周，前往某医院急诊科就诊。时值周五下午，正值医护人员交班之时，急诊室内患者较多，环境嘈杂不堪。

主治医师在细致询问患者病情时，不料患者及家属因吸烟问题突然争执起来，场面一时难以控制。主治医师见状，只得暂时中断问诊，初步判断为"胸痛待诊"。鉴于病情尚未明确，且可能较为复杂，主治医师迅速安排患者进行进一步检查。同时，他嘱咐实习生尽快联系心内科进行会诊，以明确病情，确保治疗及时。

然而，实习生并未充分意识到病情的严重性和会诊的紧迫性，心内科接到电话的人员也未能及时询问患者的基本情况。就这样，时间悄然流逝了两个小时。患者突然大汗淋漓，面色苍白，情况危急。

急诊科医师见状，立即为患者复查心电图，结果显示可能存在心肌缺血。他当机立断，紧急联系心内科进行急会诊，并再次为患者行心电图检查，此时心电图已明确显示为心肌梗死。幸运的是，心内科医师也迅速赶到，经过一个多小时的紧张介入治疗，患者终于转危为安。

患者家属随后拨打了医院的投诉电话，以医师未尽到应有责任，导致病情被延误为由进行了投诉。

（二）处理结果

医院对此次事件高度重视，迅速介入处理。通过事实调查、专家评估论

证和医患双方的深入对话，医院认为医务人员在诊疗过程中确实存在沟通不畅的问题，这一疏忽导致了治疗的延误，给患者及家属带来了心理伤害。幸运的是，并未造成更为严重的后果。经过友好协商，院方决定承担张先生此次治疗费用的30%，以表达医院的诚意和担当。

（三）案例评析

1. 沟通机制存在缺陷 在本案例中，医务人员会诊沟通机制的不完善是病情延误的主要原因。急诊科主治医师与实习生之间的信息传递还存在不完整、不及时的问题。主治医师因工作繁忙，未能及时向实习生确认是否清楚患者的具体病情以及要求心内科会诊的目的。实习生在联系心内科会诊时，双方也未能就患者的情况进行充分确认，导致信息传递缺失。此外，急诊科医师可能因时间紧迫，未能向患者及家属清晰解释病情及会诊的目的，患者的知情权未得到充分尊重。

2. 医患沟通的重要性凸显 有效的医患沟通是构建和谐医患关系、保障医疗安全的关键环节。在本案中，如果急诊科医师能够向患者及家属清晰解释病情及会诊的目的，引起他们的充分重视，并及时反馈会诊的进展情况，那么此次事件或许可以避免。

（四）经验总结

1. 完善会诊沟通机制 医院应建立健全高效、畅通的会诊沟通机制，确保会诊申请能够准确、完整地传达给相关科室，并明确会诊的时限和责任人。同时，要加强会诊前的信息交流，特别是患者的详细信息，确保会诊专家能够全面掌握患者情况，做出准确的判断。

2. 强化患者知情权的保障 医务人员应充分尊重患者的知情权，及时、准确地告知患者及家属诊疗的进展情况、可能的风险以及后续的治疗安排。通过增强患者的信任感和配合度，提高治疗效果和患者满意度。

3. 加强医患沟通培训　将医患沟通纳入医护人员的日常培训内容，通过系统的培训提高医护人员的沟通技巧和同理心，促进医患之间的有效沟通和相互理解，减少因沟通不畅而引发的医疗纠纷。

4. 加强教学能力培训　提升带教老师的责任心和教学能力，做到"放手不放眼"。在保证医疗安全的前提下，通过临床实践提升实习生的临床能力和沟通技巧，为培养更多优秀的医疗人才奠定坚实的基础。

知识链接

患者在诊疗活动中受到损害，医疗机构或者其医务人员有过错的，由医疗机构承担赔偿责任。

——《中华人民共和国民法典》第一千二百一十八条

二、因会诊沟通有误导致患者利益受损案例

（一）案例介绍

李某，男性，52 岁，因持续低热伴随咳嗽、咳痰已达两周，前往某市 A 医院呼吸内科就诊。初诊时，主治医师王医师依据患者的临床症状及初步检查结果（血常规显示白细胞轻度升高，胸片提示肺部纹理增多），初步判定为"社区获得性肺炎"，并随即给予了常规抗生素治疗。

然而，经过 5 日的治疗，李某的症状并未见明显好转，反而新增了轻微的胸痛和呼吸困难。鉴于病情并未如预期那般改善，王医师决定启动院内多学科会诊（MDT）机制，以期进一步明确诊断并优化治疗方案。会诊特邀了心内科、胸外科、感染科及影像科等多位专家共同参与。

在提交会诊申请时，王医师疏忽了详细记录李某近期出现的轻微胸痛及呼吸困难等症状，而只是着重强调了初始诊断及治疗效果不佳的情况。此

外，由于系统故障，最新的检查报告仅能通过电话告知，系统中无法直接查看影像资料及报告，因此王医师也未能将这些检查结果写入会诊申请单中。

会诊安排在当天下午进行，留给各科室专家准备的时间相当有限。加之部分专家手头尚有其他紧急事务需要处理，因此未能充分阅读病历资料。基于这些不完整的信息，会诊小组未能准确识别出李某可能存在的胸膜炎或胸腔积液等并发症，沿用了原有的治疗思路，只是升级了抗生素，并未对治疗策略进行根本性的调整。

这一决策导致李某的病情进一步恶化，最终经过深入检查，被确诊为"结核性胸膜炎伴胸腔积液"。面对这一严峻情况，医生立即为李某进行了胸腔穿刺引流及抗结核治疗。经过引流及抗结核治疗的精心施治，李某的症状终于得到了明显的改善。

（二）处理结果

医疗纠纷人民调解委员会作为公正的第三方，积极参与了此次医疗纠纷的调解工作。经过深入调查与分析，委员会认为王医师及会诊团队在诊疗过程中存在疏忽，未能仔细审视患者病情变化，这是导致李某病情加重的主要原因。鉴于此，医院决定承担李某此次住院的部分医疗费用，并一次性赔偿李先生及家属误工费、精神损害抚慰金等，共计5000元。同时，医院还将为李某提供全程免费的抗结核治疗及必要的康复服务，直至其完全康复。

（三）案例评析

1. 信息传递的完整性至关重要　在会诊前，信息的全面、准确传递是确保诊疗质量的关键。本案中，王医师未能完整记录患者的新症状，这一疏忽成为误诊误治的首要原因。因此，医护人员应高度重视患者信息的准确性和完整性，确保每一次会诊都能基于充分的信息进行。

2. 沟通渠道的畅通性不容忽视　医院内部系统的稳定性直接影响着信息

的传递效率。本案中，系统故障导致部分关键信息未能及时送达，从而间接导致了沟通障碍。因此，医院应加强对信息系统的维护和升级，确保其稳定性和可靠性，以保障信息的顺畅传递。

3. 时间管理的合理性需得到重视　会诊时间的安排应充分考虑各科室专家的实际情况，确保他们有足够的时间阅读病历资料，提高会诊质量。此次会诊时间安排仓促，也是后续出现纠纷的原因之一。因此，医院应合理安排会诊时间，确保专家能够充分准备，提高会诊的准确性和有效性。

（四）经验总结

1. 加强会诊前的沟通与准备　医院应加强对医护人员的培训，提高他们的沟通能力和责任心。在会诊前，应确保患者资料的准确性，并将资料提前传递给会诊医师，使其在会诊前能够全面、细致地了解患者情况，为会诊做好充分准备。

2. 优化信息系统，提高信息传递效率　医院应加大对信息系统的投入和维护力度，确保其稳定性和可靠性。通过优化信息系统，避免因系统故障导致信息传递不畅或遗漏，提高医疗服务的效率和质量。

3. 合理安排会诊时间，确保专家充分准备　医院在安排会诊时，应充分考虑各科室专家的实际情况和工作负荷，确保他们有足够的时间阅读病历资料并准备会诊意见。同时，应建立紧急会诊机制，以应对突发情况，确保患者能够得到及时、有效的治疗。

4. 强化患者知情权，增强信任感　医院应加强对患者知情权的保障，确保患者在接受诊疗过程中能够充分了解自己的病情、治疗方案及可能的风险和并发症。在会诊等关键医疗活动中，应及时向患者及其家属通报会诊结果和后续治疗计划，增强他们的信任感和满意度，促进医患关系的和谐。

5. 建立反馈与改进机制，不断完善医疗服务　医院应建立完善的反馈与改进机制，鼓励患者及其家属对医疗服务提出意见和建议。对于患者投诉和纠纷，应及时进行调查和处理，总结经验教训，不断完善医疗服务流程和质量管理体系。通过持续改进和创新，提高医疗服务的整体水平和质量，为患者提供更加优质、高效的医疗服务。

知识链接

医务人员在诊疗活动中未尽到与当时的医疗水平相应的诊疗义务，造成患者损害的，医疗机构应当承担赔偿责任。

——《中华人民共和国民法典》第一千二百二十一条

三、多学科会诊高效沟通精准施治成功救治患者案例

（一）案例介绍

李某，男，65岁。近期出现胸闷、气短，症状渐重，遂赴医院就诊。主管张医师依其症状，结合长期高血压、糖尿病控制不佳之病史，初步诊断为疑似冠心病伴心力衰竭。张医师向患者及家属详释病情，并阐述下一步治疗计划。随即完善检查，联合多学科会诊，经专家讨论，与患者及家属共商最佳治疗方案。经治疗，患者病情好转出院。张医师嘱其出院后注意病情管理，定期门诊随访，有不适及时就医。李某及家属对治疗满意，特送锦旗以表谢意。

（二）案例评析

1. 初次接诊与初步评估 李先生进入心内科后，接诊医师张医师立即进行了详细的病史询问和体格检查。张医师用通俗易懂的语言，向李先生解释了其症状可能的原因，并强调了控制血压和血糖的重要性。同时，张医师也耐心倾听了李先生对于手术的恐惧、对药物不良反应的担忧等，逐一给予了

详细的解答和安抚。

2. 沟通亮点

（1）**语言通俗**　张医师避免使用过于专业的术语，确保患者能够充分理解。

（2）**情感支持**　通过倾听和安慰，张医师有效缓解了患者的焦虑情绪。

3. 会诊准备与沟通　鉴于李先生的病情较为复杂，张医师决定组织内分泌科、心血管外科及影像科进行多学科会诊。在会诊前，张医师特意安排了一次与李先生及家属的深入沟通，向他们介绍了会诊的必要性和流程，以及可能涉及的医疗团队和检查项目。

沟通细节：

（1）**明确目的**　张医师清晰地向李先生说明了会诊，是为了制定更精准的治疗方案。

（2）**预期管理**　张医师告知患者及家属会诊过程中可能遇到的各种情况，包括进一步的检查、治疗方案的选择等，让他们有所准备。

（3）**建立信任**　张医师强调医疗团队的专业性和经验，增强患者的信心，让他们相信医疗团队能够为他们提供最好的治疗。

4. 会诊过程与反馈　多学科会诊如期举行，各科室专家围绕李先生的病情进行了全面的讨论，并提出了多种治疗方案。会诊结束后，张医师再次找到李先生，用简洁明了的语言将会诊结果和治疗建议进行了详细的阐述。张医师还特别强调了不同治疗方案的优缺点，以及团队推荐的首选方案及其理由，让患者及家属参与治疗方案的决策过程。

沟通要点：

（1）**信息透明**　张医师确保患者充分了解会诊结果和治疗方案，让他们对治疗过程有清晰的认识。

（2）**尊重选择**　在介绍治疗方案时，张医师尊重患者的意愿和选择权，让他们根据自己的实际情况和意愿做出决定。

（3）**细致解答**　针对患者的每一个疑问，张医师都给予耐心细致的解答，消除他们的疑虑和担忧。

5.**后续沟通与跟进**　在确定治疗方案后，张医师还定期与李先生进行电话随访和门诊复查，了解治疗效果和患者的身体状况。同时，张医师也鼓励李先生积极反馈治疗过程中的任何不适或疑虑，以便及时调整治疗方案。

沟通成效：

（1）**持续关怀**　通过持续的沟通和跟进，张医师增强了患者的信任感和依从性，让他们更加配合治疗。

（2）**及时调整**　根据患者的反馈，张医师及时调整治疗方案，确保治疗效果达到最佳。

（三）经验总结

1.**沟通是前提**　在医疗过程中，沟通是建立医患信任、确保治疗顺利进行的前提。医师应主动与患者沟通，了解他们的需求和担忧，用通俗易懂的语言解释病情和治疗方案。同时，也要倾听患者的声音，尊重他们的意愿和选择权，让他们感受到被关注和尊重。

2.**信任是基础**　医患之间的信任是医疗行为得以顺利开展的基础。医师应通过自己的专业能力和真诚态度赢得患者的信任。在会诊前，张医师详细介绍会诊的必要性和流程，让患者感受到医疗团队的专业性和责任心。在沟通过程中，张医师耐心和细致地解答了患者的每一个疑问，消除了他们的疑虑和担忧，进一步增强了医患之间的信任。

3.**信息透明是关键**　在医疗过程中，信息透明是确保患者知情权和选择权的关键。在此次治疗过程中，张医师向患者及家属详细解释了每个可行治疗方案的优缺点、可能的风险和后果等，让他们对治疗方案有全面的了解。同时，张医师也充分尊重患者的选择权，让他们根据自己的实际情况和意愿做出决定。

4. 团队协作是力量   在复杂病例的诊疗过程中，团队协作是确保治疗效果的重要力量。此次诊疗中，张医师充分利用多学科会诊的优势，邀请相关科室的专家共同参与诊疗过程。在会诊前，他做好了充分的准备工作，确保会诊的顺利进行。在会诊过程中，他积极参与讨论和交流，共同制定最佳治疗方案。通过团队协作，充分发挥了各自的专业优势，提高了诊疗水平和治疗效果。

第五章

医学检查的医患沟通

医学检查，犹如西医学的"慧眼"，为医师提供了诊断疾病的客观凭据。医学检查并非孤立的技术操作，而是深深植根于医患关系的沃土之中。检查前的筹备、检查过程中的协作，以及检查后的解读，皆需医师与患者之间的有效沟通作为支撑。良好的沟通不仅能确保患者充分理解医学检查的必要性及潜在风险，还能增进患者的信任感，提升检查的依从性，为疾病的准确诊断奠定坚实基石。本章将先简要概述医学检查的基本概念与分类，随后深入探讨医学检查前后的沟通要点，并通过剖析多个真实案例，进一步探寻和实践更为有效的医患沟通策略。

第一节　医学检查概述及分类

一、医学检查概述

医学检查是医疗活动的重要组成部分，广泛贯穿医疗服务的各个环节和诊疗流程之中。依据检查方法的不同，医学检查可大致划分为两大类：第一类是借助医学仪器设备，对照健康标准，对人体特定指标进行检验、检测，并对检查结果进行对比、评估，以得出疾病结论的医疗行为；第二类是医师对患者直接进行的体格检查，如西医学的"视、触、叩、听"和中医学的"望、闻、问、切"均属此类。本节以第一类医学检查为基础，探讨医学检查中的医患沟通规范、技巧、注意事项及检查过程中患者的心理分析等，第二类医学检查的医患沟通亦可参考借鉴。

二、医学检查分类

医学检查项目繁多，各具特异性和目的性。根据检查目的的不同，医学检查可细分为六大类别：①明确诊断类，即医师根据患者病史、症状、体征等，结合临床经验，判断或推测患者存在某种疾病，为进一步明确诊断而开具的医学检查。例如，患者出现发热咳嗽，需进行血液检验以排查炎症感染；外伤肿胀畸形，需进行影像检查以排查骨折或脱位等。②了解疾病程度类，即疾病诊断已明确，但医师需进一步了解疾病的严重程度。例如，已知患者 X 线片显示骨折，需追加 CT 平扫以明确骨片碎裂情况、骨折移位情况等；已知患者某部位肿瘤占位，需进一步检查 PET-CT 以排查全身肿瘤转移情况等。③了解疾病进展类，即疾病经过治疗、观察等，需阶段性复查以了解其发展情况。例如，肿瘤经周期化疗后，需复查肿瘤指标等以评估化疗效果；肺炎经抗感染治疗后，需复查肺部 CT 以明确炎症消退情况等。④健康体检类，即健康人群为早期发现或排除疾病风险，定期进行医学检查。例如，个人定期胃肠检查、肺部 CT 检查等，一般旨在早期发现和排除肿瘤疾病；此外，单位职工体检、新员工入职前检查等也属于健康体检类。⑤科学研究类，如临床药物试验中，用药前后分别进行医学检查，以评价药物代谢、效能等；流行病学统计类医学普查，一般旨在研究疾病分布和发展情况等。⑥其他情形医学检查，临床中还常遇到因其他因素而进行的医学检查。例如，交通执法部门要求对机动车司机进行血液酒精含量检测等。

第二节　医学检查沟通中的常见问题及技巧

医学检查沟通的意义在于确保患者充分理解检查的目的、过程及可能结果，同时建立医患之间的信任与合作，从而提高检查的准确性和患者的满意度。本节将从医学检查沟通前后可能遇到的问题入手，详细分析沟通的内容、方法和技巧，并结合实际探讨如何在实际工作中有效应用。

一、医学检查沟通中的常见问题

医学检查不仅是诊断疾病、制定治疗方案的关键环节，更是医患之间信息传递、情感交流和信任建立的重要纽带。医学检查前的充分沟通，不仅是对患者知情权的尊重，更是规避医患矛盾、保护医患双方合法权益的重要基础，而医学检查后的及时沟通，则能让患者更好地理解自己的病情，明晓检查结果，从而做出明智的医疗决策，增强对治疗的信心与依从性。在沟通过程中，医师需注重语言的通俗易懂，情感的关怀与支持，以及信息的透明与准确，以确保医患沟通的顺畅与有效。

知识链接

医务人员在诊疗活动中应当向患者说明病情和医疗措施。需要实施手术、特殊检查、特殊治疗的，医务人员应当及时向患者具体说明医疗风险、替代医疗方案等情况，并取得其明确同意；不能或者不宜向患者说明的，应当向患者的近亲属说明，并取得其明确同意。医务人员未尽到前款义务，造成患者损害的，医疗机构应当承担赔偿责任。

——《中华人民共和国民法典》第一千二百一十九条

（一）医学检查前的沟通

医学检查，作为医务人员诊疗活动中的重要一环，其在进行之前，医师需与患者充分沟通并告知，取得患者同意后方可实施。医学检查前沟通的不到位，往往是引发医疗纠纷的常见缘由。检查前的充分沟通告知，既是对患者知情权的尊重，也是规避医患矛盾、保护医患双方合法权益的重要举措。

《中华人民共和国民法典》中所提及的"特殊检查"，可理解为那些具有创伤性、费用高昂、需使用特殊药剂或存在一定风险的医学检查，其要求与手术要求相同，需进行充分沟通并签订知情同意书。

在临床实践中，许多医学检查属于常规检查，并不属于"特殊检查"范畴，因此不用签订知情同意书，但口述的沟通并取得患者的知情同意却是必不可少的。值得注意的是，"特殊检查"的界定相对模糊，并无明确的项目清单，特别是对于非医疗专业人员来说更难以判断。这就要求医务人员必须沟通充分，让患者明白所开具的医学检查是必要的，而非《中华人民共和国民法典》中所提及的"不必要的检查"，从而有效避免或减少患者因理解误差而引发的纠纷。

医学检查前的沟通通常包括以下六个方面的内容。

1. 医学检查的原因与目的　在所有的医学检查前，医师均应明确告知患者本次检查的原因和目的，阐述清楚本次检查的目的，对患者病情的诊断有何帮助，以及检查结果对医师下一步制定诊疗方案有何指导意义等。当涉及有创、费用较大、风险较高等医学检查时，需要患者签订知情同意书。另外，若检查流程复杂或需要预约等特殊情况，还应提前告知患者本次检查所需的时间和精力投入。在医学检查沟通中，患者往往需要根据自身的经济情况、时间安排和心理承受能力等进行权衡考虑，或与家属进行沟通，因此应留给患者一定的思考时间。当患者决定接受本次检查后，其在主观意愿上已能够承受检查所带来的付出和心理准备，从而极大程度地避免患者误解，从源头上规避因医学检查而引发的患者不满情绪和医患矛盾。

2. 医学检查的替代方案　在医学检查前，向患者讲解替代方案也是重要的沟通内容之一。医师往往因工作忙碌，凭经验直接开出检查项目，这种"替患者做决定"的方式存在一定的医患矛盾隐患。《中华人民共和国医师法》规定："医务人员在诊疗活动中应当向患者说明病情和医疗措施。需要实施手术、特殊检查、特殊治疗的，医务人员应当及时向患者具体说明医疗风险、替代医疗方案等情况，并取得其明确同意；不能或者不宜向患者说明的，应当向患者的近亲属说明，并取得其明确同意。"因此，医师在开具医学检查时，应同时提供检查替代方案供患者选择。提供的方案需要医师根据疾病类型、严重程度、检查费用、便捷情况以及患者承受能力等，结合临床经验综合整理出适合患者的检查方式，并使用通俗易懂的语言向患者说明几种方案的优缺点。当患者因缺乏医学知识而犹豫不决时，医师有义务进一步讲解，甚至必要时可以利用医学专业知识为患者推荐最佳检查方案。一般来说，医学检查替代方案并没有具体的数量要求，可根据具体项目给出 2 ～ 3 种最符合患者病情的方案即可，过多的方案容易造成患者理解混乱和选择困难。需要注意的是，"不做任何检查"也是患者的选择之一，适用于病情稳定、允许暂时观察或短期内再复查的患者。如果存在医疗风险，医师有责任为患者生命安全考虑，将风险充分告知并建议患者进行检查；患者坚持拒绝检查的，医师应将相关内容记录在医疗文书中，并要求患者签字确认。

3. 医学检查的过程　在医学检查前，应告知患者检查的过程，包括检查步骤、检查时患者的感受、持续时间等。医务人员对医学检查过程已习以为常，但对于患者来说却是陌生领域，因此告知患者检查过程是必要的。检查过程的提前告知可有效缓解患者的焦虑和恐惧心理，同时避免检查过程中出现偏差，有利于检查的顺利完成和改善患者就医体验。例如，临床常见的核磁共振检查会发出嗡鸣声，患者在未知情的情况下极易造成内心紧张和恐惧；但如果检查前医师已告知嗡鸣声的存在，患者便会知道这是正常现象，从而较轻松地完成检查。普通胃镜检查过程中可能出现干呕现象，往往会使患者质疑医师水平或怀疑自己病情是否严重等而产生"胡思乱想"；但如果医师已提前告知"干呕"现象的存在，则可避免患者的误解。另外，当遇到特殊患者时，应采用特殊方式进行沟通。例如，为儿童进行医学检查时，往往会遇到因为儿童哭闹抗拒检查的情况；医师应采用儿童能够理解的语言告知检查过程，消除患儿的恐惧心理，鼓励和引导其完成检查。如患儿需要影像类检查时，可告知患儿"拍片子就像用手机拍个照片"；需要抽血检验检查时，可告知患儿"抽血就像被小蚂蚁咬了一下"；用儿童听得懂的语言描述检查过程，往往能让儿童平静地接受检查。

4. 医学检查的风险　医学是一门充满风险的科学，医学检查同样伴随风险。医学检查项目繁多、疾病多样化，因检查技术差异和患者个体耐受程度不同等多重因素影响，医学检查风险时刻伴随临床工作。我们在临床中时常说到检查风险的"高"或"低"，一般是基于检查发生意外的概率及风险损害程度等进行概括划分。通常情况下，发生意外情况概率较大或一旦发生意外对患者损害较大的医学检查被归纳为高风险检查，在检查前均需进行充分沟通告知。例如，医学造影剂类的检查前应告知造影剂过敏的风险；腰椎穿刺检查前应告知脑疝、脊髓血肿等风险；胃肠镜检查前应告知穿孔和出血等风险。在当前医疗背景下，医学检查风险的告知尤为重要。通常情况下，需要签订检查同意书后方可进行检查。需要注意的是，医学检查风险的告知不能依赖模板化的同意书；检查者对检查风险的充分告知，尊重患者的知情权和选择权，是医务人员应当履行的职责。

5. 医学检查的费用与自费比例　除了常规的沟通内容，如检查目的、方法、潜在风险等，还应增加关于检查费用和自费比例的说明，以便患者做出明智的决定。应向患者及其家属详细解释检查的总费用，包括设备使用费、人工费、材料费等，并根据患者的参保类型和检查项目，明确说明自费比例。例如，对于某些特殊检查，如 CT、MRI 等，个人可能需要自付一定比例的费用。同时，还应告知患者费用相关的支付渠道和流程，便于患者进行后续检查。

6. 检查前患者的注意事项　在临床中，许多医学检查前需要告知患者相关注意事项，患者的"充分准备"更有利于检查过程的顺利完成。检查前注意事项一般由医师或检查操作人员向患者告知，应尽可能告知得详细充分，避免笼统而造成患者理解片面。例如，泌尿系统彩超检查一般需要患者膀胱充盈，如果医师仅仅告知"憋尿"，患者可能无法掌握憋尿的时间长短而造成麻烦；但如果医师告知检查前 1 ～ 2 小时多喝水，患者便可轻松掌握检查前的准备事项。核磁共振检查不能携带金属物品进入，如果医师仅仅告知"不要戴金属"，患者往往因概念模糊而出现疏漏；但如果医师告知"核磁共振有大磁场，不能带金属物品，从头找到脚仔细找一遍"，同时罗列出一些常见的具体物品，如"轮椅、金属拐杖、金属纽扣、钥匙、眼镜、手表、首饰、牙套等这一类的都不能带进去"，患者便可以此类推出更多相似的金属物品，查找得更加慎重和仔细。

（二）医学检查后的沟通

医学检查结果，作为患者疾病和症状解释的基石，不仅是后续医疗措施的指南针，也是患者了解自身病情及注意事项的权威说明。因此，医学检查后的沟通告知，对患者而言，其重要性不言而喻。它不仅是患者知情权的体现，更是避免医患矛盾的关键环节。医务人员肩负着向患者做好医学检查后的沟通工作的责任与义务。

医学检查后的沟通，通常包括以下四种情形：

1. 检查报告的沟通讲解　检查结果的讲解，是检查后医患沟通的最常见场景。患者往往对检查报告的结论寄予厚望，但由于医学专业的特殊性，患者往往难以自行解读检查报告中的数字符号和文字含义。此时，医师的深入浅出讲解便显得尤为重要。

在向患者沟通讲解医学检查报告时，医师应掌握以下三个沟通技巧：一是使用通俗易懂的语言。医学术语的堆砌往往会让患者感到困惑。医师应采用结论性、诊断性的语言方式，使患者能够轻松理解。例如，将"血常规白细胞升高"转化为"白细胞高了，可能身体有感染"，这样患者就能一听即明。二是疾病结论与检查报告相结合。在告知患者疾病结论的同时，医师应以检查报告为依据，指出报告中特异性指标数值如何支持这一结论。这样不仅能体现医师的专业性和严谨性，还能增强沟通讲解的说服力，提高患者的信任度。三是复查类检查结果的对比性讲解。对于复查结果，医师应通过前后对比讲解，使患者更容易理解自身疾病的转归。例如，在骨折治疗后定期复查 X 线片时，医师可以指出前后 X 线片中骨折线的位置变化，以及骨痂的生长情况，从而使患者清楚了解自己的骨折愈合情况。

2. 检查结果无异常的沟通　在临床实践中，常常会遇到医学检查结果无异常的情况。此时，医师往往会因为"无异常"而忽略对检查结果的沟通。然而，事实上，如果医师不进行恰当沟通，很容易使患者产生"实施了不必要检查"的质疑，甚至给医师扣上"乱开检查"的帽子。

为了避免这种情况的发生，医师应该让患者明白，检查结果无异常并不等同于"白做了"。医师应告知患者，通过这次检查，自己得出了什么样的医学结论，排除了哪些疾病。如果使用祝贺、庆幸类的口吻进行沟通，往往更能使患者理解，并带动患者的乐观情绪。例如，医师可以对患者说："这个检查没问题就太好了，这样我们就放心了。"这样，患者就会正确认识医师开具的医学检查是有医学针对性的，是替患者着想的。同时，患者也会感到轻松和欣喜，从而有效避免可能出现的质疑和不满情况。

3. 追加检查的沟通　在临床实践中，有时会遇到一项检查完成后，需要进一步追加检查的情况。如果检查前医师并未充分沟通告知，患者因需要再次经历奔波和排队等检查过程，往往会产生"为什么不能一次性完成所有检查"的疑问和不满心理。

此时，医师需要及时与患者进行沟通，避免误解升级。医师可以围绕以下三个方面进行沟通解释：一是告知患者前面检查的收获，以及检查结果中发现了什么，给医师的诊疗起到了哪些提示作用，但现在还欠缺什么。二是解释前面检查没有"一步到位"的原因，疾病的诊断有时需要逐步排除和验证，正因为第一次检查的发现，才需要下一步的检查。同时，节约检查费用也是医师考虑的内容之一。三是告知患者进一步检查的项目和目的，说明医师还需要了解哪些检查指标，对患者下一步的诊断或治疗有什么帮助等。

通过充分的沟通解释，患者能够清楚追加检查的客观原因和作用，从而配合医师顺利完成追加检查。

4. 检查结果交接的沟通　首诊医师开具的医学检查，因客观原因不能始终完成患者整个诊疗过程时，就需要做好患者检查结果的交接工作。这常见于以下三种情形：

（1）门急诊医学检查尚未出检查结果，但医师已到下班时间。此时，无论是医师还是患者都处于为难的境地。如果医师放任离去，患者取得检查报告后将会"求助无门"。焦急的心理容易逼着患者去投诉以寻求解决，这也是各地医院发生医疗投诉比例较高的内容之一。为了避免这种情况的发生，医师应提前做好交接工作，确保患者能够顺利获取检查结果，并得到相应的解读和指导。

知识链接

医疗机构对就诊结果的解释："门、急诊患者诊断不明确，应告知患者或其法定代理人后续诊疗方案，做好书面记录，包括开具的检查、检验未完成的情况；预计当日工作时间内可完成并取得检查、检验结果的，应由该医师完成结果评估或书面记录告知患者如何完成结果评估。"

——《医疗质量安全核心制度要点释义（第二版）》

在医疗实践中，医学检查的结果对于患者的诊断和治疗至关重要。然而，当医学检查未出结果而医师即将下班时，如何确保诊疗过程的连续性，避免医疗风险，便成为医患沟通中的一个重要环节。

若医学检查尚未出结果，而医师放任离开，导致诊疗过程中断，这将被视为违反了"首诊负责制"。即便医师已经"告知患者或其法定代理人后续诊疗方案"，以及"告知患者如何完成结果评估"，但由于患方非医学专业，可能无法全面掌握后续诊疗方案，也不具备对检查结果的评估能力，因此存在较大医疗风险隐患。此时，医师应与患者进行沟通，选择一种双方都能接受的妥善处理方式。

例如，如果门急诊医师下班后仍留在医院内，可以告知患者检查结果出来后如何找到自己；如果医师下班后将离开医院，经与患者沟通并取得同意后，可以将患者交接给下一位值班医师，同时应将患者的基础病情和医学检查等情况一并交接；如果患者所患为慢性疾病，经与患者沟通并取得同意后，医师可以将自己最近的值班时间、地点告知患者，以便其再来复诊。总之，在患者检查结果未出的情况下，即使医师已到下班时间，但仍需对患者的检查后续处理负责，务必在征得患者同意的情况下选择恰当的交接处理方式后方可离开。

（2）当医学检查结论不属于本专科，需要会诊或转诊时，医师需严格执行《会诊制度》。医师应提前向患者解读检查结果，并说明为明确诊断需进行会诊或转科治疗，征得患者同意后实施。通常情况下，患者能够理解并配合转科安排，确保治疗顺利推进。患者转科时，医师需同步将相关检查结果移交至接收科室，保障诊疗信息无缝衔接。

（3）若医学检查显示需要转院，即评估病情超出本医疗机构诊疗科目范围，或限于专业技术、设备设施等条件，本医疗机构无法提供诊治时，在评估患者无生命危险的前提下，医师有责任协助患者转至有诊治能力的医院。此种情形同样属于"首诊负责制"的范畴。《医疗质量安全核心制度要点释义（第二版）》中对"非本医疗机构诊疗科目范围内疾病，无法提供诊治，如何做到首诊负责"释义："必须先评估患者病情状况，判断其是否存在急危重症情况。如果患者病情平稳，应给患者提供适当的就医建议，履行告知义务并书写转诊医疗记录。"因此，当患者检查结果显示需要转院时，医师应为患者提供转院建议，而非直接让患者自行离开。

值得注意的是，当患者暂无生命危险但需紧急治疗时，医师应积极协助患者完成转院手续。为了争取患者救治时间，医师应提前与对方医院取得联系，将患者病情及医学检查结果一并交接，以便对方医院提前做好患者救治准备工作。若因医学检查结果未及时交接而导致患者救治延误，医师可能会被判定负有责任。

（三）医学检查中的危急值报告

危急值，是指在临床检验中，某些检验结果严重偏离正常参考范围，提示患者可能处于生命危险状态，需要立即采取医疗措施的检验结果。危急值的报告对于患者的及时诊断和治疗至关重要，它能够帮助医师迅速识别和处理紧急情况，有效避免患者病情恶化。

在开具检查前，医师应充分了解患者的病史、病情、过敏史等关键信息，这有助于医师判断检查过程中可能出现的危急值情况。如果医师预计某些检查项目可能出现危急值，应提前告知患者和家属，并做好相应的准备和应急措施。

当检查结果出现危急值时，医技科室需立即通知临床科室，并详细记录危急值的相关信息。临床科室在接收到危急值报告后，应立即通知相关医师，并采取相应的干预措施或治疗方案。在确认危急值无误后，医师需尽快与患者和家属进行沟通，用通俗易懂的语言告知他们检查结果和可能的病情，解释危急值的意义和可能的影响，以及接下来需要采取的治疗措施。

同时，根据危急值的结果，医师将制定相应的治疗方案，并与患者和家属进行详细的沟通。在治疗过程中，医师还需根据需要进行随访和调整治疗方案，以确保患者得到最佳的治疗效果。

临床危急值的运用能够及时帮助医护人员发现患者的严重病情变化，确保患者得到迅速有效的治疗。它不仅有助于提高医疗质量和患者安全，减少医疗差错，还能提升医院的应急反应能力。危急值的及时通报可以缩短诊断时间，加快治疗进程，从而提高患者的生存率和预后质量。此外，危急值的记录和分析还可以作为医疗质量改进和临床研究的重要数据来源，为医疗事业的持续进步提供有力支持。

二、医学检查的沟通技巧

医师执业的道德基石，在于不断追求医术的精湛、秉持仁爱之心、对患者尽职尽责。同时，运用恰当的医患沟通技巧，更能提升患者的就医体验。医学检查作为临床诊疗工作的重要环节，其前后的沟通是医患沟通不可或缺的一部分。医师若具备良好的沟通能力和技巧，更易赢得患者的认可与信任，也能有效规避医患矛盾的发生。

（一）理解、尊重与恒常安慰

医师职业的崇高，体现在仁心仁术、救死扶伤和勇于奉献上。《大医精诚》对医者有两点训诫：一是精，要求医者医术精湛，认为医道是"至精至微之事"，习医之人必须"博极医源，精勤不倦"；二是诚，要求医者品德高尚，以"见彼苦恼，若己有之"的感同身受之心，先发"大慈恻隐之心"。美国特鲁多医师的名言"有时去治愈，常常去帮助，总是去安慰"，亦体现了这一精神。医学先哲的思想世代传承，深刻影响着各个时代的医学者，他们始终强调对患者的理解、帮助和安慰在医疗过程中的重要性。

患者承受疾病痛苦的同时，往往伴随着不同程度的焦虑、担忧和无助。医师作为被寄予期望的对象，在与患者沟通时，应保持充分的宽容、尊重和同情心。耐心倾听、换位理解和温和安慰，能够极大缓解患者的身心痛苦，也同样能够赢得患者的信任和尊重。因此，在医患沟通过程中，医师应保持仁爱之心，充分尊重和关心安慰患者。

（二）协同、共鸣

在医学检查沟通中，与患者产生共鸣是一项重要的沟通技巧。医师需要让患者明白，在疾病面前，医师和患者是并肩作战的战友，共同的目标是战胜疾病。这不仅需要医师利用医学知识去努力寻找疾病的根源和解决办法，也需要患者的积极配合。

在医患沟通过程中，医师可以使用恰当的用词表达与患者"并肩作战"的态度。例如，可以将"你"改为"我们"，如"为了找出这个疾病的原因，我们需要一起做一下检查""为了弄清楚这个疾病的原因，你不要怕麻烦，我也不怕麻烦，我们一起想办法"等。使用产生共鸣的语言容易拉近医患之间的距离，让患者意识到医师与自己是统一立场，是在帮助自己。此时，如果开具医学检查或其他医疗行为，患者更容易理解和接受。

（三）礼貌、谦逊与专业自信

保持礼貌和谦逊有助于建立良好的人际关系。同理，一个谦逊的医师往往更容易得到患者的尊重和喜爱。相反，傲慢自大、高高在上的医师容易造成患者的抵触和不满情绪。重症医学泰斗管向东先生的座右铭"凡为医者，性存温雅，志必谦恭，动顺礼节，举乃和柔，无自妄尊，不可矫饰"，正是对医师应保持温和儒雅、谦虚礼让、不要妄自尊大、虚势骄横的生动诠释。

在医学检查沟通过程中，医师应保持礼貌和谦逊，这样更容易拉近医患之间的距离，获得患者的好感。即使工作过程中出现瑕疵，也往往能够得到患者的宽容和理解，从而避免医患矛盾的出现。当然，谈话态度的谦逊并不等同于对不合理的迁就。在医学领域，医师应始终保持专业的自信。特别是涉及疾病诊治方案选择时，如果患者提出不符合医疗规范的诉求，医师应坚持医学原则，利用医学知识为患者讲解并提出正确的诊疗建议。

（四）沉稳、严谨与留有余地

医学是一门严谨的学科。伴随当代科学技术的发展，医学取得了巨大进步，但医学理论和实践在生命奥秘面前还远远不够。正如有人所说，当代医学就像是一个竹篮，医学不断追求的严谨使竹篮更加密织，但回顾过程仍发现存在漏水之处。

正因为医学的有限性和不确定性，在医学检查沟通中，医师要保持稳重严谨的专业态度。应避免夸夸其谈和信口开河，没有绝对的把握下，不可把话说满。特别是年轻医师，在临床经验有限的情况下，容易凭直觉或部分依据便草率做出医学判断，从而造成对患者的误导甚至纠纷的发生。

正如经验丰富的医学前辈们所说："当医师越久，胆子就越小。"正是因为临床工作伴随着不确定因素，经历过突发事件和意外情况，经验丰富的医师愈发小心谨慎。在医患沟通中，他们说话也会更加严谨慎重、留有余地。所以极少听到他们说出"肯定是""绝对是"等字样，一般会说"从检查结果看很可能是""根据经验分析可能性很大"等。特别是面对肿瘤、未婚怀孕等较特殊敏感的问题时，不到最后一步检查确诊，不可妄下结论。

（五）保护患者隐私

在医疗服务过程中，医师更容易获取患者的个人信息。医师有责任对患者的隐私和信息保密。近年来，国家和地方陆续出台相关法律法规，保护患者的隐私信息。医疗行业也开始注重患者隐私保护，例如，病历调阅和复印管理制度、一人一诊室管理、禁止公共场合谈论病情等，均是加强患者隐私保护的措施。

在医学检查沟通环节，也同样需要注意患者隐私的保护。无论是主管医师还是检查医师，均应对患者的检查结果加以保护。特别是诸如艾滋病、未婚怀孕、肿瘤等涉及社会影响、家庭关系或患者心理负担的医学检查信息，更应慎重处理。通常情况下，医疗机构均有严格的保护患者隐私的相关管理制度。但不经意的"口误"导致患者信息泄露，甚至引发医疗纠纷的情况时有发生。因此，医务人员应始终保持保护患者隐私的意识，规范、专业和严谨地进行医学检查过程的沟通。

知识链接

医疗机构及其医务人员应当对患者的隐私和个人信息保密。泄露患者的隐私和个人信息，或者未经患者同意公开其病历资料的，应当承担侵权责任。

——《中华人民共和国民法典》第一千二百二十六条

第三节　医学检查及沟通告知实例

一、未进行必要检查导致损害患者利益的案例

（一）案例介绍

患者，男，16岁，因酒后驾车摔伤，致头晕1小时，呕吐1次，于2月12日5时左右前往某医院就诊。查体时，患者呈醉酒状态，极不配合检查。头颅五官无畸形，双瞳孔直径为2.5mm，等圆等大，对光反射灵敏。口腔内散发大量酒精气味，耳鼻无活动性出血。双手背见小片状擦痕，伴有血染，活动自如；右小腿中段亦见小片状皮肤擦伤，血染明显。

初步诊断：①急性酒精中毒。②双手、右小腿皮肤擦伤。随后，患者被收入急诊观察室，给予输注纳洛酮、甲氧氯普胺、奥美拉唑等药物治疗，未行其他进一步检查。

当日 8 时 40 分，患者病情骤变，意识丧失，双瞳孔散大，颈动脉搏动消失，呼吸停止，四肢冰凉。医护人员立即给予吸氧，并行胸外按压抢救，但遗憾的是，8 时 50 分，患者被宣布死亡。

患者死亡后，经尸检提示，其死因为肝、脾破裂导致的失血性休克。

（二）案例评析

1. 医方在沟通告知方面存在不足，未能详细询问并记录患者的病史，导致在诊断过程中未充分考虑腹腔内脏损伤的可能性，从而延误了最佳的抢救时机。

2. 在留观期间，患者曾诉腹痛，但医方未进行认真、细致的体格检查，尤其是忽略了腹部的检查。同时，也未安排诸如腹部 B 超、胸腹部平片、CT 以及血尿常规等必要的检查项目（医方声称患者家属拒绝了检查，但在留观记录中并未见相关描述，也未有患者家属拒绝检查的签字确认）。

（三）经验总结

病史资料对于准确判断病情、做出准确诊断具有至关重要的意义。在本案例中，患者因醉酒入院，无法提供完整、准确的病史，这无疑给医患沟通带来了一定的困难。然而，经治医师在此情况下却显得麻痹大意，对病情的观察不够仔细，重视程度不足。

医方在建议患者进行相关检查时，若患方拒绝，这一情况应被详细记录于病历资料中，并由患方签字确认。否则，在后续的法律纠纷中，医方将难以举证证明自己已尽到了沟通告知的义务，从而可能被视为沟通告知不到位。

《中华人民共和国民法典》第一千二百一十九条明确规定："医务人员在诊疗活动中应当向患者说明病情和医疗措施。需要实施手术、特殊检查、特殊治疗的，医务人员应当及时向患者说明医疗风险、替代医疗方案等情况，并取得明确同意。"若医务人员未尽到前款义务，造成患者损害，医疗机构应承担相应的赔偿责任。

医疗机构负有告知说明义务和注意义务。在实施诊疗行为之前，医疗机构应将患者的病情、医疗措施、医疗风险、替代医疗方案等如实告知患者。若未履行这一义务，医疗机构将承担相应的法律责任。

在本案中，必要的医学检查告知也是医务人员的职责所在。若患者拒绝检查，医务人员应通过医患沟通记录、录音、录像等多种信息化手段，对告知的过程及内容进行固定。这既是医务人员履行告知义务的具体表现，也能引起患方的高度重视，从而达到维护医患双方合法权益的双重目的。

二、未及时进行静脉血栓栓塞症相关检查导致肺栓塞死亡案例

（一）案例介绍

患者，女性，1954 年 10 月出生。因"高处坠落致头痛、双髋关节疼痛，多处皮肤裂伤出血 2 小时"于 7 月 22 日下午入院。既往有高血压、糖尿病病史。急诊 X 线片检查显示：骨盆粉碎性骨折，右髋关节中心性脱位。初步诊断为：右髋臼粉碎性骨折、右髋关节脱位、头部外伤、全身多处软组织挫裂伤、高血压、糖尿病。

入院后，患者在局部麻醉下行右股骨髁上牵引术，术毕转入 ICU 治疗，给予吸氧、心电监护、血氧饱和度监测，以及补液、抗炎、止血等对症治疗。7 月 22 日 D-二聚体检测结果大于 10000ng/mL（参考值小于 1500ng/mL），提示存在高凝状态。

7月24日，患者病情稳定后转回骨科继续治疗。7月30日，患者在全麻下行骨盆骨折切开复位钢板内固定术，手术顺利。术后给予补液、抗炎、输血、止血、控制血糖及促进骨生长等治疗。

8月7日0时3分，患者突发胸闷、气急，面色苍白，全身冷汗，血压降至90/60mmHg，血氧饱和度（SPO_2）75%，考虑急性肺栓塞可能。立即行血常规、电解质、血气分析、凝血系列等检查，并紧急转入ICU监护治疗。此时，患者诊断：肺栓塞？急性心肌梗死？呼吸衰竭，同时合并原有疾病。

入科后，立即给予气管插管机械通气呼吸支持，行尿激酶溶栓治疗及对症治疗。1时15分，D-二聚体检测结果仍大于10000ng/mL。患者心率逐渐减慢，出现心律失常，立即给予胸外心脏按压、安装临时心脏起搏器，并静脉输注血管活性药物以维持生命体征。但患者病情持续恶化，抢救无效，于8月7日2时58分宣告死亡。

死亡诊断：急性心肌梗死、肺栓塞（经病理证实）。省病理、尸体解剖中心检验报告：肺动脉主干及左肺栓塞；双侧胸腔积血伴双下肺萎缩；双侧肺膜下、右肾周围软组织、心包外上软组织、结肠壁及肠系膜等处多灶性出血；肝脾淤血。

（二）案例评析

1. 该患者既往有"高血压、糖尿病"等基础疾病，是静脉血栓栓塞症（VTE）的高危人群。医院在接诊时，应全面评估其围手术期静脉血栓栓塞症的风险，并向患者及其家属详细讲解静脉血栓栓塞症的危害，制定合理的预防措施，确保患者手术安全。

2. 患者外伤后多发骨折，入院时D-二聚体检测结果大于10000ng/mL，提示静脉血栓栓塞症风险极高。医方需及时告知患者这一危急情况，并完善双下肢静脉B超等相关检查。针对可能出现的并发症，医方应在术前、术后均采取有效的预防措施，确保患者顺利康复。

3.8月7日0时3分，患者突发胸闷、气急，医方迅速判断为急性肺栓塞可能。在此紧急情况下，医方应尽早给予溶栓治疗，以改善患者预后，降低死亡率。

（三）经验总结

急性肺栓塞症是骨科髋部手术后常见的并发症，死亡率高，需引起高度重视。在诊疗过程中，医方应与患者及其家属充分沟通，告知病情、治疗方案及风险。对于深静脉血栓形成及肺动脉栓塞高危患者，应定期评估病情及抗凝效果，严格执行静脉血栓栓塞症预防指南。同时，定期复查下肢血管彩超，及时发现并处理下肢深静脉血栓形成。医方还应构建完善的院内静脉血栓栓塞症防治体系，提高医护人员对静脉血栓栓塞症的认识和防治能力，尽可能避免致死性肺栓塞的发生。

三、水中毒患者未及时行血生化检查导致死亡案例

（一）案例介绍

患者，女性，44岁，因"反复右上腹疼痛1年余"于1月25日入住某医院。入院后，经过一系列相关检查，确诊为右侧输尿管上段结石伴右肾重度积液。1月29日，患者接受了经输尿管镜检查、右侧经皮肾穿刺肾镜下超声碎石置管术及右肾造瘘术。

术后，在麻醉复苏过程中，患者神志逐渐转为深昏迷状态，血压急剧下降，呼吸变得缓慢。医护人员迅速给予呼吸机辅助通气，并静脉注射多巴胺注射液以提升血压，同时紧急邀请心内科及重症医学科医师前来会诊，共同参与抢救工作。血生化检查结果显示，钾离子浓度为3.00mmol/L，钠离子浓度为114.9mmol/L，氯离子浓度为87.7mmol/L，提示患者存在严重的电解质紊乱。

当日 16 时 50 分，患者被转入重症医学科进行进一步治疗。头颅 CT 检查结果显示，患者出现弥漫性脑水肿。当晚，医院又邀请了外院重症医学科及神经内科医师进行会诊。经过专家们的共同讨论，初步诊断：①低渗性昏迷。②重度电解质紊乱，包括低钾血症、低钠血症、低氯血症等。

尽管医护人员全力以赴，采取了多种治疗措施，但患者病情持续恶化，最终于 2 月 17 日 16 时 7 分宣告临床死亡。死亡原因考虑为急性水中毒并发低渗性昏迷。此病例的教训深刻，提醒医护人员在医疗过程中要时刻警惕患者病情变化，及时采取有效救治措施。

（二）案例评析

1. "经皮肾穿刺肾镜下超声碎石置管术"发生水中毒的风险较高，且随着手术时间的延长，此风险亦随之增加。术前，医方在沟通告知方面存在不足，对手术并发症的重视程度也有待提升。该手术耗时长达 3 小时，其间使用低渗液进行灌注，这极易诱发水中毒。然而，在手术过程中，并未采取暂停手术或抽血监测等必要措施。

2. 手术结束后，患者虽已停用麻醉药，并接受了肌松拮抗药和麻醉催醒药物的治疗，但 60 分钟后仍未苏醒。此时，医方未能迅速查明原因，并及时进行相关血液生化检查，也未及时向家属告知可能的风险。患者于 13 时 10 分手术结束，至 2 时 35 分血压已降至 69/40mmHg。医方直至 2 时 53 分才抽血送检，检验室于 3 时 26 分收到血液标本（耗时长达 33 分钟），最终报告时间为 3 时 55 分。这意味着，术后已过去 2 小时 45 分钟，方才确诊患者为水中毒。此等延误，无疑错失了宝贵的抢救时机，导致患者出现了严重的脑水肿并陷入昏迷。

（三）经验总结

经皮肾穿刺肾镜下超声碎石置管术（PCNL），作为治疗复杂上尿路结石的一种有效手段，其在临床应用中的范围日益扩大。然而，该手术过程中所使用的持续冲洗液，若被过量吸收，将可能导致低钠血症，即水中毒，这是一种极为严重的并发症。因此，临床医师必须对此给予高度重视。术前，应与患方进行充分沟通，详细告知相关风险，并采取切实有效的预防措施。术中，除了要严格控制冲洗液的总量及压力，还应密切监测患者的生命体征，一旦发现异常情况，应立即处理。术后，若患者出现意识改变，应及时考虑到水中毒的可能性，并立即进行血生化、血气等相关检查，以明确诊断，并迅速采取救治措施。

四、医学影像检查的局限性导致桡骨小头半脱位漏诊及畸形案例

（一）案例介绍

患儿，男，8 岁，于 2018 年 7 月 1 日因右肘部摔伤前往县中心医院就诊。经检查，医方诊断为右侧尺骨干骨折，随即进行手法复位并给予石膏固定。当日复查片显示复位效果良好。经过一个半月余的固定治疗，患儿于 2020 年 10 月 19 日再次前往该院就诊，摄片显示骨折已愈合良好，遂予以拆除石膏。然而，2021 年 2 月 7 日，家属发现患儿右肘部关节出现包块，患儿以"右前臂外伤 30 个月"为主诉入住外院，经诊断确诊为右侧陈旧性孟氏骨折。随后，患儿接受了尺骨截骨成角延长及桡骨头切开复位术。

（二）案例评析

1. 2018 年 7 月 1 日，患者首次前往医院就诊。首次检查未能检测出桡骨小头半脱位，即便在骨折复位并进行固定后的复查中，这一脱位情况依然未被察觉，存在明显的漏诊。医方在治疗后，未在门诊病历中明确告知患者需要定期复查，随诊过程中的沟通也显得不够充分，存在沟通告知不足的

缺陷。

2.2020 年 11 月 19 日，医方在拆除患者的外固定石膏后，再次进行相关检查，然而右侧桡骨小头半脱位的情况依然未被发现，医方再次出现了漏诊。医方误认为患者的骨折已经愈合，未向患者告知需要再次复诊复查，导致孟氏骨折的治疗被延误，患者最终不得不接受手术治疗。

（三）经验总结

医学影像诊断中的漏诊问题，是医务人员必须高度重视并尽力避免的。它不仅直接关系到患者的生命安全与健康，也对医疗质量的提升和医患关系的和谐构成威胁。

医方应充分告知患者医学影像检查的局限性，并嘱咐患者按照医嘱定期复查，以排查可能的漏诊情况。同时，医方应建立完善的漏诊案例分析制度，定期组织医务人员对漏诊案例进行回顾和分析，总结经验教训，采取措施加以改进。

此外，医师还应不断提高自身的影像识别能力和解剖知识水平，建立规范的影像观察流程，确保全面、准确地审视影像资料，避免漏诊或误诊的发生。

五、未按照胸痛诊疗规范进行检查漏诊案例

（一）案例介绍

某患者，男性，43 岁，为本院职工家属。某日上午 10 时，他在妻子陪同下，未挂号直接进入妻子所在医院的急诊科就诊，主诉"阵发性左锁骨下刺痛 6 小时"。患者既往有高血压病史。接诊医师立即给予心电图检查，结果未见明显异常。测血压为 170/110mmHg，医师口头建议患者进一步行胸片等检查。但患方自诉已无特殊不适，自行离院。离院时，医师嘱咐患者如有

不适及时就诊。据患方提供的资料，接诊医师在阅读心电图后告知患者心电图无明显异常，考虑可能为肋间神经痛。测得血压为 170/110mmHg 后，医师认为问题不大，便口头告知患者"自行观察，如有不适再来就诊"。然而，患者回家后，于当天上午 11 时 40 分左右自觉不适、嗜睡，便自行躺于沙发上休息。至 12 时左右，患者女儿发现患者呼之不应、口唇青紫，立即拨打 120 急救电话（据 120 记录，接到求救电话时间为 12 时 9 分），并同时联系了医院当日接诊医师。12 时 10 分左右，医师到达患者家中，查体发现患者已无生命体征，立即进行心肺复苏。12 时 15 分，急救医务人员到达患者家中，查体发现情况与医师一致，现场描记心电图呈等电位直线。虽继续心肺复苏，但遗憾的是，于 13 时左右抢救无效，宣布临床死亡。死亡诊断为"心跳呼吸骤停"。该患者死亡后进行了医疗事故鉴定，鉴定意见认为：医生在诊疗过程中未按胸痛诊疗流程进行规范诊治，医疗行为存在过失，构成一级甲等医疗事故，医方承担次要责任。

（二）案例评析

患者因"阵发性左锁骨下刺痛 6 小时"前来就诊，既往有多年高血压病史，本次就诊时血压高达 170/110mmHg。由于患者未进行尸检，其死亡原因可能涉及主动脉夹层、动脉瘤破裂或急性心肌梗死等严重情况。急诊医学科接诊医师在提供医疗服务时，虽然进行了详细的病史询问、生命体征评估，并安排了心电图检查，但考虑到患者胸部疼痛持续 6 小时且伴有高血压病史，理应进一步行心肌损伤标志物、D- 二聚体，以及心脏超声等必要检查，并进行动态评估。然而，该诊疗过程并未严格按照胸痛诊疗流程进行规范诊治。

阵发性左锁骨下刺痛持续 6 小时，显然属于急性胸痛的范畴，不能因为就诊时心电图结果正常而轻易忽略。对于此类患者，应按照胸痛诊疗流程进行规范化诊治，以确保及时准确地识别并处理潜在的生命威胁。此外，尽管患者未挂号且为本院职工家属，但在临床工作中，医务人员不应因此提供所谓的"友情服务"。在诊室中，对任何人提供的任何诊疗建议都应建立在履行规范接诊流程的基础之上，并应有详细的病历记录作为依据。

（三）经验总结

急性胸痛可能由胸廓或胸壁疾病引起，也可能源于胸腔内脏器病变，甚至少数腹部疾病也可能引发胸痛。反之，某些胸部疾病，如急性下壁心肌梗死，也可能表现为上腹痛，若未仔细鉴别，极易导致误诊，进而造成严重后果。

本案例是典型的"熟人看病"导致诊疗流程不规范的情况，存在医学检查不到位、风险告知不充分以及病历书写不规范等缺陷，从而判定医方存在责任。医务工作者应对医学的严谨性和风险性保持敬畏之心，应始终遵守医学规范开展诊疗工作，以有效避免医学风险的发生。

案例小结：回顾这五起纠纷案例，它们在临床中具有一定的代表性，均与医学检查和医患沟通密切相关。这些案例均因医方未严格遵守医学检查规范、沟通告知不充分以及病历书写不规范等原因，导致医院承担相应责任。在医疗事故或医疗损害鉴定过程中，鉴定专家均会依据基本诊疗规范要求，评判医疗机构及其医务人员在诊疗过程中是否存在过错，以及该过错是否造成患者身体损害，并形成与损害程度相应的因果关系，从而决定是否应承担相应的医疗损害或事故责任。在此过程中，病历资料是专家判定诊治过程是否符合规范的主要依据，因此规范的病历书写显得尤为重要。医师应规范书写诊疗相关记录，特别是对于存在高危甚至致死风险的情况，应有充分的病情告知、注意事项告知，以及详细的告知记录。

六、医患沟通精准识别心理压力多维干预改善血压案例

（一）案例介绍

某患者，男性，57岁，有高血压病史，长期吸烟，血压虽用药物控制正常，但最近即便使用三联药物也难以控制。经检查，未发现其他阳性体征。

医师："你好，我是某医师。近来您的血压控制得不太理想，您认为可能是什么原因呢？"

患者："我也不知道，我一直按时服药。不过……"

医师："嗯（用眼神鼓励患者继续说下去），请相信我们的专业判断。那您最近睡眠怎么样？"

患者："最近晚上睡不好，唉，白天没有精神。"

医师："啊，是这样，难怪这几次看病您都显得精神不佳。那以前您的睡眠情况怎么样呢？"

患者："以前还不错。"

医师："那最近是否有什么让您烦恼的事情呢？"

患者："太太下岗好几年了，现在我单位也不景气，单位要我提前退休，女儿还有两年才大学毕业。唉，想到这些就烦。"

医师："是的，这些事情确实让人烦恼。但是身体要紧，健康最重要。对了，您是异地的，那开药费用怎么结算呢？"

患者："我也想问这个问题。现在医保可以异地结算吗？"

医师："可以的。具体这段时间您要按时测量血压，监测心率。"

（二）案例评析

这位医师在与患者沟通病情的过程中，寥寥数语便完美展现了医患沟通的艺术，其精髓可清晰归纳为五个部分。

一大要求：尊重。

患者因身体不适及对医院的信任而前来求医，因此，对每一位患者都应给予最基本的尊重，并以一颗耐心、真诚且充满理解的心去对待他们。这是医患沟通的基础，也是建立信任桥梁的基石。

两大技巧：多听、主动介绍。

在诊疗过程中，患者往往并非处于危急状态，除了检验报告，有部分病情需要通过与患者的反复交流沟通来掌握。针对患者现有的问题，医师应主动介绍，详细阐述。当患者表现出迟疑、怀疑的态度时，医师可以主动介绍医院、科室的情况，以树立专业威信，增强患者的信任感。

三大掌握：病情、费用、心理状态。

患者在就医过程中，除了关注医师的技术水平，还对医疗费用颇为担忧。若医师能简明扼要地与患者沟通费用问题，特别是医保结算的相关事宜，患者定会对医师产生更多的好感。同时，在沟通过程中，医师需仔细倾听患者的身体情况，全面评估其心理状态，以便更好地制定治疗方案。

四大留意：疾病认知度、期望值、情绪、合作情况。

在诊疗过程中，医护人员应做好"健康宣教"工作，这不仅涉及沟通，更是为了让患者加深对疾病的认知，重视病情。对于情绪激动的患者，医师应注意言语的安抚；对于情绪低落、压抑的患者，则应给予鼓励与安慰，提高其治疗期望值。多一分留心，便能让患者与医护人员之间的配合更加默契。

五大避免：急于求成、刺激语言、专业术语堆砌、强求改变观点。

面对成年患者，他们往往有着自己固有的思维方式。因此，在沟通过程中，医师应避免过于强硬、激烈的态度，以平和、平等的心态去沟通，这样往往能事半功倍。同时，医师应格外注意用通俗易懂的语言讲解专业名词，让患者能够主动理解，这有助于提升后期的治疗配合度。

倾听的力量是无穷的，医患沟通的质量直接决定了医疗服务的质量。医师诊治疾病不仅仅是运用技术解决问题的过程，更是一个与患者交流情感、产生共鸣的过程。若医师在提供医疗服务的过程中能够善于倾听与沟通，那么医患关系也定会如我们所愿那般和谐、融洽。

第四节　危急值报告实例

一、危急值报告不及时导致损害患者利益的案例

（一）案例介绍

患者因昏迷由 120 急救车于上午 9 时送至甲医院抢救。经头颅 CT 检查，结果未见异常。后患者转入乙医院急诊科，心电图检查结果：窦性心动过缓伴心律不齐、电轴左偏、ST-T 改变。当天 16 点 28 分，患者转入该院神经内科。入院诊断：①急性脑梗死。②高血压 3 级（极高危组）。执行护理级别为一级。17 点 13 分，医师开出医嘱，对患者进行胸部正侧位 DR 检查和颅脑磁共振平扫、磁共振脑血管成像（平扫）检查。

次日上午 8 时 40 分，影像科对患者进行了胸部正侧位 DR 检查，结论：患者右上肺及纵隔改变，建议必要时行 CT 进一步检查；心影增大，结合临床判断。下午 4 点 38 分，患者完成了颅脑磁共振平扫及磁共振脑血管成像（平扫）检查。然而，在返回病房途中，患者突发抽搐、发绀、心跳呼吸停止。经抢救无效死亡。死亡诊断：①猝死。②急性脑梗死。③高血压 3 级（极高危）。猝死原因考虑：①心源性猝死？②脑源性猝死？③主动脉夹层破裂出血？④肺梗死？值得注意的是，患者在被运送检查及返回病房期间，均无护士陪同。且病程记录中未提及上午 8 点 40 分胸片报告结果及处理情况。经尸体检验，患者死因为主动脉夹层动脉瘤破裂导致的急性心包填塞。

（二）案例评析

患者病情急剧恶化，从发病到离世不足两日，且未出现典型胸痛症状，给临床医师的诊断带来了极大挑战。患者的不幸离世，主要归因于其自身疾病的迅猛进展。然而，主动脉夹层破裂虽致命迅速，但在破裂前并非无救治之机。

在乙医院的治疗过程中，患者上午 8 时 40 分的胸片结果显示异常，此时距离其主动脉夹层破裂死亡还有约 8 小时的时间窗口。若放射科医师能够及时将这一关键信息告知临床医师，以便进行进一步的鉴别诊断，并在主动脉夹层破裂前采取必要的对症治疗，那么延缓患者死亡的可能性是存在的。

此外，患者的护理级别为一级，但在进行磁共振脑血管成像（平扫）检查时，却未得到应有的护理陪同。长达一个多小时的检查过程中，患者处于无人护理的状态，这显然是医院在护理管理方面存在的疏忽。

（三）经验总结

危急值制度在各级医院中都是一项至关重要的规章制度。通常情况下，当班放射科医师在发现危急值时，会第一时间通知临床医师，以便迅速采取救治措施。

然而，在本案例中，法院认定放射科医师未能及时告知临床医师胸片异常结果，从而未能进行进一步的鉴别诊断和对症治疗，不排除有延缓患者死亡的可能性。这一判决引发了我们影像专业人员的深入思考。

1. 患者作为危重患者，所做胸部 X 线检查理应为床边摄片。但床边摄片因患者不配合，无法按照标准体位拍摄，只能采用仰卧位，这可能对图像质量产生一定影响。这一点在判断胸片结果时需予以充分考虑。

2. 胸片在诊断主动脉夹层方面仅起到辅助作用。虽然报告提示了右上肺及纵隔的改变（纵隔明显增宽、气管影右移），但这些改变并不能直接确诊患者为急性主动脉夹层。确诊还需依靠 CT 等进一步检查手段，而当班医师已经建议及时做头颅 CT 等进一步检查，这说明影像医师已经尽到了自己的责任，做到了该做的事项。因此，在判断医方责任时，应综合考虑各种因素，确保判决的公正性和准确性。

二、危急值报告有误导致损害患者利益的案例

（一）案例介绍

患者叶某因身体不适前往本市某社区卫生服务中心就医。嗣后，该社区卫生服务中心建议患者前往本市大型医院做进一步检查。当天下午，患者前往被告医院就诊，并挂取了特需专家号。被告医师初步诊断其为白血病，并为患者开具了全血、血糖等检查单和治疗白血病的药物。同时要求患者于次日来院进行化验检查。

10 月 31 日，患者按医嘱进行了所有项目的检查，部分化验报告当日即可取。然而，由于该专家当日未出诊，患者于 11 月 1 日上午再次挂取该专家门诊号。值得注意的是，患者已于 10 月 31 日拿到检查报告，但 11 月 1 日患者复诊时，其主诊医师仍未将危急值告知患者。

11 月 1 日下午，患者因病情持续加重再次前往医院就诊。经该院检查，患者白细胞计数及其他相关指标远超正常范围值，当即被确诊为白血病。11 月 1 日 22 时，医院发出危重病例通知单。

由于医院床位紧张，11 月 2 日患者按医院指示转至上海医院治疗。然而，19 时 39 分，患者经抢救无效死亡。死亡诊断：①白血病。②Ⅱ型白血病。③肺部感染。11 月 8 日，骨髓报告诊断：白血病（AML-M2 型）。

（二）案例评析

患者病情急剧恶化，情况堪忧。①本案例已明确构成对患者人身的医疗损害，令人痛惜。②医院在医疗活动中，因漏诊疾病及处理危急值不当，存在明显医疗过错，与患者短时间内不幸离世存在直接因果关系，这无疑是医疗过程中的一大失误。③参照《医疗事故分级标准（试行）》，患者的人身损害等级被判定为一级甲等，这是最为严重的损害等级，令人扼腕。④在本例医疗损害中，医方应承担次要责任，但这一责任仍需引起高度重视，以免类似悲剧再次发生。

（三）经验总结

1. 强化医务人员的专业素养与法律意识　我们应始终坚持"以患者为中心，以质量为核心"的服务宗旨，回归医疗行为的本质，将患者的生命健康放在首位。医务人员必须严格依法执业，遵守相关法律规范及诊疗规范，确保诊疗过程的安全与有效，全力保障患者的生命安全。

2. 完善危急值报告制度，提高处理敏感度　①临床医师在接到"危急值"报告后，应迅速行动，立即对患者进行诊疗，遵循急危重症患者抢救流程，果断采取相应临床措施，并及时书写病程记录，密切观察病情变化，做好交接班工作，确保患者得到连续、有效的治疗。②医技科室应与临床科室紧密合作，共同查找原因，必要时进行复检，以确保诊断的准确性。同时，要做好与患者的沟通工作，解释病情及检查结果，消除患者的疑虑和恐慌。③医务人员要提高对"危急值"的敏感度，对于"危急值"的处理和报告应给予特别重视，确保信息传递的准确、及时，避免延误病情。

3. 正确认识医疗服务的特性，努力构建和谐医患关系　医院应深刻把握医疗服务的特性，加强医患之间的沟通与交流，有针对性地构建和谐医患关系。通过增进相互理解和信任，有效防范医疗纠纷的发生，为患者提供更加温馨、和谐的医疗环境。

三、危急值报告及时准确执行助力患者成功救治的案例

（一）案例介绍

在某知名医院，一名患者因急性心肌梗死被紧急入院。入院后，医院立即对患者进行了一系列必要的检查，包括心电图和血液检测。检查结果令人担忧：患者的心率异常低下，仅为每分钟35次，远低于正常范围的每分钟60～100次；同时，血液检测显示肌钙蛋白水平极高，这是心脏受损的明确指标。这些数据表明，患者的心脏状况非常危急，急需立即的医疗干预。

根据医院事先制定的危急值报告流程，检测结果被立即上报给了值班医师。值班医师接到报告后，迅速对患者进行了全面评估，并立即启动了紧急预案。患者被迅速转移到了重症监护室，那里有最专业的医疗设备和医护人员，能够提供24小时不间断的监护和治疗。在重症监护室内，医师和护士团队密切监测患者的生命体征，并根据患者的具体情况精心调整治疗方案。

经过及时、有效的治疗，患者的心率逐渐恢复到正常范围，肌钙蛋白水平也开始下降。由于医护人员的迅速反应和专业处理，患者的生命得到了挽救，成功避免了一起可能的医疗事故。

（二）案例评析

在此案例中，除了医疗团队展现出的专业性和高效性，医院内部沟通与协作的重要性也得以凸显。从检测科室发现危急值到值班医师迅速接收信息，再到重症监护室的立即响应，每一个环节都紧密相连，形成了无缝对接的沟通机制。这种高效的沟通方式，使得患者能够在最短时间内得到最有效的治疗，为挽救生命赢得了宝贵时间。

此外，该案例也促使医院管理层进行了深入思考与总结。他们意识到，

虽然本次危机得到了妥善处理，但医疗质量的提升永无止境。为此，医院决定进一步加强危急值报告系统的建设和完善，包括优化报告流程、提高检测技术的准确性、加强医护人员的应急演练等多方面措施。通过这些努力，医院希望在未来面对类似情况时，能够做出更快、更准确的反应，为患者提供更加安全、高效的医疗服务。

（三）经验总结与启示

医院向全体员工再次强调了患者安全的重要性。通过内部会议、宣传栏、培训等多种形式，医院将"患者至上，安全第一"的理念深入人心，让每一位员工都能深刻认识到自己在保障患者安全中的责任和使命。

最后，这个案例也被医院作为教学案例，用于培训新入职的医护人员。通过讲述这个真实而感人的故事，医院希望新人们能够从中汲取宝贵经验，学习如何在紧急情况下保持冷静、迅速判断并做出正确的决策。同时，也希望通过这个案例，让新人们更加珍惜每一条生命，更加用心地去呵护每一位患者，为医疗事业的发展贡献自己的力量。

第六章

诊断和确定治疗计划时的
医患沟通

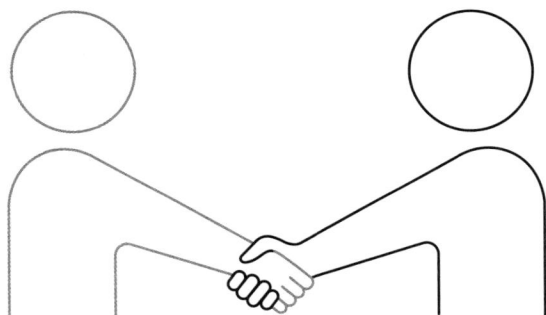

开具医学检查报告是诊断疾病、评估病情的关键步骤，它如同医疗决策的"眼睛"，为医师提供判断疾病性质、程度及可能发展趋势的依据。然而，检查只是手段，其目的在于指导后续的治疗决策。因此，从开具检查到解读结果，再到确定诊疗计划，构成了一个完整的逻辑链条，其中医患沟通扮演着不可或缺的桥梁角色。有效的医患沟通，直接关系到检查结果的正确理解和诊疗计划的合理制定。

第一节　诊断和确定治疗计划时医患沟通的主要内容

诊断是医师通过询问病史、体格检查、实验室检查、影像学检查等手段，综合分析患者症状、体征及辅助检查结果，以确定患者所患疾病的性质、部位、程度及可能原因，为制定治疗计划提供依据。治疗计划则是基于诊断结果，医师结合患者的具体情况（如年龄、性别、身体状况、心理状态、经济条件等），综合考虑治疗的有效性、安全性、经济性等因素，制定的针对患者疾病的个性化治疗方案。

在充分沟通的基础上，医师与患者共同讨论治疗方案，尊重患者的意愿和选择，达成医患双方在治疗决策上的共识，这有助于治疗的顺利进行和疗效的提升。同时，通过沟通，医师能够向患者详细解释诊断过程和依据，以及治疗方案的制定原理和实施细节，使患者对自己的病情和治疗有清晰的认识，减少信息不对称带来的误解和焦虑。

在诊断和确定治疗计划的过程中，医师需要向患者传递以下几方面的信息。

1. 病情诊断 医师需明确告知患者诊断结果，解释诊断的依据和理由，包括疾病的性质、部位、程度及可能原因，向患者说明疾病的发展趋势和可能带来的后果，帮助患者建立正确的疾病认知。

2. 治疗方案 医师需根据诊断结果，结合患者的具体情况（如年龄、性别、身体状况、心理状态、经济条件等），制定个性化的治疗方案。在沟通中，医师要向患者详细介绍多种可能的治疗方案（如药物治疗、手术治疗、物理治疗、心理治疗等），以及每种方案的优缺点、预期效果、可能的风险和并发症。

3. 治疗决策 在介绍了多种治疗方案后，医师需与患者共同讨论，详细解释各种治疗方案的利弊，帮助患者权衡利弊，在尊重患者意愿和选择的基础上，共同确定最终的治疗方案。

4. 知情同意 在确定治疗方案后，医师需向患者详细解释治疗方案的具体内容、注意事项等，确保患者在充分理解的基础上签署知情同意书，保证医疗行为的合法性。

一、首诊时关于病史的沟通

病史是患者疾病发生、发展过程的客观记录，是医师进行临床思维、制定诊疗计划的基础。通过详尽的病史采集，医师可以初步判断患者的疾病类型、严重程度及可能的病因，为后续的体格检查和辅助检查提供方向。同时，病史的沟通也是医患之间建立信任的第一步，通过耐心地询问和倾听，医师可以展现出对患者的关心与尊重，增强患者的治疗信心。

（一）病史沟通的主要内容

1. 现病史 是指患者本次发病以来的全过程，包括起病情况、主要症状及其特点、病情变化、伴随症状、诊治经过及结果等。在首诊时，关于现病史的沟通应重点关注以下几个方面：①起病情况：询问患者疾病是如何开始的，有无明显的诱因，如劳累、情绪激动、饮食不当等。②主要症状及其特点：详细询问患者的主要症状，如疼痛的部位、性质、程度、持续时间、缓解方式等。以胸痛为例，应询问是压榨性、刀割样还是钝痛，是否与呼吸、运动或体位变化有关，有无放射痛等。③病情变化：了解患者病情的发展过程，包括症状是否加重、减轻或有所变化，以及变化的时间节点和可能的原因。④伴随症状：询问患者除主要症状外，是否伴有其他症状，如发热、咳嗽、呕吐、腹泻等。这些症状往往能提供额外的诊断线索。⑤诊治经过及结果：询问患者既往是否因相似症状就诊过，接受过哪些检查和治疗，治疗效果如何。这有助于医师了解患者既往的治疗经历，避免重复检查和治疗。

2. 既往史 是指患者过去的健康状况和患病情况，对判断当前病情、制定治疗方案具有重要参考价值。在沟通时，应关注以下几个方面：①一般健康状况：询问患者既往是否经常生病，有无长期慢性疾病或重大手术史。②疾病史：详细了解患者既往患过哪些疾病，特别是与当前症状相关的疾病。如患者有心脏病史，应询问具体是哪种心脏病，治疗情况如何等。③传染病史：询问患者是否有过传染病接触史或患病史，特别是结核病、肝炎等常见传染病。④预防接种史：了解患者是否按时完成国家规定的预防接种计划，这对某些传染病的诊断具有重要意义。⑤过敏史：询问患者是否有药物过敏史，特别是青霉素、头孢类抗生素等常见过敏药物。同时，也应关注食物过敏史。

3. 个人史 包括患者的生活习惯、职业特点、居住环境等，这些因素可能与患者的疾病发生、发展密切相关。在沟通时，应关注以下几个方面：①生活习惯：询问患者是否有吸烟、饮酒、熬夜等不良生活习惯，以及饮食习惯、运动习惯等。②职业特点：了解患者的职业环境，是否接触有毒有害物质或放射性物质，以及是否存在职业性损伤风险等。③居住环境：询问患者的居住环境，如空气质量、水源安全、居住条件等。

4. 月经婚姻生育史（针对女性患者） ①月经史：询问女性患者初潮年龄、月经周期、经量、经期及伴随症状等。②婚姻史：了解患者的婚姻状况，是否已婚、离婚或丧偶等。③生育史：询问患者是否生育过子女，女性患者生育次数、分娩方式及并发症情况等。

5. 家族史 是指患者家族成员的健康状况和患病情况，对判断某些遗传性疾病或家族性疾病具有重要意义。在沟通时，应关注以下几个方面：①家族成员健康状况：询问患者父母、兄弟姐妹及其他直系亲属的健康状况，是否有类似症状或疾病。②遗传性疾病史：了解家族中是否有遗传性疾病患者，特别是与当前症状相关的遗传性疾病。

（二）病史沟通的技巧与注意事项

1. 建立信任与尊重 在病史沟通中，医师应保持真诚、耐心的态度，用通俗易懂的语言与患者交流。通过倾听患者的讲述，展现出对患者的关心与尊重，从而建立起良好的医患信任关系。

2. 全面细致询问 病史的采集应全面细致，避免遗漏重要信息。医师应围绕现病史、既往史、个人史、月经婚姻生育史（女性患者）和家族史等方面，逐一进行询问。在询问过程中，应注意引导患者详细描述症状、病程及治疗经过等关键信息。

3. 注重沟通技巧 ①开放式提问：采用开放式提问的方式，鼓励患者详细描述自己的症状和经历，如"您感觉哪里不舒服？""这种不舒服是怎么开始的？"等。②重复与确认：在患者回答后，医师应适当重复或确认患者的回答，以确保信息的准确性。如"您是说您胸痛已经持续一周了对吗？"③非语言沟通：注重非语言沟通的运用，如保持眼神交流、点头表示理解等，以增强沟通效果。

4. 关注患者情绪 在病史沟通过程中，医师应关注患者的情绪变化。对于情绪紧张或焦虑的患者，医师应给予适当的安慰和支持；对于情绪低落或沮丧的患者，医师应鼓励其积极面对疾病，树立战胜疾病的信心。

5. 保护患者隐私　在病史沟通中，医师应严格遵守医疗保密原则，尊重患者的隐私权。对于涉及患者隐私的问题，医师应单独询问并记录，避免在公共场合或无关人员面前讨论。

二、三级医师查房时的沟通

三级医师查房时的沟通，是确保患者诊疗方案既科学、合理又个性化的关键环节。三级医师查房制度，通常指的是由住院医师、主治医师（或责任医师）以及主任医师（或科主任）三个层级的医师，对患者病情进行逐级审查、深入讨论并进行决策的过程。此制度不仅彰显了医疗团队的紧密协作精神，更是对患者高度负责、竭力追求最佳治疗效果的具体实践。

（一）三级医师查房制度概述

三级医师查房制度，作为现代医院管理制度的关键组成部分，它明确要求不同层级的医师对患者进行定期、系统的查房，以确保诊疗方案的连续性和科学性。住院医师负责患者的日常诊疗事务，主治医师（或责任医师）则对住院医师的工作进行悉心指导和严格监督，而主任医师（或科主任）则负责全面把控患者的诊疗方向，对复杂、疑难病例进行专家会诊并进行决策。

（二）三级医师查房时的沟通内容

1. 住院医师的汇报与沟通　住院医师作为三级医师查房制度中的基础层级，他们与患者接触最为频繁，对患者的病情变化、治疗效果有着最为直接的了解。在查房时，住院医师应详尽汇报患者的病史、症状、体征、辅助检查结果以及当前所实施的治疗方案。同时，住院医师还应坦诚提出自己在诊疗过程中遇到的难题和困惑，积极寻求上级医师的宝贵指导和帮助。

住院医师在沟通时，应注重以下几点：①准确性：确保所汇报的信息准确无误，切忌遗漏或误导。②全面性：包括患者的所有重要信息，包括病情的细微变化、治疗效果的评估、不良反应的观察等。③逻辑性：按照时间顺序或逻辑顺序进行有条理的汇报，使上级医师能够清晰、准确地了解患者的病情发展历程。

2. 主治医师（或责任医师）的指导与沟通　主治医师（或责任医师）作为三级医师查房制度中的中间层级，往往具备丰富的临床经验和深厚的专业知识，对住院医师的工作进行全面指导和监督。在查房时，主治医师应仔细聆听住院医师的汇报，对患者病情进行全面、细致的分析和评估。同时，主治医师还应结合自身的专业知识和临床经验，提出对诊疗方案的修改意见或补充建议。

主治医师在沟通时，应注重以下几点：①专业性：运用专业知识对患者的病情进行深入剖析和详细解释。②针对性：针对住院医师提出的问题和困惑，给出具体、可行的指导和建议。③协调性：积极协调医疗团队内部的工作，确保诊疗方案的顺利实施和执行。

3. 主任医师（或科主任）的决策与沟通　主任医师（或科主任）作为三级医师查房制度中的最高层级，他们拥有深厚的学术造诣和丰富的临床经验，对复杂、疑难病例有着独到的见解和准确的判断。在查房时，主任医师应全面听取汇报，对患者的病情进行深入、细致的剖析和讨论。同时，主任医师还应结合自身的专业知识和临床经验，对诊疗方案进行最终决策和确定。

主任医师在沟通时，应注重以下几点：①权威性：运用自身的专业知识和临床经验，对患者的病情进行准确判断和科学决策。②综合性：综合考虑患者的病情、身体状况、经济条件以及个人意愿等多种因素，制定个性化的诊疗方案。③前瞻性：预测患者病情的发展趋势，提前制定应对措施和预案，确保治疗的连续性和有效性。

（三）三级医师查房时沟通的重要性

1. 确保诊疗方案的科学性和合理性　三级医师查房制度通过不同层级的医师对患者病情进行逐级审查、深入讨论并进行决策，确保了诊疗方案的科学性和合理性。住院医师的初步诊断和治疗方案经过主治医师和主任医师的审核和修正，能够更准确地反映患者的病情和实际需求，提高治疗的效果和质量。

2. 提升医疗质量，保障医疗安全　三级医师查房制度有助于提升医疗质量和医疗安全。通过不同层级的医师之间的沟通和协作，能够及时发现和纠正诊疗过程中的问题和错误，避免医疗事故的发生。同时，主任医师的决策和指导也是诊疗活动的关键保障，为患者的安全和治疗提供了有力支持。

3. 促进医疗团队的协作和凝聚力　三级医师查房制度促进了医疗团队的协作和凝聚力。不同层级的医师在查房过程中相互学习、相互借鉴，共同为患者的康复贡献自己的力量。这种团队协作的精神不仅有助于提升医疗水平，还能够增强医疗团队的凝聚力和向心力，为医院的发展注入新的活力。

4. 增强患者的信任和满意度　当患者看到不同层级的医师对自己病情进行认真的讨论和决策时，会深切感受到医院对自己的重视和关心。同时，主任医师的权威性和专业性也能够让患者更加放心、安心地接受治疗，增强对医院的信任和满意度。

（四）三级医师查房时沟通的技巧和注意事项

1. 尊重和理解　在三级医师查房时，不同层级的医师之间应相互尊重、相互理解。住院医师应尊重上级医师的指导和建议，虚心学习、积极改进；上级医师也应理解住院医师的困难和挑战，给予足够的支持和帮助。通过相互尊重和理解，能够建立起良好的沟通氛围和协作关系，促进医疗工作的顺利进行。

2. 清晰和准确　在沟通时，不同层级的医师应确保信息的清晰和准确。住院医师在汇报时应条理清晰、语言准确，避免含糊不清或遗漏重要信息；主治医师和主任医师在指导和决策时也应表达明确、逻辑严密，确保下级医师能够准确理解并执行。通过清晰和准确的沟通，能够避免误解和遗漏，确保诊疗方案的顺利实施和执行。

3. 倾听和反馈　在三级医师查房时，住院医师应认真听取上级医师的指导和建议，并及时反馈自己的理解和执行情况；上级医师也应倾听住院医师的意见和建议，及时调整和完善诊疗方案。通过倾听和反馈，建立起有效的沟通机制，促进医疗团队的协作和进步，提高医疗质量和效率。

4. 保护和尊重患者隐私　在任何时刻，都应严格保护和尊重患者的隐私。不同层级的医师在讨论患者病情时，应避免在患者或其家属面前透露敏感信息或进行不必要的解释。同时，还应确保查房过程中的记录和资料得到妥善保管和保密，防止信息泄露给患者带来不必要的困扰和损失。

三、涉及新技术新项目应用中的沟通要点

新技术和新项目的应用，是西医学不断进步的重要标志，它们往往代表着更高效、更精准、更人性化的治疗手段。然而，由于这些技术或项目具有创新性，患者可能对其了解不足，甚至存在疑虑和担忧。因此，医师在向患者介绍并推荐新技术新项目时，必须充分尊重患者的知情权、选择权，通过深入、细致的沟通，帮助患者建立正确的认识和预期。

（一）新技术新项目应用中的沟通要点

1. 充分告知与解释　①技术背景介绍：医师应首先向患者简要介绍新技术的研发背景、科学依据，以及国内外应用情况等基本信息，使患者对该技术有一个初步的了解和认识。②治疗原理与优势：接着，医师应详细阐述新技术的治疗原理、相比传统治疗方法的优势，以及预期的治疗效果等，让患

者明白新技术为何值得尝试和选择。③风险与限制：同时，医师必须诚实地告知患者新技术可能存在的风险、不良反应，以及适用范围和限制条件等，避免患者产生不切实际的期望和误解。

2. 尊重患者意愿　①自主选择权：在充分告知的基础上，医师应尊重患者的自主选择权，让患者根据自身情况、经济承受能力，以及个人意愿等因素综合考虑是否接受新技术治疗。②无强迫推荐：医师应避免以任何形式强迫或诱导患者接受新技术治疗，确保医患沟通建立在平等、自愿的基础上，维护患者的合法权益。

3. 详细解答疑问　①耐心倾听：医师应耐心倾听患者的疑问和担忧，给予足够的关注和理解，让患者感受到医师的关心和尊重。②专业解答：针对患者的疑问，医师应运用专业知识进行准确、简洁的回答，避免使用过多的专业术语，确保患者能够理解并接受。③开放态度：对于暂时无法解答的问题，医师应保持开放态度，承诺后续查阅资料或咨询专家后再给予回复，展现出医师的负责任态度和专业精神。

4. 共同决策　①信息共享：医师应主动分享与新技术新项目相关的最新研究进展、临床案例等信息，与患者共同分析治疗的利弊得失，帮助患者做出明智的选择。②协商治疗方案：在充分沟通的基础上，医师应与患者协商制定最适合患者的治疗方案，确保治疗过程的个性化与人性化，满足患者的实际需求。

5. 持续沟通与跟进　①治疗前准备：在治疗前，医师应详细告知患者治疗前的准备工作、注意事项，以及可能需要的配合事项等，确保治疗过程的顺利进行。②治疗中关怀：在治疗过程中，医师应密切关注患者的身体状况和心理变化，及时解答患者的疑问和担忧，给予必要的心理支持和鼓励。③治疗后随访：治疗后，医师应定期进行随访，了解治疗效果、评估不良反应，并根据实际情况调整治疗方案。同时，也应关注患者的心理恢复情况，帮助患者重建生活信心，促进患者的全面康复。

（二）沟通中的技巧与策略

1. 运用平实易懂的语言 医师在与患者沟通时，应尽量规避繁复的专业术语，转而采用平实易懂的语言进行阐述。对于不得不使用的专业词汇，医师需耐心解释或辅以实例说明，以确保患者能够充分理解。语言应贴近生活，让患者感受到医师的亲切与关怀，从而促进医患之间的有效沟通。

2. 强化情感纽带 医师在沟通过程中，应着重加强情感交流，通过眼神的温柔、语气的和缓，以及肢体语言的恰当运用，传递出对患者的深切关心与充分理解。这样的沟通方式有助于构建和谐的医患关系，增强患者对医师的信任与依赖。

3. 倾听与及时反馈 医师在与患者沟通时，应保持倾听的姿态，给予患者充分表达自身意见和感受的空间。同时，对于患者的反馈，医师应迅速进行回应，并根据实际情况进行调整，确保沟通的双向互动与高效进行。

4. 提供详尽的书面资料 对于新技术、新项目的详细介绍，包括治疗流程、注意事项等内容，医师应准备详尽的书面材料供患者参考。这样有助于患者更全面地了解相关信息，并在需要时随时查阅、核对，提升患者的知情权和参与度。

5. 构筑坚实的信任基石 信任是医患关系的牢固基石。医师在沟通过程中，应始终秉持诚信、尊重、同情和耐心的原则，通过实际行动赢得患者的信任与拥护。同时，医师还应注重维护自身的专业形象和职业操守，树立崇高的医德医风，为医患关系的和谐发展奠定坚实基础。

（三）新技术新项目应用中的沟通挑战与应对策略

1. 应对信息不对称的挑战 新技术、新项目往往具有高度的专业性和复杂性，患者可能难以全面理解。针对这一挑战，医师应通过多种渠道（如口头详细讲解、提供书面资料、利用多媒体进行直观演示等）提供全面、准确的信息，并注重与患者的互动交流，确保信息能够有效传递并被患者充分理解。

2. 缩小患者期望与现实的差距　新技术、新项目往往承载着患者的高度期望，但实际治疗效果受多种因素影响而存在差异。面对这一挑战，医师在沟通时应保持客观、谨慎的态度，避免过度夸大治疗效果或承诺无法实现的预期结果。同时，医师还应注重与患者的心理沟通，帮助患者建立正确的治疗观念和预期，减少因期望过高而产生的失落感。

3. 妥善应对伦理与法律问题　新技术、新项目的应用往往涉及伦理与法律层面的复杂问题。医师在沟通过程中，应严格遵守相关法律法规和伦理规范的要求，确保治疗过程的合法性和伦理性。同时，医师还应高度关注患者的权益保护问题，如充分保障患者的知情同意权等，以维护医患关系的和谐与稳定。

知识链接

严重违反医师职业道德、医学伦理规范，造成恶劣社会影响的，由省级以上人民政府卫生健康主管部门吊销医师执业证书或者责令停止非法执业活动，五年直至终身禁止从事医疗卫生服务或者医学临床研究。

——《中华人民共和国医师法》第五十八条

四、预防与生活方式建议的沟通

预防与生活方式建议，实乃治疗之重要延伸。凭借科学的预防策略和合理的生活方式调整，诸多疾病得以有效控制，尤其是慢性疾病，更能显见成效。因此，医师在与患者沟通之时，务必高度重视预防与生活方式之建议，并竭力确保患者能够充分领悟并采纳这些良策。展望未来，随着医疗技术的不断精进与医患沟通模式的持续创新完善，我们深信，预防与生活方式建议必将更广泛地推广，惠及更广大的人民群众。同时，我们亦应时刻关注患者在执行预防计划过程中可能遭遇的种种难题与挑战，不断优化沟通策略，丰富支持资源，以助力患者形成并维持健康的行为。

（一）预防与生活方式建议沟通之主要内容

1. 疾病认知教育 ①疾病基础知识讲授：医师需向患者详尽介绍所患疾病的基本知识，包括病因、发病机制、临床表现、自然病程等诸多方面。如此，方能帮助患者建立对疾病的正确认识，减轻对疾病的恐惧与误解。②预防重要性强调：医师应着力强调预防与良好生活方式在疾病控制中的至关重要性，明确指出，通过改变不良生活习惯，采取积极预防措施，可显著降低疾病发生风险，或减缓病情进展。

2. 生活方式建议 ①饮食调整指导：医师需根据患者的具体病情与营养需求，提供个性化的饮食建议。例如，对于高血压、糖尿病患者，应着重强调低盐、低脂、低糖饮食的重要性；对于肥胖患者，则需指导其控制总热量摄入，增加蔬菜、水果与全谷物的比例。此外，医师还应鼓励患者保持饮食均衡，适量摄入优质蛋白质与健康脂肪。②适量运动推荐：运动是预防与治疗多种慢性疾病的重要手段。医师应依据患者的身体状况与运动习惯，推荐适宜的运动方式与强度。例如，对于心血管疾病患者，建议进行中低强度的有氧运动，如散步、慢跑、游泳等；对于关节疾病患者，则可选择低冲击性的运动，如瑜伽、太极等。同时，医师应强调运动之安全性与持续性，鼓励患者形成规律的运动习惯。③戒烟限酒劝导：吸烟与过量饮酒乃多种慢性疾病之重要危险因素。医师应向患者明确阐述吸烟与过量饮酒的危害，并鼓励其戒烟限酒。对于难以戒除烟酒的患者，医师可提供专业的戒烟限酒指导，或转介至相关科室接受治疗。④心理调适关注：心理健康与身体健康息息相关。医师应密切关注患者的心理状态，对于存在焦虑、抑郁等负面情绪的患者，应提供心理调适的建议，或转介至心理咨询科进行治疗。此外，医师还应鼓励患者保持积极乐观的心态，学会应对压力与情绪波动的技巧。⑤充足睡眠倡导：良好睡眠乃维持身心健康的重要因素。医师应向患者介绍充足睡眠之重要性，以及改善睡眠的方法，如保持规律的作息时间、创造舒适的睡眠环境、避免睡前过度兴奋等。

3. 个性化预防计划制定　①综合评估进行：医师应对患者的年龄、性别、遗传因素、生活习惯、疾病史等进行全面综合评估，以了解患者的整体健康状况与潜在风险。②定制计划制定：基于综合评估结果，医师应为患者量身定制个性化的预防计划。该计划应明确具体的预防目标、措施与时间表，并充分考虑患者的实际情况与接受度。③定期随访安排：为确保预防计划的有效实施与及时调整，医师应安排定期随访。在随访过程中，医师应了解患者的执行情况，评估预防效果，并根据需要调整预防计划。

（二）沟通中的技巧与策略

1. 建立信任关系　①倾听与尊重并重：医师应耐心倾听患者的陈述与疑虑，给予充分的尊重与理解。此乃建立信任关系的基石，为后续的沟通奠定坚实基础。②真诚交流为要：医师应以真诚的态度与患者交流，避免使用模糊或过于专业的术语。对于患者提出的问题，医师应给予清晰、准确的回答，以赢得患者的信任与依赖。

2. 清晰阐述建议　①具体化建议提出：医师在提出预防与生活方式建议时，应尽量具体化、可操作化。例如，对于饮食调整建议，医师可提供具体的食物种类、摄入量及烹饪方法等信息，以便患者更好地执行。②重要性的反复强调：医师应反复强调预防与生活方式建议的重要性及其对疾病控制的积极作用，以增强患者的重视程度与执行意愿。

3. 鼓励患者积极参与　①共同决策倡导：医师应邀请患者参与预防计划的制定过程，尊重患者的选择与意愿。如此，方能增强患者的责任感与执行动力，使预防计划更加贴合患者的实际需求。②反馈与调整机制建立：鼓励患者定期向医师反馈预防计划的执行情况与效果，以便医师及时调整预防计划，满足患者的实际需求与变化。

4. 提供丰富支持资源 ①健康教育材料提供：医师可向患者提供丰富的健康教育材料，如书籍、手册、视频等，以便患者在日常生活中随时查阅和学习，提升自我管理能力。②社区支持助力：对于需要特殊支持的患者（如康复期患者、慢性病患者等），医师可积极协助其寻找社区内的相关支持资源，如康复中心、病友互助组织等，以助力患者更好地应对疾病挑战，提升生活质量。

（三）预防与生活方式建议沟通的挑战与应对策略

1. 患者依从性不足之应对 ①加强教育力度：通过反复强调预防与生活方式建议的重要性及其对患者健康的积极影响，提高患者的依从性。使患者深刻认识到改变生活方式对于疾病控制的重要性。②设定小目标引导：将长期的预防计划分解为一系列短期的小目标，逐步引导患者实现改变。每达成一个小目标时，给予患者正面的反馈和鼓励，增强患者的信心与动力。

2. 生活习惯难以改变之应对 ①逐步引导改变：鼓励患者从小事做起，逐步改变不良生活习惯。例如，对于长期吸烟的患者，可建议其先减少每日吸烟量，再逐步戒烟，以减轻患者的压力与负担，提高改变的成功率。②寻求专业帮助支持：对于难以自行改变生活习惯的患者，可建议其寻求专业帮助，如心理咨询、戒烟治疗等。以借助专业力量，助力患者成功改变不良生活习惯。

3. 信息过载与误解之应对 ①精简信息内容：在提供预防与生活方式建议时，医师应注意精简信息内容，避免因信息过载导致患者误解或忽视重要信息，确保患者能够轻松理解并记住关键信息。②清晰表达确保理解：使用简单明了的语言和表达方式，确保患者能够准确理解医师的意图和建议。对于关键信息，可重复强调以加深患者的印象，提高患者的认知与执行力。

第二节　诊断和确定治疗计划时医患沟通的技巧方法

一、常规技巧方法

（一）建立良好的沟通氛围

构建和谐的医患沟通氛围，是确保沟通顺畅、增强治疗效果的首要环节。医师在开展病史询问之前，应先向患者自我介绍，并简明阐述询问病史的目的与重要性。通过展现友善的态度与温和的语言，建立患者对医师的信任与尊重，让患者感受到被重视与关怀。

①尊重与同理心并重：医师应始终秉持尊重患者的原则，认真对待患者的感受与观点，展现出充分的同理心。这可通过积极倾听患者的陈述，并及时回应患者的问题来具体体现。②建立稳固的信任关系：医师需通过坦诚、平等且专业的交流，与患者建立起坚实的信任关系，从而争取患者对治疗方案的理解、支持与配合。③避免医学术语滥用：医师应尽量使用通俗易懂的语言与患者沟通，避免过多使用专业术语，以确保信息传递的准确性与有效性。

（二）有效的倾听技巧

倾听在医患沟通中占据举足轻重的地位，有效的倾听能够显著增强沟通效果。

①积极倾听患者：医师应表现出对患者疑问和情感的积极回应与关注，通过眼神交流、点头示意等肢体语言，向患者传达自己的关心与在意。②澄清与确认信息：医师需及时澄清患者表达的意思，确保自己准确理解了患者的意图与诉求。③避免打断患者：医师应尽量避免打断患者的讲话，给予患

者充足的时间来表达他们的想法与感受。

（三）准确的信息传达

准确、有效的信息传达对于患者理解治疗方案、实施健康管理至关重要。

①简明扼要地传达信息：医师在传达信息时，应做到简明扼要、条理清晰，重点突出治疗方案与行为建议，避免冗余信息的干扰。②开放式与封闭式问题相结合：医师可使用开放式问题引导患者详细描述症状与经历，例如："请您详细描述一下您目前主要的不舒服是什么？""您这种症状持续多久了？"同时，也可使用封闭式问题获取具体信息，如"您是否有药物或食物过敏史？""您曾经在哪里做过手术？""您手术时输过血吗？""您有哪些长期服用的药物？""每天服用多少量？"等。③使用明确的语言表达：医师应避免使用模棱两可或含糊不清的表述，确保患者能够准确理解医师的叮嘱。必要时，可请患者用自己的话重复一遍，以确认理解无误。④以患者为中心进行沟通：医师应根据患者的文化水平、生活环境等因素，选择恰当的方式与患者沟通，确保信息能够被患者准确理解。⑤借助辅助工具：医师可以充分利用现代化工具，如病历表格、电子健康记录系统或笔记本电脑等，记录病史信息。同时，也可使用可视化的辅助工具，如图表、流程图或解剖模型等，帮助患者更准确地描述症状与病史。⑥系统全面地询问病史：医师应采用系统化的方法询问病史，确保覆盖到患者的主诉、现病史、既往病史、家族史、生活方式等各个方面。通过逐步深入询问，从症状的发生、发展到与患者相关的生活环境和可能的诱因，全面了解病情变化的原因。

（四）积极参与和决策共享

鼓励患者参与医疗决策，对于提升治疗效果与患者满意度具有重要意义。通过增强患者的依从性、制定个性化治疗方案、促进医患沟通与建立信任关系等措施，我们可以实现这一目标，从而为患者提供更加优质的医疗服务。

①详细解释选项与后果：医师需向患者清晰说明治疗方案的潜在后果（包括风险与获益），帮助患者充分理解信息并主动参与决策。②尊重患者的偏好与选择：医师应尊重患者的价值观与偏好，根据他们的意见调整治疗方案，以满足患者的个性化需求。③共同制定治疗目标：医师与患者可以共同制定治疗目标，如减轻症状、提高生活质量等。这不仅能够增强患者的参与感与责任感，还能形成共同努力的动力，提高治疗的依从性与效果。

（五）处理情绪和挑战

面对情绪困惑或激动的患者，医师需保持敏锐的观察力，及时了解患者的心理与情绪状态，避免冲突的发生。对于焦虑、恐惧或情绪低落的患者，医师需更加耐心细致；对于情绪激动的患者或家属的语言攻击，医师需保持冷静克制，首先确保自身安全，避免意外伤害事件的发生。

①情绪管理至关重要：对于焦虑、恐惧或愤怒的患者，医师需冷静、客观地评估情况，尽可能通过语言沟通来舒缓他们的不安情绪。②应对挑战需专业与耐心：在处理患者的困惑或不满时，医师需保持冷静与专业，以理性和耐心的态度回应患者的疑虑与问题。③尊重患者隐私与情感反应：在询问敏感问题时，医师需特别注意尊重患者的隐私与情感反应，避免给患者带来不必要的尴尬与困扰。

（六）跨文化沟通

在多元文化社会中，医师还需充分考虑到文化差异对沟通的影响。

①尊重文化差异多样性：医师应了解和尊重不同文化背景下的人生态度与价值观念，避免因文化误解而造成的沟通障碍。②使用文化中立的语言表达：医师应避免使用可能具有歧视性或冒犯性的语言，确保在不同文化背景

下的沟通能够顺畅进行。

（七）明确沟通目标

明确沟通目标是医患沟通中的关键步骤。在每一次沟通中，医师都应设定明确的目标，围绕沟通目标获取有效信息，表达对患者的关怀与支持，并努力达成诊疗上的共识。这要求医师在沟通前做好充分的准备，明确沟通的重点与预期结果，以便在沟通过程中引导话题，确保沟通的高效与有效。

（八）记录和反馈

有效的医患沟通不仅局限于面对面的交流，还包括书面记录与信息反馈。

①准确记录沟通内容：医师应在医疗档案中准确记录患者的信息、诊断结果、治疗方案，以及医患沟通的结果与患者的反馈意见。②定期反馈治疗进展：医师应定期与患者和家属进行沟通，反馈治疗进展与下一步计划，以确保信息的及时传递与理解。

（九）持续学习和改进

医患沟通是一个需要不断学习与改进的过程。

①专业发展永无止境：医师应积极参与医院组织的沟通技巧培训与专业发展课程，不断提高自己的沟通技巧与水平。②反思与反馈相辅相成：医师应及时反思不良沟通事件的经过，总结经验教训，虚心听取周围同事和患者的反馈意见，减少矛盾冲突，提高个人水平。

通过应用这些医患沟通的技巧与方法，医师可以提高与患者的互动质量，改善医患关系，提升患者的治疗依从性。这不仅有助于实现更好的临床结果，也有助于建立良好的医患关系，推动医疗服务质量的持续提升。

二、注意事项

医患沟通是连接医师与患者之间不可或缺的桥梁，尤其在诊断和确定治疗计划的关键阶段，其重要性不言而喻。这一过程既需要医学知识的精准运用，又需要沟通技巧的巧妙融合，以确保信息的准确传递、情感的恰当交流，以及决策的共同参与。

（一）建立信任基础

信任是医患关系的基石，贯穿整个诊疗过程。初次接触时，医师应以亲切的态度、专业的形象和耐心的倾听，向患者传达关怀与尊重。应使用患者易于理解的语言解释医学术语，避免使用过于专业或晦涩的词汇；保持眼神交流，展现真诚与关注；同时尊重患者的隐私和个人空间。通过这些细节，医师可以迅速建立起患者的信任，为后续深入沟通打下坚实基础。

（二）全面而细致地采集病史

病史采集是诊断的第一步，也是医患沟通的重要环节。医师应引导患者详细叙述病史，包括症状出现的时间、变化过程、伴随症状、既往病史、家族史、生活习惯等。在此过程中，医师需展现出高度的倾听技巧，如使用开放式问题鼓励患者讲述，适时给予肯定和鼓励，避免打断或表现出不耐烦。同时，医师还应注意观察患者的非言语信息，如表情、体态、语气等，这些信息往往能提供更多关于患者情绪状态和健康问题的线索。

（三）清晰准确地解释诊断依据

完成必要的检查与评估后，医师需向患者清晰、准确地解释诊断依据。这一步骤要求医师具备良好的沟通能力和信息组织能力，能够用简洁明了的语言阐述复杂的医学概念，避免使用模糊或可能引起误解的表述。对于不确定的诊断，医师应坦诚相告，说明需要进一步检查或观察的原因，同时帮助患者建立合理的心理预期。此外，医师还应关注患者的情绪反应，适时提供心理支持，帮助患者正确面对诊断结果。

（四）共同制定个性化治疗计划

共同制定治疗计划是医患沟通的核心目标之一。医师应基于患者的具体情况、偏好、经济状况及医疗资源的可用性，提出多种可行的治疗方案，并详细解释每种方案的优缺点、预期效果、潜在风险及替代方案。在此过程中，医师应充分尊重患者的自主权，鼓励患者及其家属积极参与决策，表达自己的意见和担忧。通过充分的讨论，达成共识，选择最适合患者的治疗方案。

（五）有效管理患者期望值

在治疗计划的讨论中，管理患者期望值尤为重要。医师应诚实地向患者说明治疗的可能结果，包括最佳情况、最坏情况以及最常见的情况，帮助患者建立合理的治疗预期。同时，医师还需教育患者理解医疗的不确定性，即使是最先进的治疗手段也无法保证100%的成功。通过坦诚的沟通，医师可以帮助患者及其家属做好心理准备，减少因期望值过高而导致的失望和不满。

（六）强调依从性与定期随访

依从性与随访是治疗成功的关键。医师应明确告知患者治疗方案的执行要求，包括药物的使用方法、复查的时间安排、生活方式的调整等，并强调遵循医嘱的重要性。为了提高患者的依从性，医师可以提供书面指导材料，利用图表、视频等多媒体工具增强理解，甚至安排专门的健康教育课程。同时，医师应明确告知患者随访的计划和目的，鼓励患者在治疗过程中随时反馈病情变化，以便及时调整治疗方案。

（七）妥善处理异议与冲突

在医患沟通中，难免会遇到异议与冲突。面对患者的质疑或不满，医师应保持冷静，耐心倾听患者的意见，理解其背后的情感和需求。医师应以事实为依据，用科学的态度解释医疗决策的逻辑，同时展现同理心，对患者的感受表示理解和尊重。在必要时，可以邀请第三方（如医疗调解员、心理咨询师）介入，协助解决分歧。通过积极、建设性的方式处理异议，不仅可以化解矛盾，还能进一步巩固医患之间的信任。

（八）注重提供情绪支持

在诊断和确定治疗计划的过程中，患者往往会经历强烈的情绪波动，如恐惧、焦虑、抑郁等。医师应敏锐地捕捉到这些情绪变化，提供必要的情绪支持。这包括倾听患者的担忧，给予正面鼓励；提供心理咨询服务的信息，引导患者寻求专业帮助；以及在日常交流中展现关怀与理解，让患者感受到温暖与希望。情绪支持不仅有助于缓解患者的心理压力，还能促进其对治疗的积极配合。

（九）持续教育与信息及时更新

医学是一个不断发展的领域，新的研究成果、治疗技术和药物不断涌现。医师应保持对最新医疗动态的关注，并适时将相关信息传达给患者。这可以通过定期举办健康教育讲座、发放科普资料、利用社交媒体平台等方式实现。通过持续的教育与信息更新，医师可以帮助患者更好地理解当前的治疗选择，同时增强患者对医疗进步的信心。

（十）总结反思，不断提升

每次医患沟通都是一次学习和成长的机会。医师应在每次诊疗结束后进行总结与反思，评估沟通的效果，识别存在的问题，并思考改进的方法。这包括回顾沟通过程中的语言使用、非言语行为、信息传递的准确性及患者的反馈等。通过不断地进行自我提升，医师可以逐渐掌握更加高效、人性化的沟通技巧，为患者提供更加优质的医疗服务。

第三节　诊断和确定治疗计划时医患沟通案例

一、因确定治疗计划时沟通不当引发的医患纠纷案例

（一）案例介绍

2016年7月26日，刘某因"发现胃息肉9天"入住某医院消化科。根据刘某陈述的病情、存在的症状及相关检查结果，术前拟诊断为胃息肉。经治医师建议于2016年7月27日行胃息肉电凝电切术。出院诊断：①胃息肉。②慢性胃炎。③高血压1级（中危组）。2017年8月18日，刘某出现腹痛、上腹胀的症状。2017年10月10日，刘某通过胃镜检查发现"胃体大弯侧见一枚钛夹"。2018年3月2日，刘某再次入院，入院诊断：①药物性肝炎。②脂肪肝。③高血压1级。④坐骨神经痛。⑤慢性胃炎。此后，刘某前往多家医疗机构进行治疗，其间共支付医疗费18689.24元。刘某将此事诉至法院，并申请进行鉴定。某鉴定所的鉴定意见：①医生的诊断、检查等诊疗行为符合诊疗规范。但医方在手术知情同意书中未明确告知"胃镜手术的具体实施过程或方案"及"有无其他治疗方案及其利弊"，存在"沟通不充分"

的过错。②关于因果关系及原因力，患者陈述"手术时胃中放置钛夹不合理，导致术后身体变差，患药物性肝炎"缺乏依据，故不能认定医方在诊疗过程中存在的"沟通不充分"过错与患者所述"术后身体变差，患药物性肝炎"之间存在因果关系。关于刘某所称术后不适引发"抑郁症"的问题，因该疾病的诊断与特定事件因果关系的鉴定属精神病学司法鉴定范畴，超出鉴定业务范围。鉴定意见最终认定，根据现有材料，该医院对患者刘某的诊疗过程中存在"告知不充分"的过错；但不能认定上述过错与患者所述"术后身体变差，患药物性肝炎"的损害后果之间存在因果关系。

（二）处理结果

法院经审理后认为，根据鉴定意见，不支持刘某的赔偿请求。

（三）案例评析

刘某因胃息肉在某医院接受电凝电切术，术后发现体内遗留钛夹，并随后出现多种健康问题。经鉴定，医院的诊疗行为基本符合规范，但手术知情同意书存在"沟通不充分"的过错。然而，鉴定意见认为钛夹对人体无害，且未发现医院过错与刘某术后健康问题之间存在因果关系。此外，刘某所称的"抑郁症"与医疗事件的关联性也无法确定。在此次纠纷中，虽然法院未支持刘某的赔偿请求，但如果医务人员在细节上能够充分沟通到位，此次纠纷或许可以避免。

（四）经验总结

医务人员在医疗活动中若未履行说明义务，并不意味着一定要承担侵权责任。只有在其行为符合一定条件时，医疗机构才需承担责任，这些条件即构成侵害患者知情同意权的侵权责任的要素。若医务人员未违反说明义务，且未履行说明义务与损害事实之间不存在因果关系，均不应要求医方承担赔偿责任。在本案中，医方在诊疗过程中虽存在告知不充分的过错，但该过错经司法鉴定并未造成患者的实际损害，故医方不应承担侵权责任。然而，今后医方应更加注意，对一些治疗手段要尽量描述清晰，以避免类似事件再次发生。

同时，在沟通过程中，需要通过规范的病历来记录沟通的有效性。病历书写不仅是医疗活动的记录，也是医师与患者之间沟通的桥梁。病历是医师向患者及其家属传递医疗信息的重要渠道。清晰、准确的病历能够让患者更好地了解自己的病情、治疗方案及潜在风险，从而增强患者对医师的信任和理解。通过病历，医师可以详细记录患者的病史、检查结果、诊断以及治疗计划，以便患者及其家属全面了解治疗过程及结果。此外，在医患纠纷中，一份规范、准确的病历可以为医师及患者提供法律保障。病历记录应及时、准确，真实反映患者的实际情况。对于患者的病情变化、检查结果及治疗措施等，医务人员应及时进行记录和更新，以确保病历的完整性和准确性。

知识链接

医疗机构及其医务人员应当按照国务院卫生主管部门的规定，填写并妥善保管病历资料。

——《医疗纠纷预防和处理条例》第十五条

二、因特殊治疗中沟通不充分导致患者利益受损案例

（一）案例介绍

2001 年 8 月，武某被确诊为"局限性 B 期前列腺癌"。同年 10 月 13 日，他在某医院接受了双侧睾丸切除术，术后开始服用缓退肿瘤药物。在咨询了某军区医院的专家后，武某于 2001 年 11 月 19 日转入某肿瘤医院接受治疗。

从进入肿瘤医院之日起至同年 12 月 14 日，武某的治疗方案由肿瘤医院的医师制定，包括确定中子剂量、照射野和定位设备。随后，在某物理研究所，利用 35 兆赫（MeV）质子直线加速器快中子治癌研究装置，由该所工程技术人员操作设备，双方共同完成了对武某的快中子治疗。治疗结束后，武某会阴部皮肤出现明显的色素沉着，肛门口皮肤有湿性剥脱现象。

2002 年 1 月 10 日至 2 月 18 日，武某再次入住肿瘤医院。病历记载，他的会阴部及肛门部位有湿性反应脱皮及少量渗出物。同年 7 月，武某出现持续低热，大便带有黏液和血丝，小便不畅。8 月 22 日，他转入某人民医院治疗，入院时查体发现会阴部皮肤干燥发黑，肛门分泌物呈黏液脓样并带血丝，骶尾部皮肤破溃，有脓性分泌物。经过治疗，武某于同年 12 月 5 日出院。

2003 年 1 月，武某在某肿瘤医院接受了横结肠造瘘术。2 月至 5 月间，为治疗骶尾部皮肤破溃，他分别在某部队医院、某中医医院接受了中西医结合治疗。同年 5 月，武某再次入住肿瘤医院，其间发现腹股沟溃疡。8 月 1 日，他接受了输尿管造瘘术。10 月 12 日，某军区医院为武某彻底清除了坏死的盆腔脏器，并进行了左腿高位截肢手术。诉讼期间，武某仍在接受治疗，情况有所好转，未见肿瘤复发及转移迹象，局部残留少量脓性液体通过骶尾部引流后有所改善。

2004 年 2 月，经某高级人民法院鉴定，武某的劳动能力完全丧失，伤残率为 90%。

（二）处理结果

法院一审认为，某物理研究所和某肿瘤医院共同构成了对武某的侵权，应对他的经济损失承担连带赔偿责任。武某在某军区医院的住院费、特护费、护工费，以及肿瘤医院为他支付的电动防褥疮垫、翻身架、尿垫、轮椅费用，由肿瘤医院和物理研究所各负担一半。同时，两家机构还需各自赔偿武某补助费、护理费、住院期间补助费、营养费、交通费、住院期间取暖费、购置轮椅费等经济损失 91364.17 元。

武某以精神损失应当得到赔偿为由提出上诉，某物理研究所则坚持原审答辩意见并提出上诉。

法院二审认为，某物理研究所和某肿瘤医院对武某的损害后果构成了共同侵权，并应共同承担赔偿责任。武某在某军区医院的住院费、特护费、护工费以及肿瘤医院为他支付的电动防褥疮垫、翻身架、尿垫、轮椅费用，由肿瘤医院负担 60%，物理研究所负担 40%。同时，肿瘤医院需赔偿武某伤残补助费、护理费、住院期间补助费、营养费、交通费、住院期间取暖费、购置轮椅费等经济损失 109637 元，物理研究所则需赔偿 91364.17 元。

（三）案例分析

本案中，对于实施快中子放射治疗试验这一具有高度风险性的医疗行为，主管部门明确规定患者需签署自愿接受快中子治疗意见书。快中子治癌专家组所制定的治疗程序及安全措施也明确要求，在治疗前要向患者、家属或患者组织代表详细介绍快中子治疗的意义、目的、疗效，以及可能发生的并发症，由患者决定是否接受治疗并签字入档。这已明确确定了两被告的告知义务。

从理论上讲，由于该治疗属于试验性医疗，其技术的成熟性尚待验证，医疗单位应当承担更严格的告知义务。然而，两被告未履行此告知义务，过错明显，应当对武某在接受该医疗过程中因其风险性所造成的损害承担责任。当然，如果本案基于当事人选择权以无过错责任原则下判，由于两被告未告知武某及其家人快中子治疗可能产生的不良后果，不能以原告自愿接受损害构成故意为抗辩事由，两被告对于武某的损害赔偿责任依然成立。

（四）经验总结

医疗机构及其医务人员的告知义务与患者的知情权、同意权是医疗行为中不可或缺的重要组成部分。它们将医疗风险合理地在患者与医疗单位之间进行了分担，使双方能够根据情况各负其责。即如果医疗机构履行了告知义务，患者选择实施该医疗行为，并在发生纯粹基于医疗行为本身的风险性所产生的实际损害时，由患者自己承担该损害；相反，如果医疗机构未履行告知义务，并发生基于医疗行为本身的风险性所产生的实际损害时，则由医疗机构就此承担损害赔偿责任。

本案中，对于实施快中子放射治疗试验这一高风险医疗行为，相关部门已明确规定了严格的告知程序和要求。然而，两被告却未履行这一告知义务，导致武某在接受治疗过程中遭受了严重的损害。这再次提醒我们，医疗机构和医务人员必须严格遵守相关法律法规和医疗规范，充分履行告知义务，尊重患者的知情权和同意权，以确保医疗行为的安全性和有效性。

三、因手术前沟通不充分导致患者利益受损案例

（一）案例介绍

1999 年 6 月 21 日，原告陈某（女，1975 年生）前往某专科医院就诊，诊断结果为：左眼复发性结膜囊肿（术后复发），需进行手术摘除。同月 24 日，原告在该医院接受了左眼脂肪瘤摘除术。1999 年 7 月 2 日，原告出院。术后，原告感到左眼上睑下垂，无法睁眼，遂于同年 10 月 19 日再次前往被告医院就诊，被收治入院，并于同月 22 日接受了左眼上睑下垂矫正术。术后，原告左眼能微微睁开，但仍受限。同月 26 日，原告出院。随后，原告前往另一家医院就诊，被告知其左上睑下垂系提上睑肌损伤所致。原告遂以被告医院在治疗过程中存在过错为由，向上海市某区医疗事故鉴定委员会申请医疗事故鉴定。该委员会于 2000 年 8 月 28 日出具鉴定书，鉴定结论为：本医疗事件不属于医疗事故范畴。原告收到鉴定书后，于 2000 年 10 月 24 日向原审法院提起诉讼，认为被告医院在术前未向其告知术后可能发生的并

发症，且在手术中割断了提上睑肌，要求被告医院承担过错赔偿责任，共计250000元。

在原审审理过程中，原审法院就被告医院在为原告施行手术过程中是否存在过错以及过错程度等内容，委托上海市某区医疗事故鉴定委员会进行补充鉴定。该鉴定委员会出具的补充意见为：①原告术后左眼上睑下垂属于手术并发症，被告医院在手术过程中操作无不当之处。②被告医院手术前的谈话记录不够完善，但与治疗过程和结果无直接关联。审理中，被告医院表示愿意基于人道主义角度，补偿原告30000元。

（二）处理结果

法院裁定：被告医院在判决生效后十日内赔偿原告医疗费、误工费、残疾者生活补助费、车旅费、精神损失费共计62388.47元。案件受理费12520元，由原告承担3000元，被告医院承担9520元。

（三）案例评析

医院作为从事医疗服务这一特殊行业的机构，其执业活动不仅应当以救死扶伤、防病治病为宗旨，还应当严格遵守相关法律法规的规定，以确保患者的基本权利不受侵犯。在医疗关系中，患者享有的基本权利主要有两点：其一，充分了解医疗活动所含风险的权利；其二，获得适当、合理治疗的权利（合理与否以现有医学水平及有关法规、操作规程为判断标准）。基于此，在医疗活动中，医疗行为的实施者负有两项基本义务：一是详尽告知患者手术及特殊治疗的风险，并征得患者对该治疗方法的同意；二是进行适当、合理的治疗。医疗机构在违反这些基本义务时，应当承担相应的法律责任。

患者对手术的同意及对手术后果的接受应当建立在对手术风险充分认识的基础之上，否则不能视为真正意义上的同意。医院无法提供术前告知提上睑肌断裂这一术后并发症的有力证据，未完全向原告明示术后风险，导致原告丧失了选择手术与否的机会，并造成了严重后果。因此，被告医院应当就此承担民事侵权责任。

（四）经验总结

尽管在本案审理之前，我国新闻媒体已有法院审理同类案件的报道，但本案仍具有其独特性，足以成为我国侵害患者知情权的医疗损害赔偿案件中的一个重要案例。本案在我国医疗纠纷诉讼史上具有重要意义。在本案的审理过程中，二审法院并未就事论事，而是根据我国相关法律法规的规定，认真听取了原告提出的事实和理由，并就本案涉及的患者知情权保护等法律问题召开了有民法学家参加的专家讨论会，进行了深入的理论研究工作。

在本案的判决中，法官就患者是否享有知情权、医师未履行告知义务是否构成医疗过错、侵权行为构成要件及责任承担等法律问题进行了详细缜密的分析，并在此基础上进行了公正的判决。法官认为：

第一，根据我国相关法律法规的规定，明确告知患者手术真实情况是医院的法定义务。同时，患者享有对治疗后果的知情权，并在此基础上权衡利益轻重以选择是否接受治疗。患者知情权是公民人身权的组成部分，是一种与公民生命健康权密切相关的人格权利。

第二，侵害患者知情权的实质是侵害了患者的选择权。即被告医院未完全向原告明示术后风险，导致原告丧失了选择手术与否的机会，并造成了严重后果。

第三，医师未履行法定告知义务，侵害患者知情权本身就是一种医疗过错。医院在医疗活动中，其执业活动不仅应当以救死扶伤、防病治病为宗旨，还应当严格遵守有关法律法规的规定，以确保患者的基本权利不受侵犯。在此方面，法官的观点拓展了人们的思路，与《医疗事故处理条例》的有关规定完全一致。

第四，侵害知情权的行为属于民事侵权行为，其责任承担与否应基于该行为是否符合侵权责任的构成要件，即行为人行为违法、行为人本身有过错、有损害后果、行为和损害后果之间存在因果关系。因此，侵害患者知情权并不必然承担损害赔偿责任，只有在侵权行为造成患者财产损害和（或）精神损害的情况下，行为人才需承担损害赔偿责任。

该案判决对规范医务人员的医疗行为和加强自我保护也具有警示作用。首先，在术前应明确向患者告知有关医疗风险，包括术中及术后可能出现的不良后果，如难以避免的并发症等。其次，应当注意详细记载术前谈话的内容。正如判决中所述，由于医患双方当初动态的谈话无法再现，而谈话记录则可以认定为是医患之间谈话的静态留存，这正是要求书面详细记载谈话内容的证据学意义所在。最后，应当注意书面记载的方式。在本案中，被告在说明手术可能出现的问题时，采用了穷尽式列举的方式，而正是这种不当的记载方式导致事后被法庭认定为在告知方面存在瑕疵。众所周知，医疗行为的结果具有相当程度的不确定性，任何人均无法详尽列举医疗行为可能导致的所有不良后果。在此情况下，应当采取非穷尽式列举方式，并附加"兜底式条款"，即在列举主要问题后，增加"其他可能出现的不良后果"等类似内容。如果本案谈话记录中载有上述条款，则最终的判决结果可能是完全相反的，至少被告会有较大的抗辩空间。

四、因患方不予配合抢救而免除医疗机构责任的案例

（一）案例介绍

2007年11月21日15时40分，孕妇李某因感冒、畏寒、咳嗽等症状，在自称其丈夫的肖某的陪同下，前往北京某医院呼吸内科就诊。肖某告知医生，患者已怀孕9个月，且从未进行过孕期体检。医院经查体发现，患者病情危重，且经济状况欠佳。鉴于此，医院决定在患者欠费的情况下，开通绿

色通道，将其收入院治疗。妇产科、ICU、麻醉科等多科室联合对患者进行了积极抢救，并紧急邀请外院专家会诊。其间，李某病情恶化至昏迷状态，医院为挽救其母亲及胎儿的生命，建议立即施行剖宫产手术。然而，终因肖某拒绝签字、不同意手术而未能施行。患者李某病情持续危重，于当日晚间因救治无效不幸离世。

2008年1月，李某父母将医院诉至法院，要求医院予以赔偿。诉讼过程中，因卫生行政部门已就本病例发表了意见，区医学会表示不再进行医疗事故技术鉴定工作。经患者父母申请，法院委托鉴定机构对医院的诊疗行为是否存在过错，以及该过错与患者的死亡后果之间是否存在因果关系及过错参与度进行鉴定。乙鉴定机构出具的鉴定意见书认为，患者最终死亡与其病情危重、复杂、疑难，病情进展迅速，临床处理难度较大等综合因素密切相关。同时，医患双方在临床决策上存在较大差异，患方依从性等因素也对临床诊疗过程及最终结果产生了一定影响。医院存在的不足对患者的最终死亡无明确因果关系。

（二）处理结果

法院裁定：该医院向李某父母共支付 × 万元。

（三）案例评析

一审法院审理认为：本案中，某医院已履行了医疗方面法律法规所规定的义务，而患方不予配合治疗，这些因素共同导致了患者的最终死亡。因某医院的医疗行为与患者的死亡后果之间不存在因果关系，故不构成侵权，不应承担赔偿责任。但考虑到实际情况，该医院提出可给付李某父母适当的经济补偿，法院对此予以认可。据此，法院判决：该医院向李某父母共支付 × 万元。判决后，李某父母不服，上诉至二审法院，要求撤销原判，支持其原诉讼请求。二审法院审理认为：原审法院综合本案的实际情况，认为可由医院给付李某父母适当经济补偿，并酌情确定了补偿数额，这一判决并无不当，应予维持。最终，二审法院于 2010 年 4 月做出终审判决：驳回上诉，维持原判。

（四）经验总结

本案一度经媒体广泛报道，引发了社会的广泛关注和热烈争论。对于被诉医疗机构是否应当承担责任，存在正反两种观点。相当一部分人认为，从"生命权至高无上"的原则出发，医院未实施剖宫产手术以挽救李某的性命，因此应承担责任。另一种观点则认为，在当前制度框架下，若未取得李某本人或肖某的签字同意，医院为了挽救李某的生命而采取手术措施，那么无论抢救与治疗的结果如何，肖、李二人均有权要求医院承担侵权责任。救人的目的只能作为减免责任的理由，而不能作为合法性的抗辩。这两种观点中，后一种观点更符合理论要求和当时的制度规定。

我们首先从理论层面进行探讨。生命权是自然人的基本权利之一，是其他权利的基础。然而，生命权也可能与其他基本权利发生冲突。在各国实践中，生命权与公民自决权、宗教信仰自由等其他宪法权利发生冲突并让步于后者的案例并不罕见。例如，宗教信徒有权为了信仰的纯洁而拒绝输血；植物人可以选择放弃维持生命，以有尊严地死亡；癌症患者可以拒绝能够延长其生命的手术疗法，医院无权为了救人而采取违背患者自决权的措施。

接下来，我们来看制度层面的规范。我国关于患者知情同意权的规定散见于多部法律和其他规范性文件中。

《医疗事故处理条例》第十一条规定："在医疗活动中，医疗机构及其医务人员应当将患者的病情、医疗措施、医疗风险等如实告知患者，及时解答其咨询；但是，应当避免对患者产生不利后果。"

《医疗机构管理条例》第三十三条规定："医疗机构施行手术、特殊检查或者特殊治疗时，必须征得患者同意，并应当取得其家属或者关系人同意并签字；无法取得患者意见时，应当取得家属或者关系人同意并签字；无法取得患者意见又无家属或者关系人在场，或者遇到其他特殊情况时，经治医师应当提出医疗处置方案，在取得医疗机构负责人或者被授权负责人员的批准后实施。"

《医疗机构管理条例实施细则》第六十二条规定："医疗机构应当尊重患者对自己的病情、诊断、治疗的知情权利。在实施手术、特殊检查、特殊治疗时，应当向患者做必要的解释。因实施保护性医疗措施不宜向患者说明情况的，应当将有关情况通知患者家属。"

从上述规定可以得出如下结论：医疗机构为患者施行手术、特殊检查或者特殊治疗时，在不会对患者产生不利后果的前提下，必须征得患者同意，并应当取得其家属或者关系人同意并签字；无法取得患者意见时，应当取得家属或者关系人同意并签字；无法取得患者意见又无家属或者关系人在场，或者遇到其他特殊情况时，方可由经治医师提出医疗处置方案，在取得医疗机构负责人或者被授权负责人员的批准后实施。这些规定均体现了尊重患者基于人格权所产生的自由决定权的精神。

毋庸置疑，无论从理论层面还是制度层面来看，患者李某对其是否接受剖宫产手术具有决定权。本案中，李某在有意识时并未签署手术同意书。其丧失意识后，医院虽按照规定多次向自称李某丈夫并陪同就诊的肖某告知病情危重、必须手术治疗，否则会危及患者生命，但肖某始终不同意医院为李某实施手术。医院在未取得患者或其陪同家属签字同意的情况下，未给患者施行手术，而是尽其所能对患者进行了相应处置。最终，李某不治身亡。在此案中，救人与守法似乎成了一对矛盾。救死扶伤是医院的法定职责，遵守法律法规同样是医院的法定义务。任何人都无权要求医院以任何理由违反法律法规的禁止性规定，更不能让医院因遵守法律而承担法律责任。司法鉴定机构的鉴定结论也确认，患者最终死亡与其病情危重、复杂、疑难，病情进展迅速，临床处理难度较大等综合因素密切相关。同时，医患双方在临床决策上存在较大差异、患者依从性等因素，也对临床诊疗过程及最终结果产生了一定影响。医院存在的不足对患者李某的最终死亡无明确因果关系。据此，法院认定医院的医疗行为与患者的死亡后果之间不存在因果关系，不构成侵权，不应承担赔偿责任。

应当说，新制度的设立，不仅需要理论支持，更需要长时间的实践检验。当患者不能正确表达自己的意志时，是由医疗机构依据专业知识和经验制定治疗方案并实施，还是由大多不具备医学专业知识的患者家属决定是否接受手术、特殊检查或治疗，这并非简单地从表面上看似有利于患者的角度就能确定的。它还涉及道德、伦理、信仰等诸多因素，尚待进一步的法律规定来明确。

第七章

护理工作中的医患沟通

医师与患者间的良好沟通，为疾病的准确诊断与有效治疗奠定了坚实基础，而护士与患者之间顺畅的沟通，则能够传递深情厚谊、表达深切关怀、提升患者的治疗依从性，减轻其身心双重压力，有助于护士工作的高效开展，构建和谐的护患关系。因此，深入探讨护患沟通的理论与实践问题，具有极为重要的现实意义。相关调查显示，临床中高达 80% 的护患冲突源于沟通无效。通过实施有效沟通，能够增进护患间的相互信任，赢得患方的全力支持与积极配合，显著降低护患纠纷的发生率。熟练掌握并灵活运用护患沟通技巧，从而加强沟通的有效性，对于缓和护患关系、促进其和谐发展具有举足轻重的作用。

第一节　护患沟通的内容与形式

一、护患沟通的基本内容

（一）护患沟通的基本概念

护患沟通，实则是指护士与患者及其家属之间所进行的信息交流与情感互动的全过程。它包括与患者疾病护理及康复直接或间接相关的所有信息，以及护患双方在心理、情感等多个层面的互动。通过这一过程，护士能够全面收集患者生理、心理等多方面的信息，为治疗与护理工作的顺利推进提供有力支撑。护患沟通作为医患沟通的重要组成部分，同样也是护士人际沟通的核心内容。基于护理核心制度的有效护患沟通，是建立良好护患关系、确保护理工作高质量安全完成的前提条件。

（二）护患沟通的重要性

早在 19 世纪，护理专业的奠基人南丁格尔女士便在其著作《Notes on Nursing》中，用整整一章的篇幅深刻阐述了护理工作中沟通的重要性。她明确指出："要使千差万别的人得到治愈与康复，这本身就是一门精细的艺术，而沟通技巧在其中扮演着至关重要的角色。"有效的护患沟通，是减少医疗纠纷、保障护理服务质量的前提与基石。

1. 践行生物－心理－社会医学模式　西医学护理观强调，在对患者进行治疗与护理的过程中，必须将其视为一个有机整体，全面考虑其生物特性、心理状态，以及社会环境等多重因素。护患沟通作为实现这一理念的关键手段之一，有助于护理人员为患者提供更为全面、个性化的治疗与护理服务。

2. 推动整体护理模式的实施　整体护理以现代护理观为指引，以患者为中心，以护理程序为方法，对患者实施全方位的护理。护理程序的首个步骤便是护理评估，这一步骤至关重要。评估过程中需要收集大量资料，而成功的护患沟通能够使双方获取到关键信息，从而为个性化整体护理方案的制定与实施提供充分的依据。因此，为达到高质量的护理效果，每一位护士都应熟练掌握护患沟通技巧，并在护理实践中加以运用。

3. 落实护理核心制度　护士在日常护理工作中需要严格执行身份识别、交接班、抢救等各项护理核心制度，而在落实这些制度的过程中，护患沟通发挥着不可或缺的作用。有效的护患沟通能够确保护理核心制度的顺利落实，有助于明确护理目标、保障护理措施的有效执行，以及促进护士的自我管理。

4. 提升护理人文关怀水平　《护士条例》第三章第十八条明确规定，护士应当尊重、关心、爱护患者。现代护理以人为本，人文关怀是护士以人道主义精神对患者的生命与健康、权利与需求、人格与尊严所给予的真诚关心与关注。它是护患沟通的重要思想基础，而护患沟通则是人文关怀在临床护理中的具体体现与应用。

5. 促进护患关系的融洽发展　护患关系是在护理工作过程中，护士与患者在相互尊重并接纳彼此文化差异的基础上，所形成和发展的一种具有工作性、专业性和帮助性的人际关系。它以患者的治疗和护理为核心，直接影响着患者的心理变化，与患者的康复进程密切相关。积极有效的护患沟通能够缩小护患之间的心理距离，增强患者对护士的信任与理解，进一步完善护患关系，为护理工作的顺利实施营造良好的氛围。

6. 减少护患纠纷的发生　护患纠纷是指在护理过程中，以护理人员为主体的人群与以患者为中心的人群之间所发生的纠纷。其形成和存在受到多方面因素的影响，如信息不对称、沟通不畅、服务质量问题、患者期望值过高、医院管理不善、就医体验不佳等。相当一部分护患纠纷并非由护理技术服务问题所引起，而是源于护患之间沟通不畅或交流质量不高。有效的护患沟通能够拉近护患之间的距离，避免潜在冲突的爆发，显著减少护患纠纷的发生。

（三）护患沟通的影响因素

护患沟通过程中，诸多因素交织影响，既包括护患双方的个人特质，也涉及沟通时的环境背景，以及沟通所依托的组织与媒介。

1. 个人因素　理论研究与实践经验均表明，人乃生理、心理与社会层面的有机统一体。个人因素，包括生理状况、心理状态、社会文化背景等，均对护患沟通的效果产生直接或间接的影响。

（1）生理因素　就患者而言，影响护患沟通的生理因素多种多样，如疾病症状（疼痛、呼吸困难、头晕等）、治疗不良反应（药物所致的嗜睡、恶心、情绪波动等）、身体永久性缺陷（弱视、痴呆等），以及年龄因素（如幼儿、老人等）。对于护士而言，身体疲劳、自身健康问题等也可能成为沟通的障碍。因此，护士在沟通时，需调整好自身状态，细致评估生理影响因素，并主动寻求应对之策。如遇特殊疾病状态的患者，如气管插管、听障人士等，应采用画板等特殊形式进行沟通。

（2）心理因素 人的个性心理特征和心理过程千差万别，护患沟通中往往受到双方情绪、个性、认知等心理因素的深刻影响，有时甚至可能引发护患纠纷。①情绪：喜、怒、哀、乐、悲、恐、惊等情绪均可对护患沟通的有效性产生直接影响。护士可能因工作压力、职业倦怠、个人生活困扰等因素而情绪不佳，表现出沟通不耐心、态度冷淡、解释不清等问题，使患者感到被忽视或不被理解。患者则可能因疾病恐惧、身体不适、经济负担，以及焦虑抑郁等消极情绪而干扰信息传递或接收。因此，护士应当具备敏锐的观察力，及时发现并关注患者的情感变化，同时学会调整自己的情绪，以确保沟通有效。②个性：个性反映了一个人对现实的态度和行为方式的心理特征。一般而言，性格热情、健谈、开朗、善解人意的人更易于与他人沟通；而性格孤僻、内向、冷漠、狭隘的人则较难与人沟通。护士作为主动沟通者，应结合自身个性特点，认识并理解患者的性格类型，努力做到知己知彼、扬长避短，不断纠正不利于沟通的个性因素。③认知：指个体对周围环境事件的观点和看法。由于护患双方的经历、教育程度、生活环境等存在差异，其认知信息的深度、广度和类型也各不相同。因此，护士需不断提升自身专业知识水平、沟通技巧，同时提高患者对医学知识的认知水平。④态度：指人对接触到的客观事物所持的相对稳定的心理倾向，这种心理倾向以不同的行为方式表现出来，对人的行为具有指导作用。积极、诚恳、热情的态度有助于护患沟通的顺利开展。

（3）社会文化因素 文化因素，包括价值观、文化习俗、社会角色、语言等，它规范并调节着人们的行为，对护患沟通产生深远影响。①价值观念：价值观念是人们对事物重要性的判断标准，用以评价现实生活中的各种事物并指导自己行动。患者因价值观不同，对疾病、治疗和护理的期望和态度也会有所不同；护士的个人价值观也会影响其与患者的交流方式和内容。如果护士过于强调医疗技术和效率，可能会忽视患者的情感需求。因此，护士应秉持以患者为中心的原则，关爱和尊重患者的价值观。②文化习俗：不同的文化传统塑造了不同的沟通方式。文化传统相同或相近的人在一起会感到亲切自然，容易建立相互信任的沟通关系。当护患双方文化传统有差异时，理解并尊重对方的文化传统将有助于沟通的顺利进行。③社会角色：不同的社会角色关系对应不同的沟通模式，只有符合社会所认可的沟通模式，才能得到人们的接纳，沟通才可能有效。护士被社会赋予了专业照顾者和健康指导者的角色，在与患者交流时，应稳重大方、理性而不冷漠、热情而不随意，以符合护士职业角色的沟通行为获得患者的认同和接纳。④语言特点：在护患沟通中，每个人的语言文字表达和使用能力均存在个体差异。同一事物、同一种信息可以有多种表达方式，同一种表达方式也可以有不同的意义。护士的语言可能减轻或消除患者的病痛，也可能加重患者的痛苦。因此，护士应重视并加强自己语言表达技巧的学习与运用。

2. 环境因素　护患沟通过程中，护患双方的情绪体验和沟通效果会受到沟通环境的影响。环境因素主要包括噪声、距离和隐秘性。

（1）**噪声**　是指护患沟通环境中所存在的与护患沟通行为无关的、对沟通产生干扰的声音。安静度是护患沟通的重要因素之一。护患沟通环境中的噪声，如病房铃声、仪器报警声及与沟通无关的谈笑声等，都会干扰沟通的进行。因此，护士在与患者交流前，应尽量排除噪声源，必要时可安排在医患沟通室等安静环境中进行交谈，以确保沟通的有效进行。

（2）**距离**　是指护患沟通过程中护患双方保持的空间间隔。心理学家研究发现，合理的距离有助于形成融洽合作的气氛；距离过大时，容易形成防御，甚至敌对或相互攻击的气氛；距离过小时，则容易产生压迫感，使隐私和自身安全得不到保护。因此，护士在与患者沟通时，应注意保持适当的距离，既让患者感到亲近，又不对其造成心理压力或形成敌对情绪。

（3）**隐秘性** 是指沟通环境的私密性和个体的隐私保护程度。当沟通内容涉及个人隐私时，若有其他无关人员在场，将会影响沟通的深度和效果。在护患沟通过程中，可能会涉及患者的一些个人隐私，患者通常不希望被其他患者知晓。因此，护士应考虑沟通环境的隐秘性是否良好，条件允许时可选择无人打扰的房间进行沟通，或注意降低说话声音等，以解除患者顾虑，确保沟通的有效进行。

此外，组织和媒介因素也对护患沟通产生重要影响。在日常护理工作中，完善合理的流程与制度、积极的护理团队文化均有助于信息的准确传递和执行。如何规范落实核心制度，借助信息系统、交班本等媒介因素保障有效沟通，显得尤为重要。

二、护患沟通的基本要求

（一）护患沟通的基本原则

有效的护患沟通是建立和谐护患关系的桥梁，对于提升患者满意度及治疗效果具有不可估量的价值，因此，应遵循一系列基本原则。

1. **以患者为本原则** 以患者为本的实质，在于对患者及其生命的深切尊重。2005 年，卫生部与国家中医药管理局联合倡导"牢固树立以患者为中心服务理念和为人民服务宗旨"。2021 年，《中华人民共和国民法典》人格权编的颁布，更是从法律层面推动了尊重生命的医患沟通理念。在护患沟通中，护士应将"以患者为中心"的理念贯穿始终，尊重患者，关注其需求，从而增进彼此间的信任。

2. **因患而言原则** 因患而言原则，其基石在于深入了解患者，理解其独特性与差异性。古希腊哲人苏格拉底有言："语言、药物、手术刀是医师的三大法宝。"语言位居首位，足见对医者沟通能力的极高要求。护士在护患沟通中，应根据患者的病情进展、身心状况及认知水平等个体化特征，科学调整沟通策略与表达方式，确保信息传递的准确性和适用性。需做到精准评估、系统分析，适时引导、有效落实，最终实现缓解患者病痛、提升护理质量的实践目标。

3. 为患者保密原则　其核心在于依法保护患者的合法权益。《护士条例》第十八条明确规定："应当保护患者的隐私。"《中华人民共和国民法典》进一步强调："医疗机构及其医务人员应当对患者的隐私和个人信息保密。泄露患者的隐私和个人信息，或者未经患者同意公开其病历资料的，应当承担侵权责任。"在护患沟通中，护士应严格遵守这一原则，尊重并保护患者的个人隐私，未经患者同意，不得泄露其任何个人信息、病情、病史或治疗方案等敏感信息。

4. 与患同情原则　其内涵在于真诚理智，同频共情。2005 年，卫生部与国家中医药管理局提出"温馨、细心、爱心、耐心，医疗服务更加贴近群众"。《护士条例》第十八条亦强调"护士应当尊重、关心、爱护患者"。在护患沟通中，护士应设身处地地理解患者的处境和感受，给予其充分的同情和关怀。通过真诚的情感表达和支持性的语言，传递出护理人员的关爱与支持，让患者感受到温暖与希望。

5. 医患共同决策原则　其核心在于具体、明确、全程、形式与主体的共同参与。《中华人民共和国民法典》第一千二百一十九条规定："医务人员在诊疗活动中应当向患者说明病情和医疗措施。需要实施手术、特殊检查、特殊治疗的，医务人员应当及时向患者具体说明医疗风险、替代医疗方案等情况，并取得其明确同意；不能或者不宜向患者说明的，应当向患者的近亲属说明，并取得其明确同意。"在护患沟通中，护士应与患者本人进行充分沟通，详细说明病情，明确治疗护理方案，并鼓励患者参与制定护理计划、目标及干预措施。在无法或不宜向患者说明的情况下，应及时向患者的近亲属告知相关信息。

（二）护患沟通的基本要求

护患沟通的基本要求对于营造良好氛围、获取准确信息、建立信任关系、保障护理质量和促进患者康复具有举足轻重的作用。

1. 主体平等

（1）平等对待所有患者　无论民族、性别、职业、地位或财产状况如何，均应一视同仁，给予同等的尊重与关怀。

（2）平等对待就医需求　树立正确的就医观念，共同构建公平、公正的就医环境，让每一位患者都能享受到优质的医疗服务。

（3）护患双方主体平等　护理人员和患者均受法律保护，享有法律规定的各项权利。这既规范了医疗护理服务行为，也规范了患者的就医行为，确保了护患双方的合法权益。

2. 尊重人格

（1）尊重患者人格　人格权益的保障是决定一个人在社会中是否受到尊重的关键因素。在护患沟通中，更应注重对患者人格的尊重与保护。

（2）尊重护士人格　护士肩负着保护人民健康的神圣职责，同时他们也是公民，同样需要被尊重和理解。

（3）相互尊重人格　护患之间的相互尊重是良好沟通的前提和基础。只有彼此尊重，才能建立起信任与合作的桥梁。

3. 科学认知

（1）科学认知患者　患者应被视为具有不同外在与内在特征的个体，包括性别、年龄、职业、学历、家庭背景、性格脾气、阅历心态、认知情志等。针对不同的患者，应采取不同的沟通方式和技巧，以满足其个性化需求。

（2）科学认知疾病　疾病种类繁多，病情轻重不一，治疗护理难易程度各异，患者心理状态也各不相同。因此，在护患沟通中，应充分考虑疾病的特点和患者的心理状态，选择恰当的沟通方式和语言，以提高沟通效果。

4. 严谨入微

（1）严格表述　在临床实践中，护士的每一个操作、每一次发药（包括药名、剂量、单位、给药方式等），以及每次测量生命体征等，都直接关系到患者的生命安全与健康维护。因此，护士应严格遵守操作规程，确保表述的准确性和严谨性。

（2）谨慎表述　在临床护理中，患者对护士的言语非常敏感。因此，护士在沟通过程中应谨慎准确表述，避免使用可能引起患者误解或不良后果的言辞。

（3）入微表述　在护患沟通中，对于老年患者、面带困惑的患者，以及病情较重或较难治愈的患者，护士应更加细致入微地表述信息。如减慢语速让老年人听清楚；用通俗易懂的语言解释复杂问题；对病情较重的患者多加鼓励和支持等。

5. 法治共享

（1）保护患者隐私　严格遵守医疗保密制度，不得泄露患者的个人信息和病情等敏感信息。这是保护患者隐私权的重要体现，也是医疗伦理和法律的要求。

（2）保护护士合法权益　保障护士的人格权益不受侵犯。对于妨碍医务人员工作、生活或侵害医务人员合法权益的行为，应依法追究法律责任。

（3）互相尊重　《中华人民共和国民法典》的总则编、人格权编、合同编和侵权责任编均包括医患关系的相关内容。在护患沟通中，双方应在保护合法原则的前提下，尊重彼此的人格权、遵守合同约定并避免侵权行为的发生。

6. 期望值管理

（1）患者期望值管理　患者的期望值受多种因素影响，包括其对疾病治愈或缓解的渴望、得到尊重和关心的需求等。然而，有时患者的期望值可能过高或不合理。因此，护士需要了解患者的期望值，并对其进行准确判断和客观评价。同时，通过引导和调整患者的期望值，结合家庭支持、心理疏导等措施，使提供的医疗护理服务质量能够更好地满足或超过患者的期望，从而提高患者的满意度。

（2）**护士期望值管理**　在临床护理中，护理人员应明确自身的期望值，并意识到患者可能因各种因素无法完全达到护士的期望值。此时，护士需要更新自身认识、改善内外部环境等，以更加包容和理解的态度对待患者。通过积极与患者沟通、了解其需求和困难，并共同努力寻找解决方案，使患者能够积极配合护理工作，共同促进患者的康复。

三、护患沟通的基本形式

护患沟通，作为医疗环节中不可或缺的一部分，其形式多样，依据沟通方式的不同，可细分为语言性沟通、非语言性沟通以及电子媒介沟通。

（一）语言性沟通

1. 概念　语言性沟通，是通过语言、文字或符号等载体进行的信息交流。唯有当信息发出者与接收者，即护士与患者双方，对信息内容达成清晰理解时，此种沟通方显其效。

2. 类型

（1）**书面语言**　以文字及符号为工具，传递信息的交流载体，诸如护理记录、健康教育册页、病情告知书等皆属此类。其不受时空之限，传播范围广泛，兼具标准性与权威性，且便于存档，以备查阅或复核。

（2）**口头语言**　为最常见且直接的沟通方式，以语言为媒介，如询问病情、进行护理评估、阐释护理措施等。此方式信息传递迅速，反馈及时，灵活多变，适应面广，且可信度较高。

（3）**类语言**　乃伴随沟通而生的声音元素，包括音质、音量、音调、语速、节奏等。其能影响沟通者的注意力，同时传递沟通者的情绪与情感。护士与患者交谈时，应保持适中音量、清晰音质、恰当音调、适宜语速与节奏，以使患者明晰理解信息，同时传递出护士的关怀与专业精神。

（二）非语言性沟通

1. 概念 非语言性沟通，指不借助词语，而通过身体语言传递信息的沟通形式。其伴随语言沟通而存在，包括面部表情、目光交流、手势、身体姿态、气味、着装、沉默，以及空间、时间、物体的运用等。

2. 类型

（1）环境 可分为物理环境与人文环境。物理环境包括医院建筑结构、病房布局、光线明暗、病床高度、噪声控制等；人文环境则涉及患者是否需要私密空间，环境是否符合其社会文化背景，能否满足其隐私需求等。护患沟通环境的布置与选择，彰显出护士对沟通的重视程度。

（2）空间 美国精神病学家及系谱学家罗伯特·索默认为，每人皆有一个心理上的个体空间，此空间犹如无形的"气泡"，为个人所划定的心理领地。一旦领地遭他人侵犯或占据，便会产生极度不适之感。故与患者沟通时，应注意控制、调节双方距离。护患间理想沟通距离，需视沟通性质与目的而定。①亲密距离（0.5 米以内）：适用于亲密护理操作，如伤口处理、口腔护理等。②个人距离（0.5～1.2 米）：适用于日常护理交流，如病情询问、健康教育等。③社交距离（1.3～3.5 米）：多用于正式场合，如病房巡视、向患者家属介绍病情等。

（3）仪表 包括个人修饰及着装等，能向他人展示其社会地位、健康状况、婚姻状况、职业、文化素养、自我概念及宗教信仰等信息。仪表影响沟通双方对彼此的感知、第一印象及接纳程度。衣着整洁、规范的着装与良好的仪表形象，能增强患者的安全感。因此，护士应注重仪表之美，服饰搭配协调，施以淡妆，保持庄重，给人以精神饱满、清爽宜人、平和稳重之感，给患者留下美好印象，从而赢得其信任。

（4）**面部表情**　为非语言沟通中最为丰富的表达方式，通过面部肌肉的协调运动，传达情感状态或对信息的反应。护士温暖、友善的笑容，能缓解患者的紧张与焦虑，传递积极情感。微微皱眉，或可表示对患者病情的关切与思考。需注意保持表情的自然与真诚，避免虚假或夸张的表情，以免患者产生误解。

（5）**目光**　在人际沟通中，主动传递交流意愿是表达尊重的重要方式。目光接触作为核心的非语言行为，应以双方平视对视为理想状态，通过自然注视传递专注与倾听态度。护患沟通中，护士应保持与患者的目光接触，切勿长时间凝视，以免患者感到不适。温柔、专注的眼神，能让患者感受到被尊重与重视。当患者讲述病情时，适度眼神交流，能鼓励其继续表达。

（6）**姿势**　含手势及其他身体姿态，体现一个人沟通时的特定态度及所蕴含的特定意义，可反映其态度、情绪、自我概念及健康状况。护患沟通中，身体微微前倾，表示对患者的关注与倾听。清晰、明确的手势，可辅助语言表达，增强信息传递效果。

（7）**触摸**　是人际沟通中最亲密的动作之一，能够传递关心、安慰、支持等情感，是一种无声的慰藉。例如在护患沟通中，护理人员可通过轻握患者的手传递力量与勇气，或在患者悲伤时轻拍其肩膀以示安慰。但需注意，触摸也是一种易被误解的非语言表达方式。因此，运用时应谨慎选择接触部位与方式，严格遵循职业规范并尊重患者意愿，避免引发误会或不适。

（三）电子媒介沟通

1. 概念　护患沟通中的电子媒介沟通，指借助电子设备与技术进行的信息交流方式。其具有便捷、高效、可记录等优点，但亦存在一些局限性，如可能无法完全准确地传达情感与非语言信息。

2. 类型

（1）**电子邮件**　护士可通过电子邮件，向患者发送详尽的健康指导、复诊提醒等。患者亦可通过邮件向护士咨询问题，但回复或存在一定的时间延迟。

（2）**即时通信工具**　如微信、QQ、电话等，护士可与患者实时交流，解答疑问，了解患者出院后的康复情况等。但需注意保护患者隐私，确保沟通安全。

（3）**医院在线咨询平台**　患者可在平台上提交问题，护士将在规定时间内给予答复，提供及时、专业的医疗咨询。

（4）**视频通话**　对于行动不便或远程的患者，视频通话能让护士直观地观察患者的状况，进行病情评估与沟通，提供更为贴心的医疗服务。

（5）**医疗 APP**　一些医院开发了专门的医疗 APP，患者可在上面查看病历、检查报告，与护士进行文字或语音交流，享受便捷、高效的医疗服务体验。

第二节　护患沟通的技巧与方法

护士通过护患之间的有效沟通，助力解决患者的健康问题。在护士与患者的交流过程中，需巧妙融合语言沟通与非语言沟通两种方式，以传递信息、交流思想情感。护患沟通时，清晰的表达能力、准确的理解能力以及恰当运用沟通技巧，是推进有效沟通的重要基石。本节将深入讲解护患沟通中的语言技巧及倾听艺术，并着重阐述护理工作中的治疗性沟通技巧及特殊情境下的沟通策略。

一、护患沟通的语言技巧

（一）概念

护患沟通的语言技巧，是护理工作者与患者以语言为桥梁进行相互交流的技艺。在护理过程中，护士常需通过交谈来采集病史、收集资料、核对信息、执行护理操作、开展健康宣教，以及征求意见等。语言是护士与患者沟通的得力助手，恰如其分地运用这一工具，能消除患者的思想顾虑和心理负担，让患者感受到尊重与关怀，为建立良好的护患关系架起桥梁，同时促使患者积极配合治疗，助力康复。常用的语言技巧包括提问、阐释、核实（如复述、改述、澄清）等。

（二）语言技巧详解

1. 提问技巧 提问是获取信息和核对信息的有效途径，也是引导护患沟通围绕主题持续进行的关键方法。有效的提问能帮助护士获取更多、更准确的资料。

（1）提问方式 ①开放式提问：问题范围宽泛，不限制患者的回答，旨在引导和鼓励患者拓宽思路，畅所欲言，表达自己的观点、意见、想法和感受。多用于已了解患者基本情况后的心理评估等场景。需注意的是，提问时不宜过多引导，以免干扰真实信息的获取，但开放式提问并非随意提问，所有问题均应紧扣主题。②闭合式提问：将问题限定在特定范围内，患者回答的选择性较小，有时甚至只需简单回答"是"或"否"，或者"有"或"无"。护士可通过此方式在短时间内获取大量信息，多用于采集病史、核实或澄清患者的某些反应等情况，如询问患者的过敏史、手术史、外伤史、输血史等。③澄清式提问：在已有信息的基础上，通过进一步提问来明确该信息的含义，以避免误解和信息不准确。例如，"您能再具体解释一下吗？"

等。④反问式提问：采用质疑的方式引导患者思考，促使患者主动解答问题，从而激发患者的情感共鸣，使其更好地认识自己的状况。例如，"您不觉得这个问题……吗？"等。⑤具体式提问：在提出问题时，要求患者提供具体的信息和数据，以使问题更加精确，引导患者关注细节。例如，"睡眠不好是指不易入睡还是容易醒？出现睡眠问题有多长时间了？"等。

（2）提问注意事项　①选择合适时机：避免随意打断对方讲话，提问前原则上应向对方表示歉意，例如："对不起，我能问一个问题吗？"②遵循提问原则：首先是中心性原则，即提问应围绕沟通的主要目的进行，如对方是高血压患者，护士应围绕症状、饮食、用药情况以及相关社会心理因素等提问。其次是温暖性原则，即在询问过程中要关心患者的感受。③提问恰当：避免误导性提问，例如："您患的是……病，应该有……症状，难道您就没有这些症状吗？"同时，提问前最好对患者及其家庭的基本情况有所了解，以免因提问不当引起尴尬或不快。④控制问题数量：根据需要提问，问题不宜过多，最好分次提问。一次提问过多，会使患者感到应接不暇、不知所措，甚至可能产生反感情绪，敷衍或拒绝回答。

2.阐释技巧　阐释即叙述并解释，有助于患者认识问题、了解信息，消除陌生感和恐惧感，从而采取有利于健康的生活方式。例如，护士在给患者输液时，应主动告知患者输液的目的、药物的主要作用、不良反应，以及用药时的注意事项。

（1）阐释的运用　护患沟通中，阐释常用于以下情境：①解答患者的各种疑问，消除不必要的顾虑和误解。②进行护理操作时，向患者解释操作的目的及注意事项。③根据患者的陈述提出看法和解释，帮助患者更好地面对或处理问题。④针对患者存在的问题提出建议和指导。

（2）阐释的注意事项　①尽量为患者提供其感兴趣的信息。②将自己的观点、意见用简洁明了的语言阐释给患者，使其易于理解和接受。③在阐述观点和看法时，用委婉的口气表示你的观点和想法并非唯一答案，患者可以选择完全接受、部分接受或拒绝接受。

3. 核实技巧　在护患沟通过程中，护士用于验证自己对内容的理解是否准确所采用的沟通方法称为核实。核实有助于确保自己理解的内容与对方想要表达的内容一致，从而确定信息的准确性。

（1）核实的运用　①复述：重复患者所述的部分或全部内容。复述可让患者知晓护士已听到其所述内容，起到鼓励和引导患者进一步阐明本意的作用，还可协助患者表达想法和感受。②改述：用自己的语言将对方的话重新叙述，保持原意的同时突出重点或将其言外之意表达出来。例如，护士正在评估一位刚入院患者的不适症状，患者说："我这周换了一种降压药，偶尔觉得头晕目眩。"护士改述："您是说您在服用新降压药后感到头晕，是吗？"③澄清：弄清患者模棱两可、含糊不清、不够完整的陈述，同时试图获取更多信息。澄清的常见表达方式："您刚才的话，意思是……吗？""您刚才的话，可以这样理解吗？"④归纳总结：用简洁明了的语言将对方的主要意思概括出来，以进行核实。例如，护士正在评价一位脑栓塞患者用药后的治疗效果，患者说："我现在觉得右半边身体还是不听使唤，喝水、吃饭也经常被呛。"护士说："您刚才谈到了很多方面，主要是说目前的治疗还没有取得明显效果，是吗？"

（2）核实的注意事项　①将话题集中在关键问题上。②把握语言交流的节奏和时间。③避免给出意见。④避免随意插话。⑤避免过于笼统的概括。

4. 恰当反应　护患沟通过程中，护士的反应至关重要，它是使护患沟通达到目的的关键因素。

（1）恰当反应的方式　①回应：根据谈话内容和情境，护士可用点头、微笑、重复患者话语等方式及时回应患者，使用"是""好""是吗"等语言来应答，以显示自己重视患者的问题。恰当的回应可以起到鼓励患者继续交谈的作用。②沉默：沉默本身也是一种信息交流方式，是一种超越语言力量的沟通手段。沉默既可以表达接受、关注和同情，也可以表达委婉的拒绝和否认。关键是注意运用的时机和场合。例如，在患者勾起伤心事时，护士若能保持沉默，患者会感到护士很能体会其心情，真诚倾听其想法、尊重其感受。这时护士的沉默比交谈更能让患者感到舒适与温暖。③共情：指能深入对方的精神世界，从对方内心的参照系去体验其感受，并能准确地向对方表达你对他的理解。例如，患者说："我真没有想到我自己会得这么重的病。"护士可以采用共情的技巧告诉患者："我知道，这个意外让您感到无法接受，我理解您的内心感受和您现在的绝望。"接下来护士应用支持性的语言来帮助患者，这就是共情的作用。

（2）恰当反应的注意事项　①及时给予反应。②对等回应，结合沟通的内容，在深度、意义以及语言上给予对等的回应。③使用简单实际的语言，结合患者的文化背景、教育程度，使患者充分理解沟通内容。④注意观察患者的非语言行为，如面部表情、手势、眼神等，以了解患者的真实想法。

二、护患沟通的倾听技巧

（一）概念

倾听，乃是护理人员全神贯注地接收并深刻理解患者所传达的每一丝信息和情感。它绝非仅仅停留在听见患者话语的层面，而是要深入剖析其背后的深层意义、细腻感受与切实需求。倾听，作为护患沟通中的基石，是构筑良好护患关系的金钥匙。凭借有效的倾听，护理人员能够更精准地把握患者的病情状况、心理状态与期望诉求，进而提供更加贴心、更为专业的护理服务。

（二）倾听技巧

1.明确倾听目的　即要清晰为何而倾听。护士应深知，倾听是为了与患者交流思想、碰撞观点，旨在增进彼此了解，筑牢良好的护患关系。护士不仅要竭力理解患者的谈话内容，更要给予其充分的支持与鼓励，使其畅所欲言，确保谈话顺畅无阻。

2.专注倾听对象 意指将全部注意力聚焦于患者身上，仔细聆听其言语，细致观察其神色，力求精准把握患者的真实意图。专注，是有效倾听不可或缺的要素，既有助于深入理解患者的信息，又能激励患者继续敞开心扉。以下措施有助于培育护士在沟通中的专注力，提升沟通实效：

（1）排除环境干扰 ①甄选适宜场所：场所的选择直接关乎沟通双方的心理感受，进而影响倾听效果。应避免在噪声喧嚣的地方与患者交谈，如医院门诊大厅、病区走廊、护士站等，尽量寻觅安静、舒适的交谈空间，同时竭力规避电话、手机及他人的干扰。②选定恰当时间：不同时间点的环境氛围会对倾听效果产生迥异影响。应尽量避开治疗的高峰时段，减少环境干扰，如晨交班和医护查房时，这些时段人多嘈杂，不利于护士专心与患者沟通。③保持适当距离：交流双方的距离会对倾听效果产生微妙影响。一般而言，个人距离（0.5～1.2米）较为适宜。在一对一交流的情境下，应避免坐得或站得比患者高，保持与患者目光平视的位置，有助于专注倾听。

（2）调整自身因素 在排除环境障碍的同时，护士还需注重调整自身因素，包括：①深呼吸：当察觉到自己开始出现心不在焉或急于表态等影响有效倾听的行为时，可尝试深呼吸，有助于平复心绪，避免在沟通中打断患者，同时还可使大脑供氧充沛，保持清醒，专注于倾听。②探寻兴趣点：当患者的谈话内容纷繁复杂，或未围绕沟通话题展开时，要善于从患者繁杂或不清晰的话语中发掘出感兴趣或有价值的话题，并给予关注。③展现恰当的身体语言：积极、开放的身体语言，如愉悦时会心地微笑、兴奋时开怀大笑、惊奇时瞪大的眼睛，既是专注倾听的技巧，也是专注倾听的成果，能激发患者交流的热情，使双方更高效地投入沟通之中。④保持目光交流：将目光聚焦于患者，既有助于集中注意力，也能让患者感受到尊重与对其所讲内容的兴趣，使沟通更加顺畅有效。

3. 促进有效倾听　实现有效倾听包括四个方面：听取信息、理解信息、评估信息和回应信息。

（1）**听取信息**　指在沟通中，护士调动自身的听觉、视觉等感觉器官去听取并选择患者的语言信息及非语言信息，这是倾听过程的起点。人的大脑首先通过耳朵接收声音信息，随后通过眼睛等"倾听渠道"来探寻说话者的非语言信息，如身体语言、语调等所传递的佐证。有时，即便做出了倾听的选择，护士也可能因噪声、困惑、愤怒、厌倦、悲伤或敌意等原因而影响对信息的接收，这被称作"环境耳塞"或"情感耳塞"。在听取信息时，护士应竭力调整心态，克服"环境耳塞"或"情感耳塞"的干扰。

（2）**理解信息**　指倾听者在听取信息的基础上，达成对说话者所讲内容意义的共识。但倾听者往往会在理解信息这一层面遭遇难题，因为鲜有两个人会按照完全相同的方式解读同一个信息，而说话者也并非总能确切地表达自己的意图。这就要求护士注意捕捉患者的"弦外之音""言外之意"。为了尽可能准确地对信息做出合理阐释，避免歪曲，护士需移情地倾听。移情地倾听要求护士带着感情去倾听，设想自己处于患者的境遇会有何种感受与想法，这有助于理解患者的真实意图，准确解读信息。

（3）**评估信息**　指在沟通中，护士在确保自己已获取所需的关键信息并理解的基础上，对信息做出价值评判。评估信息的关键在于提出问题、分析证据、不妄下结论。为了保障信息评估的客观性，护士应力求心境平和、冷静客观，而非情绪偏激、心存偏见。

（4）**回应信息**　指倾听者通过语言、非语言的反馈告知说话者自己已听到并理解了沟通的内容。回应信息的技巧包括：①掌控不良情绪：若在护患沟通中，护士无法有效控制自己的情绪，内心就会产生强烈的冲动去打断患者的讲话，甚至与之争辩，从而造成人为的沟通障碍。②适时保持沉默：在恰当的时机保持沉默，能让患者感受到尊重与理解。③必要的语言回应：倾听时，为表明已听清患者的意思或理解、认可其观点，护士应在适当时机发出"嗯""哦""啊"等语音回应，或进行积极的语言反馈，使沟通更加深入地进行。④恰当的非语言暗示：倾听时，护士应运用诚挚、妥帖的非语言暗示回应患者，如用点头、微笑、手势等做出积极的反应，使患者感受到你愿意倾听其讲话，专注与其交流，有助于拉近彼此的心灵距离。

三、治疗性沟通的技巧

（一）治疗性沟通的概念

护患治疗性沟通，乃是指护理人员运用沟通作为干预的手段，于适宜时机展开针对性沟通，以求解决患者所面临的主要问题，此乃对护患沟通的深化与拓展。当下，护患治疗性沟通已在诸多临床专科的护理实践中广泛应用，其不仅助力患者减轻负面情绪、改善应对方式、提升治疗依从性，更能够满足患者整体护理的需求，进而提升患者的满意度。治疗性沟通模式，有别于传统沟通模式，其隶属于认知行为治疗范畴的一种干预举措，要求临床护士应当具备一定的专业知识与沟通技巧。

治疗性沟通，有广义与狭义之分。狭义的治疗性沟通，专指护理人员在实施治疗与护理操作之时，与患者的沟通，其主旨在于促使患者配合护理人员完成某项具体的治疗与护理操作。广义的治疗性沟通，则是指通过护患之间的沟通与交谈，能在一定程度上解决患者诸如生物、心理、精神、社会及环境等健康相关问题。

（二）临床护理环节的治疗性沟通

1. 入院护理

（1）患者主要心理特点　①焦虑：对疾病的未知、治疗过程的担忧、对医院环境的陌生，以及可能面临的疾病症状等，皆会引发焦虑情绪。②孤独：离别熟悉的生活环境与亲人朋友，置身于陌生的医疗环境中，易生孤独无助之感。③期望：期盼得到医护人员的高度关注与有效治疗，尽快恢复健康。

（2）护患沟通要点　①塑造良好的第一印象：护士应以热情、友善、专业的态度迎接患者，保持整洁的仪表与规范的着装，给患者留下可靠的印象。②主动介绍环境与相关制度：清晰、简洁地向患者介绍病房的布局、设施的使用方法，医院的作息时间、探视制度、陪护规定等，让患者尽快适应住院生活。③倾听：耐心倾听患者的陈述，包括病史、症状、个人基本情况等，以了解患者的生理、心理状态，获取准确、全面的信息，让患者感受到被关注。④关注患者的心理状态及疾病症状：敏锐地察觉患者的情绪变化，如焦虑、恐惧等，给予安慰与鼓励。⑤提供支持、医患共同决策：告知患者医护团队会全力为其提供帮助与照顾，增强患者的信任感，鼓励患者家属参与，提供社会支持。

（3）入院常见护患沟通问题与解决方法

问题1：患者不能完全理解入院宣教的内容及注意事项。

解决方法：①关注患者的生理状态：患者听力、理解能力方面是否存在问题，如存在问题则采取针对性措施，如面对听力下降的老年患者，护士应放慢语速，使用更大的音量。②采用通俗易懂的语言：使用患者可以理解的语言进行沟通，并进行复述以确认患者理解；还可通过简单的比喻和实际例子来解释一些复杂的概念。③使用多种沟通方式：将重要的信息写在纸上交给患者，或者科室制定入院介绍相关宣传册，以助患者进一步理解相关内容。④鼓励家属参与：邀请患者的家属一同聆听，以便在后续能帮助患者理解和记忆。

问题2：患者因患病致心情低落，对护士的沟通毫无回应。

解决方法：①关注患者的心理状态：护士不能急于传递信息，可坐于患者床边，轻轻握住患者的手，给予无声的陪伴和支持，拉近与患者的距离。②倾听：待患者情绪稍微缓和后，护士使用温和、同情的语气进行沟通，过程中避免打断患者，耐心倾听患者的主诉，并及时给予回应，让患者感受到尊重和被关注。③借助成功案例帮助患者树立信心：讲述一些类似病情成功治疗的案例，鼓励患者不要放弃，慢慢引导患者表达内心的想法和担忧。④使用多种沟通形式：为引起患者的兴趣，护士可借助入院宣教的图片或视频进行展示，并分享其他同类型疾病患者的康复视频，鼓励患者积极配合治疗。

2. 检查和检验环节

（1）患者主要心理特点　①紧张和焦虑：对未知的检查结果感到担忧，害怕查出严重的疾病；担心检查费用过高；担心检查中出现疼痛和不适；不了解检查过程的细节等。②期待：希望检查能够尽快明确病因，为治疗提供方向。③怀疑：可能对检查的必要性、准确性以及医疗设备和技术存在疑虑，希望医护人员能够给予详细的指导和支持。④自卑和羞耻：在某些涉及身体私密部位的检查中，可能会产生此种心理。

（2）护患沟通要点　①信息支持：用简单易懂的语言向患者详细解释检查和检验的目的、方法、流程，以及可能的感受，可借助图片、画册等帮助患者理解相关信息；如患者对费用有担忧，向其说明收费的依据和标准，提供可能的费用减免或医保报销信息。②缓解紧张和恐惧：给予安慰和鼓励，告知会采取各种措施尽量避免或减轻不适，分享其他患者顺利完成类似检查的经历，增强患者的信心。③倾听与阐释：耐心解答患者关于检查准确性、设备和技术的问题，介绍医院的专业水平和先进设备。④尊重隐私：在涉及私密部位检查时，提前说明注意事项，确保环境的私密性，让患者感到被尊重。

（3）常见护患沟通问题及解决方法

问题1：患者对部分检查项目的必要性提出异议。

解决方法：①耐心倾听：让患者充分阐述他们的疑惑与担忧，切勿急于打断。②细致阐释：清晰明了地说明进行此检查项目旨在诊断何种疾病、确定治疗方案抑或监测病情变化。③对比说明：将该检查与其他类似检查进行对比，凸显其独特之处与优势，可借助图片、模型等辅助手段，以便患者更好地理解。④核实确认：沟通过程中，适时复述患者想法或疑问，并及时给予回应，确保信息准确无误。

问题2：患者检查结果不理想，情绪出现波动。

解决方法：①表达同理心：以温暖、关怀的话语向患者表达您对他们此刻心情的深切体会，如"我深知您此刻满心忧虑，这实属正常反应"。②信息支持：以通俗易懂的方式解释检查结果，尽量避免使用专业术语，同时介绍可能的治疗方案或下一步计划，为患者带来希望之光。③鼓励支持：提供实际支持，如分享康复案例或提供心理安慰资源，让患者感受到关怀与力量。④保持耐心冷静：即便患者情绪激动，亦需保持冷静与专业，持续关注患者情绪变化，及时给予鼓励与支持。

3. 手术环节

（1）患者主要心理特点　①恐惧：对手术安全性知之甚少，对手术医师的年资、经验心存疑虑，对治疗费用及未来生活安排等忧心忡忡，甚至影响睡眠，导致睡眠障碍。②脆弱依赖：术后身体处于恢复期，活动能力受限，心理上可能变得较为脆弱，对他人照顾与支持产生更强依赖。若康复进展缓慢或遇挫折，患者可能陷入抑郁状态，表现为情绪低落、对事物缺乏兴趣等。③自我形象困扰：手术留下的瘢痕、身体器官的缺失或功能障碍，可能导致患者对自身形象产生负面评价，进而影响自信心与社交。

（2）护患沟通要点　①信息提供：术前详细阐述手术目的、过程、风险及预期效果，让患者充分了解，减少不确定性带来的恐惧。术后提供康复信息，包括可能的不适、恢复时间及注意事项。②倾听交流：以友善、耐心与关爱的态度与患者交流，倾听他们对手术的担忧与恐惧，给予情感上的安慰与鼓励，让患者感受到被尊重与重视，增强其信任感。③给予支持：采取有效疼痛缓解措施，如药物治疗、物理疗法等，减轻因疼痛导致的不良情绪。

④形象维护：对于因手术导致自我形象改变的患者，提供相应建议与帮助，如介绍合适衣物搭配、美容产品或整形修复信息。

（3）手术患者常见护患沟通问题及解决方法

问题1：因术前等待时间过长，患者表示不满。

解决方法：①理解尊重：首先表达对患者心情的理解与尊重，让他们感受到被认同。②信息提供：与手术室明确手术延迟原因及预计等待时间，进一步与患者沟通，并表示会持续关注手术进展。③给予支持：了解患者禁食、禁水时间，必要时检查血糖；持续关注患者情绪与不适主诉，避免低血糖症状发生，及时解决新出现的问题；关注前一台手术进展，及时反馈给患者。

问题2：因术后切口疼痛，患者不配合定时翻身等术后康复措施。

解决方法：①共情理解：以温和语气与患者沟通，对患者疼痛程度表示深切理解。②给予支持：在患者身边安抚道："我会在旁边协助您，动作会很轻柔，尽量不让您感到疼痛。"当患者稍有配合意愿时，给予鼓励并解释益处，持续关注患者康复锻炼后的感受，并给予进一步指导。③信息提供：详细说明术后康复措施的益处，并分享积极正面的病友经验与其交流。④护患共决：鼓励患者参与制定目标或康复计划，让患者能客观感受到每一天的康复进展。

4.输液和输血环节

（1）患者主要心理特点 ①恐惧焦虑：对输液及输血过程本身感到害怕；不清楚输血的效果与安全性，担心输血可能带来的不良反应或并发症；对自身病情忧心忡忡。②怀疑不信任：可能对输液及输血的必要性、血液来源和液体质量等存在疑虑。③期待希望：期望输液、输血能有效改善自身健康状况，缓解症状。

（2）护患沟通要点 ①信息提供：用通俗易懂的语言清晰说明输液、输血的原因和必要性，如消炎、护胃、纠正贫血、补充血容量等；介绍输液、输血的流程和大致所需时间；告知患者可能存在的风险，如过敏反应、发热反应等，但同时强调医护人员会密切监测以确保安全。②倾听感受：给患者足够时间表达对输液及输血的恐惧、疑虑或其他心理感受；认真倾听患者问题，不打断、不急于回答，让患者感受到被尊重。③理解支持：表达对患者感受的理解，在条件允许情况下，鼓励家属陪伴患者，给予亲情支持，缓解患者的焦虑和恐惧。

（3）输液和输血环节常见护患沟通问题及解决方法

问题1：患者对输血风险过度担忧，反复表达对输血的恐惧，担心感染血液性传染病。

解决方法：①倾听理解：鼓励患者尽情表达，耐心倾听，了解患者担忧缘由，是否因不了解输血安全性，对可能出现的风险如感染、过敏等过度害怕，从而产生抗拒心理。②耐心解释：针对患者担心之处进行耐心、详细解释，说明输血风险发生率低，且医护团队会采取一系列严格措施来降低风险。③积极引导：介绍同病房输血且无不良后果的病友，增强患者信心。④持续关注：输血过程中加强巡视，让患者安心。

问题2：患者对输液流程不理解，认为反复核对患者信息繁琐而产生不满。

解决方法：①倾听理解：以诚恳态度与患者沟通，表达对患者感受的深切理解。②细致阐释：详细说明每一步复核信息的目的，清晰阐述每个流程步骤存在的必要性和重要性；强调益处，让患者明白这些流程对自身大有裨益；给患者一个大致的时间预期，让其知晓每一步所需时间。

5. 出院护理

（1）出院患者主要心理特点 ①喜悦轻松：终于结束住院治疗，摆脱疾病困扰和医院环境限制，心情愉悦且放松。②担忧不安：担心出院后病情复发，对自己在家中的护理能力缺乏信心，害怕不能适应正常生活和工作节奏。③依赖心理：住院期间习惯了医护人员的照顾和指导，出院后在心理上可能仍有一定依赖。④疾病反思：经历疾病后，可能会对自己的生活方式、健康观念进行深刻反思和调整。

（2）**出院护患沟通要点** ①提前告知：在出院前几天就向患者及家属告知大致出院时间，让他们有心理准备。②全面评估：对患者的身体状况、心理状态、自我护理能力等进行全面细致评估，为沟通提供有力依据。③鼓励提问：主动询问患者和家属是否有疑问或困惑之处，鼓励他们畅所欲言。④信息提供：详细阐述出院后的注意事项，包括用药方法、剂量、时间，以及饮食禁忌、活动限制等；明确告知复诊时间、地点和重要性；介绍所在社区医疗资源如社区医院、康复中心等；沟通结束时确认患者和家属对出院相关事宜都理解清楚且能积极配合。此外，还可准备书面出院指导材料，包含上述重要信息，方便患者和家属随时查阅；留下医护人员联系电话或科室咨询电话，以便患者随时咨询。

（3）**出院后常见护患沟通问题及解决方法**

问题1：护士未能依据患者的疾病状况、心理特点等具体情况，开展针对性宣教，致使患者产生不满情绪。

解决方法：①诚恳致歉：即刻向患者表达真诚的歉意，并耐心倾听患者的抱怨，给予他们充分的时间与空间来抒发不满。②全面评估，精准阐释：围绕患者的生理、心理等个性化要素，系统、详尽地讲解注意事项，采用通俗易懂的语言，避免使用专业术语。③信息辅助：凸显关键的注意事项，使患者更加明晰重要内容，可提供相关的书面资料以供参考。④确认理解程度：讲解完毕后，询问患者是否完全理解，并主动提供自己的联系方式，以便患者随时咨询疑问。

问题2：出院宣教忽视了患者家属，导致家属参与度不足，对出院后的护理要点模糊不清，无法有效协助患者康复。

解决方法：①及时进行宣教：为家属补充详尽的出院宣教内容，包括患者的饮食、用药、康复训练等各方面的注意事项，并着重强调家属在患者康复过程中的重要作用。②鼓励提问交流：鼓励家属积极提出问题和疑惑，进行互动交流，根据患者和家属的具体疑问，提供个性化的建议和指导。③信息支持服务：为家属提供相关的书面资料或在线资源，便于他们随时查阅和学习。④确认信息掌握：宣教结束后，确保家属已经全面掌握关键内容，并留下联系方式，以便家属随时咨询。

6. 安宁疗护

（1）安宁疗护患者的主要心理特点 ①抑郁：对生命充满留恋，渴望获得有效治疗，但现实却难以满足；对生存时间的忧虑；失去价值感，感到沉闷、孤独、沮丧。②恐惧：死亡迫近的紧迫感；害怕死亡过程的痛苦；害怕与家人的分离，害怕生命中所拥有的一切都将消失或不复存在。③心理痛苦：由于生病至临终，家庭成员在物力、财力上均付出巨大，患者害怕自己的死亡会给亲人带来心理、经济、责任等方面的打击；害怕无法参与孩子的未来，内心充满愧疚。

（2）安宁疗护护患沟通要点 ①重视首因效应，塑造良好第一印象：与患者初次接触时，一个微笑、一句问候、一杯暖茶都能让患者感受到被尊重和重视。②倾听与共情：耐心倾听并及时给予反馈，示意你理解他们的感受，只有取得患者的信任，才能更深入地了解他们的需求。③恰当传达坏消息：帮助患者了解疾病、治疗及安宁疗护的相关知识，并与患者就症状控制、预后以及生命危重时刻可选择的抢救措施达成共识，开展生前预嘱及生命教育。④医患共同决策：维护患者临终前的自我形象和尊严，尊重患者的意愿，让他们有权决定自己的治疗方式，有机会选择死亡方式、死亡地点，有向亲人告别的时间，有权决定谁到场探视以及谁能与之共享最后的时光，还有对子女家庭未来的安排等事宜。

（3）安宁疗护患者常见护患沟通问题及解决方法

问题1：患者病情恶化，现有治疗无法抑制肿瘤生长，生命已进入倒计时，如何告知患者现状？

解决方法：①评估认知状况：评估患者当前的生活质量、是否接受治疗、意识状态、沟通能力、教育程度、个性特征和心理状态，以及患者希望了解病情的意愿。②鼓励医患共同决策：为患者提供一个相对安静的交谈环境，消除患者的心理压力，必要时，允许患者选择 1 ～ 2 名家属陪同。③恰当回应情绪：准确把握患者的情绪反应，并对患者的情绪给予适当的回应和安抚。

问题 2：照护者面对患者临终症状时常常紧张无措，不知所措。

解决方法：①评估照护者状况：评估照顾者的年龄、性格特征、照顾时间、身心状况、经济压力、社会支持系统及需求等。②倾听诉说：耐心倾听照顾者的诉说，鼓励、引导照顾者将内心的顾虑说出来。认真听取照顾者的心理感受，及时评估照顾者的心理状态，适时给予心理疏导。③共情支持：在倾听的基础上，细心观察照顾者的表情举止，力求深入照顾者的内心世界，体验照顾者的情感。当照顾者出现绝望情绪时，应给予抚慰，允许其发泄愤怒，并安排其最亲密的人陪伴，为照顾者提供喘息的机会和服务。

四、特殊情况下的沟通技巧

（一）特殊人群沟通

1. 与老年患者沟通　中国已迈入"深度老龄化"阶段，老龄化程度在全球处于中上水平。少子化和长寿趋势使得老龄化问题持续加剧。全球每 4 个老年人中就有 1 个是中国人，预计 2050 年中国高龄老人占比将超过 10%。老年患者具有特殊的生理和心理特点，如听力下降、神经系统功能减退、理解能力减弱、语言表达障碍，以及心理方面的孤独、抑郁等特殊情况。这些情况都需要在进行护患沟通前进行充分了解，以便与老年患者进行更深入、更有效的沟通。

（1）沟通前准备　①营造温馨的沟通氛围：大部分老年患者由亲属或其

他陪护人员陪同就诊，需要与他们的亲属及陪护人员共同营造和谐、融洽的氛围。②筛选沟通内容：老年患者可能存在多种功能丧失，理解和接受能力也有所不足。因此，需要筛选出当前最主要的问题进行沟通。

（2）语言性沟通　①筛选问题：老年患者的叙述往往较为复杂，且可能迷失在自己复杂的叙述中，产生大量难以捕捉的信息。这些情况都需要护士对老年患者的问题进行筛选，明确问题所在，保持逻辑清晰。②核实信息：护士要适时帮助老年患者组织自己的叙述，提取患者叙述的主要信息进行复述和总结。③恰当运用书面语言沟通：如在沟通过程中发现老年患者存在构音障碍或听力问题，应及时检查评估他们的理解程度，并确定是否需要通过书面语言进行沟通。如果患者同意，则应积极为其提供书写所需的物品，并给予鼓励。

（3）非语言性沟通　①展现恰当的非语言行为：护士需要展现出自己的耐心，引导患者的沟通节奏。②尊重患者：老年患者可能存在便秘、阴囊疝及阴道异常分泌物等问题，他们可能羞于开口，但也迫切需要解决这些问题。护士应以尊重的态度与患者讨论这些问题，并提供切实的帮助。③移情理解：老年患者往往需要大量的情感支持。护士要尝试站在患者的角度思考问题，认识患者所处的困境，这有助于更好地理解患者。

（4）结束环节　①确认信息：在沟通过程结束后，需对整个交流内容进行总结，采用通俗易懂的非专业性语言，并分段落逐一确认信息，确保双方理解一致。②运用图表辅助：针对记忆力减退的患者或其照护者，可借助图表形式来宣教疾病相关知识及药物使用说明，此方式有助于增强患者及照护者的理解力与配合度。

2. 与儿童及其父母的沟通技巧　当沟通对象为儿童时，其父母同样是沟通过程中的关键角色。在此情境下，护士需同时与患儿及其父母进行沟通，但需注意的是，沟通的核心应聚焦于儿童，避免将全部注意力仅集中于与父母的交流。

（1）**沟通前准备，营造轻松愉悦的氛围**　①环境布置：依据儿童的年龄特点，准备适宜的玩具或书籍，并安排舒适的座椅，以打造一个轻松惬意的沟通环境。②人员安排：明确参与沟通的人员及其与患儿的关系，尽量邀请与患儿亲近、能使其感到舒适轻松的家庭成员参与。③沟通计划协商：若患儿年龄适宜，可鼓励其介绍参与沟通的成员，并引导其成为本次沟通的"小主导"。

（2）**语言性沟通策略**　①提问方式选择：对于年龄较小的患儿，可在游戏过程中采集信息，鼓励他们用自己的语言表达。封闭式提问对低龄患儿效果更佳，而叙述式问题则更适合较大年龄的患儿。②信息核实：护士在交替关注患儿与父母时，应及时核实信息的准确性。例如："阳阳，你爸爸说你后背痛，他认为是……现在我想听听你的说法，你能告诉我具体是哪里痛吗？"③借助照顾者解释：若患儿无法理解提问或表达不清，可请父母协助解释，因父母更了解如何以患儿能理解的方式表达。④鼓励参与决策：在制定治疗方案或护理计划时，应充分考虑患儿及父母的意见，鼓励双方适当参与决策过程。

（3）**非语言性沟通技巧**　①倾听与支持：护士应认真倾听患儿的陈述，肯定并承认他们的真实感受。为患儿提供表达空间，鼓励他们说出内心真实想法。当患儿无法表达时，护士应认真倾听患儿父母的描述。②关注患儿舒适度：密切关注患儿在沟通过程中的舒适程度，并根据情况调整沟通方式，缩短与患儿之间的心理距离，帮助他们在舒适的沟通环境中准确表达真实感受。

（4）**沟通结束**　在沟通结束时，应简要总结本次沟通内容，并与患儿及父母进行复核，以确认信息的准确性，同时帮助患儿及父母进一步理解和配合沟通结果。

3. 与精神疾病患者的沟通技巧

（1）**沟通前准备**　①了解患者状况：通过阅读病历资料或向了解患者情

况的人员询问，确认患者的精神疾病状态或类型，评估是否存在潜在危险，并做好相应防护措施。②营造和谐氛围：移除环境中可能引发患者精神异常的物品，清理存在危险性的物品（如水果刀、打火机、剪刀、花瓶等）。邀请患者信任或感到舒适的成员参与沟通，了解患者喜欢的称呼方式，并准备好相应的问候语。

（2）语言性沟通策略　①恰当自我介绍：护士应根据患者的暴力风险及就医接受程度，进行恰当的自我介绍，以避免增加患者的疑虑。②灵活运用问题类型：使用开放式问题引导患者陈述，倾听患者的感受。对精神疾病患者而言，语言沟通常是一种"宣泄"方式，护士需把控谈话节奏，适时使用封闭式问题，顺利引导沟通进入下一个话题。③信息澄清：复述与患者相关且有意义的语言，既核实信息，又让患者感受到护士的认真倾听，有助于患者走出无助、孤单、不被理解等负面情绪，愿意向护士敞开心扉。④"跟随"提问：面对思维混乱的精神疾病患者，护士需清楚患者思维混乱的程度，避免与之对抗。例如，患者说："我看见周围好多人。"护士可回应："哦……您能告诉我是哪些人吗？他们在做什么呢？"

（3）非语言性沟通技巧　①移情理解：对于患者的异常语言和行为，护士应保持非审判性的接受态度，不要表现出惊奇。此类患者能敏锐察觉说话声音和语调是否与话语内容相匹配。护士应设身处地理解患者的处境，认可他们经历的合理性（但不必赞同），保持对他们观点的兴趣，提供移情并帮助他们解决问题。②倾听患者看法：倾听患者对自身问题的看法，而非直接询问思维紊乱的原因。在倾听过程中提取患者的非语言暗示，评估其精神状态。③恰当的非语言行为：沟通过程中，护士应保持镇定，注意节奏。表现出恰当的非语言行为，如灵活运用目光接触，但避免过多目光接触，以免激怒患者或增加其妄想。

（4）沟通结束　沟通结束后，与熟悉、了解患者情况的其他人员核查信息，判断患者的病情是好转还是恶化，这一点至关重要。

（二）电子媒介沟通

电子媒介沟通，作为医院持续性服务的一种重要方式，包括电话回访、短信通知、微信公众号互动等多种形式。通过电子媒介手段，医院可以对出院患者的病情变化、预后注意事项等进行专业指导，充分展现医院的人性化关怀。为了加强与患者的沟通，深入了解患者的需求及对医院的宝贵建议，以下是我们需要掌握的要点：

1. 沟通前准备

（1）细致准备　①信息准备：在进行电话回访前，务必准备好所有需要沟通的信息，可以提前拟定好并放置于手边，以便随时查阅。在微信群内或公众号回复患者时，需先全面了解患者的疾病信息及真实需求，确保回复的针对性和有效性。②身份核实：在沟通前，要仔细核实沟通对象的身份，确保信息的准确传达。③媒介检查：确认所使用的电子媒介质量可靠，沟通效果清晰，避免因技术问题影响沟通效果。

（2）氛围营造　①主动介绍：护士应主动自我介绍，与患者亲切打招呼，营造温馨和谐的沟通氛围。②声调把控：使用温暖且沉稳的声调进行沟通，让患者感受到护士的关心和专业。

2. 语言性沟通

（1）清晰表达　护士在沟通时应避免使用过于专业的术语，适当控制沟通节奏，确保患者能够充分理解所传达的信息。在疾病早期，可以为患者提供一些有关预后的合理化建议，帮助患者更好地了解病情。

（2）澄清确认　由于电子媒介沟通无法看到患者的表情和肢体动作，护士需要频繁使用开放式和封闭式提问来澄清患者的表达。建议对信息进行分段核对，采用明确的核实语言来确认患者的理解，确保沟通无误。

（3）鼓励表达　护士应通过主动提问、适时反馈等语言技巧鼓励患者表达，而非仅停留于被动倾听。积极引导能增强患者的沟通参与度，从而更全面地了解其需求。

（4）**移情表达**　在电子媒介沟通中，护士应适时通过语言表达移情，如"听起来您好像非常困扰，我能感受到您的焦急"，以帮助建立信任关系，增进护患之间的情感联系。

3.沟通结束

（1）**商议治疗计划**　在让患者同意治疗计划前，护士应先为患者提供多种选择方案，并详细解释每种方案的优缺点。鼓励患者复述护士所给的建议，确保患者充分理解并认同治疗方案。同时，询问患者是否还有其他突出问题或担忧，及时给予解答和安抚。

（2）**信息确认**　对沟通内容进行总结，核实患者的理解和接受程度。确保患者已经清楚了解护士所传达的所有信息，并同意治疗计划。这样做既有助于确保临床安全，也能促进和谐的护患关系。

（三）社会和文化差异下的沟通

1.跨文化沟通中的常见问题

（1）**语言障碍**　患者使用的语言可能并非护士的习惯用语，这可能导致信息内容传达或理解错误。方言、口音等问题也可能造成沟通障碍。护士需要具备一定的语言适应能力，以确保沟通的顺利进行。

（2）**文化信仰差异**　不同的文化背景会导致对疾病的态度、对疾病因果关系的理解、对治疗的信念，以及对年龄和性别的认知存在差异。护士在沟通前需要对此有一定了解，以便更好地尊重患者的文化信仰和习惯。

（3）**敏感性话题处理**　跨文化沟通中，常见的敏感性话题包括性取向、性行为、生育控制、酒精及其他药物的使用和滥用、家庭暴力和虐待等。护士在处理这些话题时需要格外谨慎，尊重患者的隐私和感受，避免造成不必要的冲突和误解。

2. 沟通技巧提升

（1）**沟通前充分准备**　①核查患者姓名的正确发音，以及患者喜欢被如何称呼，以确保沟通的亲切和尊重。②确定沟通所使用的语言，确保双方能够顺畅交流。如需使用翻译，应与患者协商确定翻译的身份和问题，以确保翻译的准确性和可靠性。③确认男性或女性护士进行护理操作是否合适，以尊重患者的性别偏好和隐私。④确定患者陪同人员的身份，以便更好地进行沟通，确保信息的准确传达和理解。

（2）**语言性沟通深化**　①收集文化信息：护士应深入了解患者对疾病因果关系的信仰、文化因素对治疗的期望、家庭婚姻宗教和社会习俗、对补充性及其他医疗卫生资源的利用情况，以及患者对疾病的想法、担忧、期望和对生活的影响及感受。这些信息有助于护士更全面地了解患者的文化背景和需求，为提供个性化的护理服务提供依据。②提供支持：护士应尊重不同文化背景所导致的观点和感受差异，不带有任何个人偏见。在沟通中，要积极为患者提供支持和帮助，让患者感受到护士的关心和理解。

（3）**非语言性沟通强化**　护士需敏锐地认识到非语言信息在不同文化中的差异，通过不断学习和实践，提高对非语言交际的理解和运用能力。

①面部表情：面部表情具有丰富的表现力，但在不同文化中可能有不同的含义。护士应学会察言观色，细心把握对方表情中传递的信息，同时注意控制自己的面部表情，以传达恰当的意思和情感。②眼神交流：在一些文化中，直接的眼神接触被视为真诚和尊重；而在另一些文化中，避免与尊者或陌生人长时间眼神接触可能是一种礼貌。护士需了解对方文化中对眼神交流的习惯和期望，以避免造成误解或冒犯。③手势动作：各种手势在不同文化中所表达的意思可能截然不同。例如，将手放在脖子下面，在我国可能表示警告、威胁或恐吓，而在意大利、法国则表示否定。护士需要了解并尊重这些文化差异，以避免在沟通中产生误解或冲突。④体态姿势：不同文化对于体态姿势的幅度、方式等可能有不同的偏好和解读。护士应尊重并适应这

些差异，以展现自己的专业素养和跨文化沟通能力。⑤空间距离：不同文化对人与人相处时的空间距离和位置有不同的理解。护士在跨文化沟通中需考虑对方的文化背景，把握好合适的空间距离，既体现对对方的尊重，又让双方感觉轻松自在。⑥辅助语言：声音的高低、语调的强弱、语速的快慢、语气的急缓变化等细微差异在不同文化中可能有不同的含义。护士应学会通过对方的辅助语言判断其内心真实感受，同时注意自己的辅助语言表达，以避免产生歧义或误解。⑦仪表服饰：仪表是一种无声的语言，传递着个人的身份、涵养等信息。护士应了解并尊重对方文化中的穿着习惯和要求，以展现自己的专业素养和对患者的尊重。⑧尊重文化差异：最重要的是保持开放、包容的心态，理解并接受不同文化中非语言信息的差异。护士应培养对文化差异的敏感性，多从对方的角度和立场去理解和体会。提前学习和研究对方文化，包括信仰、价值观、社会行为规范等，以减少非语言交际中的障碍和冲突。

（4）沟通结束阶段 ①信息核查：在跨文化沟通中，由于语言理解和表达习惯的差异，尤其是邀请了翻译的情况下，更需要进行信息的核查。护士应确保患者的所有观点和担忧都已经传达给自己，同时自己所有表达的治疗或护理建议患者都已经理解并接受。②商议计划：根据患者的文化背景和实际情况，护士应为患者提供现实可行的选择方案，并与患者共同商议确定最佳的治疗计划。在商议过程中，护士应充分尊重患者的意见和选择，以确保治疗的顺利进行和患者的满意度。

（四）宣布坏消息

在临床护理工作中，我们常常会遇到需要向患者宣布坏消息的情况，如恶性疾病的诊断结果、异常的检查结果等。若沟通方式不当，患者可能会意识到自己即将失去所热爱的生活、工作、家庭、社会地位，以及宝贵的生命，从而产生失落感，并出现沮丧、哀伤等悲观情绪反应。因此，护士应首先与患者及其重要关系人建立支持与信任的关系，尝试理解患者的观点和感受，并以合作伙伴的身份进行沟通。

1. 沟通前准备

（1）**拟定沟通计划**　在正式进行语言沟通前，护士需要充分思考并拟定沟通计划，调整好自己的情绪，并准确掌握本次沟通的内容。计划内容应包括：①沟通时间（应充分考虑患者的身体和心理状态进行选择）。②沟通地点（应考虑患者的舒适度、环境的安全性和私密性等）。③沟通现场的人员（根据患者意愿尽量安排与患者关系亲密且重要的人物在场，医护方应尽量安排经验丰富、专业能力强的人员参与）。

（2）**与患者协商沟通计划**　在宣布坏消息这种特殊情况的沟通现场，往往不止患者一个人在场。沟通者不仅要关注本次沟通的患者，还要考虑陪同的家属。如果条件允许，可以先分别与患者和家属进行会谈，以取得患者的同意，然后再一起进行约谈。

2. 语言性沟通

（1）**信息预告**　在会谈开始不久，先发出预告可能是一个比较合适的选择，以提醒患者事实并非如其所愿。例如，护士可以说："恐怕这个消息不如我们所希望的那样好。"同时，应伴随适当的非语言行为，如眼神关注、语气柔和等。稍作停顿，给患者消化这一消息的时间以及给出反应的时间。

（2）**拆解信息**　将需要宣布的信息进行合理分段，逐步向患者传达。每传达完一段信息后，核查患者对传达信息的理解程度和心情。这样便于护士在会谈过程中及时察觉患者的状态，并根据患者的反应调整沟通方式。

（3）**评估患者反应**　首先，评估患者的起始点，即患者已经知道了什么、害怕什么、希望什么。在给予诸如预后或治疗选择等信息之前，先获取患者及家属的准确反应，为以后的护患关系打下基础。其次，评估患者的个体信息需求，即患者希望知道多少信息。在发出信息预告后，适当停顿观察患者反应，根据患者反应逐步推进沟通进程。如遇否认反应或反应较大的患者，应暂停信息传达，寻找合适的时机再次进行沟通。

（4）给予切合实际的希望　如果患者真的有望康复或改善，护士进行信息传达会相对容易。但对于康复希望渺茫、疾病晚期的患者，护士应基于患者的实际情况和他们对疾病的感受进行信息传达，不能盲目给予自信或虚假的希望。

（5）讨论选择和意见　①讨论治疗选择：当患者准备好听取护士的建议时，护士需要再次提出治疗选择，并确保患者明白他们将参与治疗决策中来。②给出病情预后：如果患者想讨论未来情况，护士应避免给出过于确定的时间范围。给患者一个宽泛的框架，可能对那些希望提前计划的患者有所帮助。

（6）提供支持　护士需要公开陈述支持性的语言，如"我将帮您咨询主任或专家""我们需要一起来协商面对这个问题"等。这些支持性的语言都会给予患者安慰和力量。

3. 非语言性沟通

（1）移情　护士应真实表现自己的情感，不隐藏沮丧情绪。不要害怕情感流露，因为在宣布坏消息时，如果护士无动于衷，可能会使患者感到更加不安和孤独。

（2）聆听　当宣布坏消息时，患者可能有很多想法或疑问要表达。此时，护士应耐心倾听，不仅要用耳朵去听患者说话及其语调，还要用眼睛观察患者的表情、行为和身体姿势等，更要用心灵去领会患者表达的潜在信息。同时，在聆听过程中，护士需要主动控制谈话节奏，选择合适的时机进行回应和引导。

4. 结束

（1）约定接下来的计划　为患者制定清晰的随访计划，并约定下一次沟通的最早日期。这样可以让患者感受到支持和安慰，知道有人一直在关心他们的状况。

（2）**建立安全网络**　用文件记录告知患者及其家属的内容，以便当患者转至居家护理或其他医疗机构治疗时，能提供一定的帮助和参考。这一举措有助于确保患者信息的连续性和准确性。

第三节　护患沟通实例

一、夜间巡视沟通不当导致患者利益受损案例

（一）案例介绍

患者何某，男性，67岁，退休小学教师。因"食管癌放疗后10月余，食管纵隔瘘7月余"于2024年1月10日下午被收住至放疗科接受放射治疗，护理级别被定为一级护理。

入院当天凌晨2时，夜班护士小王开始巡视病房。她直接打开了26床病房的门，用手电筒照明，并近身查看患者情况。

患者何某：（不耐烦地）"你们这还让不让人睡觉了？一会儿进来一下。"

护士小王：（轻描淡写，面无表情地）"巡视病房是我们的职责，您要理解一下。"

患者何某：（稍带怒气）"我要睡觉了，别再进来了。"

护士小王：（未予理会，关门离开）

凌晨3时，护士小王再次巡视病房，依然直接打开了26床病房的门，用手电筒照明。还未及查看患者，何某便大声呵斥起来。

患者何某：（非常生气地）"你们的职责是不让患者睡觉吗？都提醒你一次了，你还进来，我要投诉你，给我出去！"

护士小王：（委屈地离开，直接关门，后续夜间巡视时选择隔门观望）

2024 年 1 月 11 日，患者致电医院行风办，投诉护士小王夜班期间反复进入病房干扰其睡眠，且态度恶劣。

（二）处理结果

护士长接到行风办的反馈后，主动与患者进行了沟通。她恰当地运用了共情、温和的语气语调、握手、安抚等非语言技巧，拉近了与患者之间的距离，取得了患者的信任。同时，她通过清晰的语言充分解释了夜间查房的必要性，赢得了患者的理解和配合。沟通结束后，护士长针对此次事件进行了内部分析，优化了夜间巡视的流程和注意事项。

（三）案例评析

本案中，护士小王在应对患者的反馈时存在明显不足，沟通不当，导致患者情绪激动，睡眠受到严重影响。

1. 护士小王存在的沟通问题　①不了解肿瘤患者的心理特点：患者已多次住院接受放化疗治疗，各种并发症及疾病本身的刺激使患者身体虚弱，心理脆弱。因担心疾病预后，患者精神紧张、焦虑，急需他人的支持和关心。②缺乏共情能力：护士小王未能换位思考，不理解患者睡眠被干扰的痛苦。她的语言未能体现出对患者的支持，直接跳过了患者的感受，告知了结果，使患者无法逐步理解和接受。③非语言技巧使用不当：护士小王的语气语调、面部表情及动作等均未表现出对患者的关心，使患者未感受到被尊重。

2. 护理工作流程存在的问题　①入院环节缺乏解释：入院宣教时未强调晚夜间巡视的相关内容，患者对此没有心理预期。②巡视细节处理不当：巡视时动作较大，灯光可能直接照射患者，严重影响了患者的睡眠。③巡视制度落实不规范：后期因担心矛盾激化，护士小王未进病房按规范落实巡视。其间如患者出现病情变化，将无法及时发现并处理，存在严重的安全隐患。

（四）经验教训

1. 严格执行分级护理制度　按照分级护理制度，一级护理的患者应每小时至少规范巡视一次。夜间巡视是临床护理工作的常规要求，旨在定时观察患者有无病情变化，以便第一时间发现并处理异常情况。巡视期间应强调以下几点：①每个患者入院时，都应做好巡视提醒，为后面的夜间巡视提前做好解释工作。②开门、关门等所有动作都要轻柔，尽量避免打扰患者休息。③手电筒照明时不要直接照射患者，应用手遮挡光源，避免强光刺激。④如遇患者未入睡或被吵醒，应做好解释工作，例如："您好，不好意思打扰您休息了。我来看看您现在的情况，确保您一切安好，希望别给您带来太大困扰。"

2. 注重与肿瘤患者的沟通技巧　与肿瘤患者沟通时，应特别注意其脆弱、敏感等心理特点：①沟通前应充分准备，了解患者的基本情况、病情、睡眠情况等。②应充分发挥共情能力，设身处地地去理解患者的感受。首先认可患者的感受，并对给患者带来的困扰表示抱歉和理解，为后面的进一步沟通打下基础。③应恰当地使用语气语调、面部表情及肢体动作等非语言技巧，借助这些技巧拉近与患者之间的距离，让患者感受到被尊重和关心。

知识链接

对一级护理患者的护理，应每小时巡视并观察患者病情变化。

——《综合医院分级护理指导原则（试行）》第十四条第一款

二、身份识别沟通不当导致患者利益受损案例

（一）案例介绍

患者王某，女，3 周岁，于 2024 年 3 月 13 日 11 时，在爷爷王某（男，65 岁，小学文化）的陪同下，前往某社区医院接种流脑疫苗。当时，疫苗接种室内环境嘈杂，孩子哭闹声、家长安抚声、交谈声交织在一起，一片喧嚣。

护士小李（疲惫地拿起接种本，匆匆一瞥）："你好，是王明吗？"

爷爷王某（急忙应答）："是的。"

护士小李未加细想，便按照电脑系统中"王明"的接种记录取出了相应的疫苗。在再次核对时，她并未发现异常，随即为幼儿进行了接种。接种完成后，爷爷王某接过接种本，仔细一看，发现接种本上的姓名是王明，而非王敏。护士小李这才恍然大悟，自己犯了严重的错误，将本该给王明接种的流感疫苗错打给了王敏。

爷爷王某瞬间情绪激动，大声指责护士的失职，并立即投诉至医务处。

（二）处理结果

医务处负责人闻讯后，立即赶至现场，迅速启动了应急处理机制。一方面，他们紧急联系了相关专家，对孩子的健康风险进行了全面评估，并对孩子进行了密切观察和相关检查，同时决定持续跟踪孩子的健康状况。另一方面，他们耐心安抚了老人和孩子的情绪，并紧急联系了孩子的父母，与他们进行了深入的沟通协商，共同制定了妥善的解决方案。

同时，医院高度重视此次事件，加强了对护士身份识别制度的培训与现场督查，对接种流程进行了全面优化，并努力改善了接种室的环境，以减少类似事件的再次发生。

（三）案例评析

本案中，护士小李在注射时未能规范执行身份识别制度，未与幼儿爷爷进行有效沟通，未仔细核对幼儿的身份信息，导致了疫苗注射的错误。

1. 护士小李存在的沟通问题 ①沟通环境嘈杂：疫苗接种室内人员众多，声音嘈杂，严重干扰了与家长之间的有效交流，导致信息传递不准确。②态度敷衍，询问方式不规范：护士小李在询问时直呼孩子姓名，未能清晰表达如何获得至少两种身份信息的要求，导致身份识别出现误差。③沟通中融入个人负面情绪：护士小李工作了一上午，身心俱疲，未能及时调整自身情绪，出现沟通不耐烦的情况，影响了沟通效果。④缺乏严谨入微的沟通原则：在与儿童、老年人沟通时，护士小李缺乏对细节的关注和对特殊人群的沟通技巧，导致沟通失误。

2. 医院接种管理流程存在的问题 ①接种室布局不合理、环境嘈杂：接种室内环境嘈杂，影响了接种工作的顺利进行。②接种顺序混乱：未实行一人一注射台的接种顺序，增加了接种错误的风险。③信息系统不完善：信息系统存在漏洞，未能有效辅助护士进行身份识别。

（四）经验教训

1. 严格执行身份识别制度 按照身份识别制度，医务人员在各类诊疗活动中，必须严格执行查对制度，应至少同时使用两种（如姓名、年龄、信息码等）身份识别方式，确认识别无误后方可进行操作。在落实身份识别沟通过程中，应态度温和、严谨细致，注意环境、询问方式、负面情绪对沟通的影响，确保身份信息准确无误。

①沟通前选择相对安静的沟通环境：借助隔音设施等减少周围噪声的干扰，为有效沟通创造良好条件。②沟通时态度友善、温和：询问至少两种身份信息进行识别，床号、就诊顺序号等不能作为核对信息。采用反向提

问方式，清晰、准确表达问题，如："您好，请提供孩子的姓名和年龄好吗？"③控制负面情绪：缓解自身压力和疲劳，保持良好的心态和情绪状态，为有效沟通提供有力保障。

2. 注意与儿童、老年人的沟通技巧　特殊人群沟通更应遵循严谨入微的原则。对于不能沟通或沟通不清的儿童，应该与家长进行沟通。如家长为老年人，沟通时应采用适中的音量、清晰的音质、恰当的音调、合适的语速和节奏，耐心细致地进行沟通，让老年人更清楚地理解信息，确保有效沟通的实现。

知识链接

严格执行查对制度，提高医务人员对患者身份识别的准确性。

——《中国医院协会患者安全目标（2019版）》目标一

三、发药查对沟通不当导致患者利益受损案例

（一）案例介绍

患者唐某，男性，65岁，因2型糖尿病入院接受系统治疗，住院期间曾规律服用二甲双胍以控制血糖。出院之际，医嘱明确：二甲双胍缓释片0.5g，每日仅需服用一次。唐某办理完出院手续后，护士小吴细心地来到病房，将出院带药发放给患者，并对照取药单逐一核对，以确保无误。

护士小吴温和地说："唐老，明天您就要出院了，这是您的出院带药，记得要按时服用哦。"

患者唐某面露疑惑："我的降糖药二甲双胍，具体该怎么吃呢？"

护士小吴轻描淡写地回答："药盒上已经详细写明了服用方法，您按照上面的指示服用就行，记得饭后服用。"

患者唐某继续追问："我之前吃过二甲双胍，一天要吃三次，那这个药也是一天吃三次吗？"

护士小吴未加核实，便随口答道："您之前服用过，那就跟您之前服用的频次一样，继续那样服用就行。"

患者唐某又问道："每次吃1片吗？"

护士小吴再次未核实，直接回答："是的，每次1片。"

患者唐某点头应允："好的。"

然而，患者出院后并未仔细查看药盒上的说明，而是完全按照护士小吴的服药指导，每日3次服用了二甲双胍缓释片0.5g。出院后第3天，护士小张对患者进行了出院回访，通过电话沟通意外发现患者服药的频次与医嘱存在明显不一致。经过详细询问，小张了解到患者住院时曾服用的是二甲双胍片0.25g，每日3次；而出院带药为二甲双胍缓释片0.5g，每日1次。患者发现自己超剂量服药后，立即向医院提出了投诉。

（二）处理结果

护士长闻讯后，迅速与患者取得了联系，耐心安慰患者并表达了诚挚的歉意。她向患者详细解释了二甲双胍片与二甲双胍缓释片在药物性质上的不同，并指出超剂量服用药物可能会对患者的肝肾功能造成损害。护士长建议患者来医院复查肝肾功能，以确保身体无恙。患者复查后，肝肾功能正常，血糖控制也颇为良好。护士小吴及护士长再次向患者道歉，诚恳地承认了错误，并请求患者的谅解。同时，她们主动承担了药物及复查的费用，患者鉴于此，决定不再追究。不过，患者也提出了希望护士们在今后的工作中能够增强责任心，认真核对医嘱，杜绝此类错误再次发生。

（三）案例评析

本次案例中，护士小吴在药物查对环节中显然未能严格落实查对制度，沟通中存在着明显的惯性思维，直接导致了患者超剂量服药的严重后果。

护士小吴存在的沟通问题主要有以下几点：①未全面评估患者情况：护士在发放出院带药时，未对患者的用药情况进行全面评估，未主动了解患者住院期间的用药在出院后有无改变，这是极为疏忽的。②未使用核实技巧：护士在回答患者的疑问时，仅凭惯性思维认为患者所说的二甲双胍就是出院带药，未针对医嘱中的药名、剂量、时间等关键信息进行再次核对，这是极不负责任的。③未理解患者的诉求：患者对出院带药的服用方法非常关心，提问的问题全都围绕药物的服用方法展开，然而护士却未能准确理解患者的诉求，随意回答患者的提问，没有给出正确的信息回应。

（四）经验教训

1. 严格执行查对制度　按照服药查对制度的要求，医务人员必须严格按医嘱正确给药，在服药环节要严格执行三查七对制度。"七对"的内容具体包括床号、姓名、药名、剂量、浓度、时间、用法，每一项都不容忽视。

2. 药物查对的沟通技巧　①严格落实基于查对制度的护患沟通：医务人员在向患者解释药物时，要详细说明药物的名称、剂量、服药时间、用法及可能的不良反应，确保正确执行医嘱。②在发药过程中，如果患者提出疑问，护士首先应该进行三查七对的核实工作，先核实再回答患者的问题。③核实过程中，可采用复述、改述、澄清等多种方式验证患者想要表达的内容是否准确无误。④尊重患者，重视患者的提问，积极倾听患者的诉求，与患者产生共鸣，最后再确认患者是否真正理解并掌握了正确的服药方法。

知识链接

应制定和实施相应制度、流程和记录，规范患者出院带药医嘱的开具、审核和患者教育工作。

出院用药教育应包括但不限于药物的用法、用量、疗程、注意事项、不良反应及用药装置的使用。

——中国医院协会《中国医院质量安全管理第 2 ～ 12 部分：

患者服务，临床用药（2019 版）》第五条

四、规范落实分级护理制度有效沟通正面案例

（一）案例介绍

患者马某，男性，53 岁。15 时，因"心肌梗死"在急诊接受了"冠状动脉造影及支架植入术"。16 时，患者被安全送回病房，责任护士小王以热情的态度迎接，并仔细检查了患者右手桡动脉穿刺处的加压包扎状况，同时详细地向患者及家属告知了术后的相关注意事项。17 时，进行了床边交接班，护士小王与小张仔细查看了交班本，详细交接了该患者的情况，确认无异常后，护士小张又询问了患者的主诉，并再次交代了注意事项。17 时 5 分，家属来到护士站，有些焦急地说："护士，我家老公说他右手感觉胀，不舒服，我看跟之前没区别，这有关系吗？"护士小张（心理活动：刚刚交班时看过术侧肢体，加压包扎中感肿胀是正常现象，但患者病情危重，不能掉以轻心，要密切观察病情）轻拍家属肩膀安抚道："您别着急，有点肿胀是正常的，但我还是要去看看。"

护士小张来到患者床边，轻声询问："叔叔，您现在感觉怎么样？"患者马某眉头微皱，回答道："感觉右手肿胀，很不舒服。"护士小张仔细检查伤口敷料，发现无异常，但看到患者马某痛苦的表情，结合自己的专科知

识，她卷起患者的右侧衣袖，发现右前臂并无肿胀，继续向上查看，却发现右上臂肿胀明显。护士小张立即汇报医师，并及时采取了加压止血、冰敷等措施。同时，她安慰患者，详细解释了这一现象发生的原因及后续处理方案，并表示会继续密切观察患者的情况。

由于发现及时，处理得当，第二日晨，患者右上臂的肿胀已经明显消退，患者及家属对此表示衷心的感谢。

（二）案例评析

本案例中，两名护士规范地落实了分级护理制度，展现了高度的责任心和专业素养。

1. **入科时建立良好的第一印象，构建信任、和谐的护患关系**　白班护士小王在患者初次急诊入科时，面带微笑，以热情主动的态度与患者交流，介绍自己的身份，并主动查看伤口情况，展现了对患者的深切关心，从而建立了和谐的护患关系。

2. **评估患者心理状态，充分告知术后情况，消除焦虑**　护士小王结合心肌梗死患者术后担心疾病预后的心理特点，耐心、详细地告知了术后相关注意事项，使患者和家属对术后情况有了清晰的认知，有效减少了他们的焦虑情绪。

3. **严格执行交接班制度**　两名护士通过书面沟通和床边交班的方式，详细了解了患者的治疗护理情况，确保了信息的连贯性和准确性。

4. **以患者为本，积极倾听，重视家属诉求**　护士小张没有因为刚刚看过患者情况而忽视患者及家属的主诉，而是严格落实分级护理制度中观察病情的要求，及时响应了患者及家属的需求，并通过轻拍等肢体动作安抚了家属的情绪。

5. **专业知识扎实，细心观察，及时发现病情变化**　护士小张专业能力出众，她采用轻声询问、提问技巧等沟通方式，细致观察患者的面部表情、症状等，及时发现了患者术后出现的异常情况。

6. 有效沟通，解释处理方案　在发现问题后，护士小张立即汇报医师并采取了相应措施。同时，她与患者及家属进行了有效沟通，详细解释了术侧肿胀现象发生的原因及后续处理方案，让患者和家属了解了情况，减少了不必要的担忧，提高了患者的配合度。

（三）经验教训

1. 严格执行分级护理制度。护士在入院、手术、交接班等各个环节落实分级护理制度的过程中，需要充分运用沟通技巧，更好地观察患者病情变化、提供专科健康指导等。这是确保患者安全、提高护理质量的重要保障。

2. 护士在落实分级护理制度过程中，应避免出现以下问题，以免产生严重后果：

（1）不重视患者及家属的主诉，未能积极倾听　这种行为可能会延误病情、导致信息资料收集不全、影响治疗依从性、破坏信任关系等。护士应时刻保持对患者的关注和关心，认真倾听他们的诉求，及时给予回应和处理。

（2）交接班不严格　容易导致信息遗漏或错误传递，影响后续治疗护理的连续性和准确性，进而影响护理质量和安全。护士应严格执行交接班制度，确保信息的准确传递和交接的顺利进行。

（3）自身专业知识不足　如果护士的专业知识不足，就难以正确判断病情、实施专科护理，也难以全面、准确地解答患者的疑问和提供有效的健康指导。因此，护士应不断学习和提高自己的专业知识水平，以更好地为患者服务。

知识链接

护士执业，应当遵守法律、法规、规章和诊疗技术规范的规定。

——《护士条例》第十六条

第八章

治疗前的医患沟通

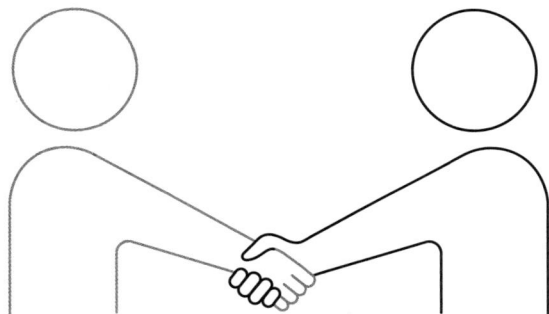

在医疗实践中，治疗前的医患沟通是保障医疗质量和患者安全的关键环节。这一环节不仅关乎患者的知情权、选择权，更是构建医患信任、减少医疗纠纷的基石。在治疗前，医师需向患者及其家属全面、准确地阐述病情、治疗方案、潜在风险及预后情况，这是医患沟通的核心所在。通过有效的沟通，患者能更深入地理解治疗过程，做出明智的决策，并积极配合治疗，而要实现这一目标，医师需掌握娴熟的沟通技巧与方法，因为良好的沟通技巧能增强患者的信任感，提升治疗的依从性和满意度。因此，本章将结合十八项医疗核心制度中的术前讨论制度、手术分级管理制度、手术安全核查制度、值班和交接班制度、临床用血审核制度及抗菌药物分级管理制度，详细阐述治疗前医患沟通的相关内容，包括沟通的重点、难点和注意事项；同时，将介绍一些实用的沟通技巧与方法，助力医师更好地与患者及其家属进行沟通交流。

第一节　治疗前医患沟通内容

医师需对患者或家属详细讲解病情及治疗措施，并明确后续治疗的态度和建议。患者或家属在医疗方面享有决策权，我们应充分尊重患者的这一正当权利，满足其知情同意的需求。患者或家属对治疗方案有何想法与要求，是否同意或接受某种治疗措施等问题，均需通过医患沟通来获知。同时，通过沟通，患者还能了解治疗前后的注意事项。因此，医患沟通的内容选择直接关系到后续诊疗能否顺利进行，也关乎患者或家属的知情同意权能否得到保障。

一、沟通的内容

（一）治疗细节

治疗前的医患沟通是确保患者充分理解治疗过程、风险及后续护理的重要环节。医师应提供详尽的信息，并耐心解答患者的疑问和担忧，以助力患者做出明智的决定。同时，医师应尊重患者的决定，并提供必要的支持和指导。

（二）治疗目的

医师在治疗前需向患者充分说明治疗目的，包括具体解决的健康问题、改善的症状或预防的疾病。清晰的解释能帮助患者理解治疗的必要性，从而更主动配合治疗。

（三）治疗前准备

治疗前，医务人员需调整心态，做好与患者沟通的准备。可通过自我调适、放松术等方法集中注意力。同时，需了解患者的一般情况，采集病史，收集临床表现及相关信息，以便医师更全面地掌握患者状况。此外，还应向患者介绍和解释所需检查项目的方法、地点、过程、目的、准备事项及注意事项等，确保患者明白检查的重要性和配合方法。

（四）治疗后恢复

医师应告知患者治疗后可能出现的情况，如疼痛、肿胀等，并提供相应的护理建议。这有助于患者在治疗后更好地应对不适，促进康复。同时，医师还应告知患者治疗后的饮食和活动限制，如避免提重物、避免剧烈运动等，以免患者因不当行为导致并发症或延长康复时间。

（五）费用和保险

医师应与患者详细讨论治疗费用和医疗保险相关事宜，确保患者了解费用情况并能够承担。此外，医师应鼓励患者提出任何疑问或担忧，并耐心解答，以消除患者的不安情绪，增强其对治疗的信心。

二、治疗风险告知

医师在治疗前应向患者详细阐述治疗的风险和可能的并发症，以便患者能够做出知情的决定。同时，医师还应告知患者如何预防和处理这些风险，以确保治疗的安全和成功。

（一）合并症与并发症风险

合并症和并发症都可能影响治疗的安全性、效果和患者的恢复过程。在某些情况下，它们可能都需要额外的医疗干预或治疗措施。但两者也有所区别：合并症通常指患者在治疗前就已经存在的疾病或状况（如心脏病、糖尿病等），这些状况可能与治疗本身无关，但可能会影响治疗的计划和患者的恢复；而并发症则是在治疗过程中或治疗后新出现的（如感染、出血、麻醉问题、治疗部位的损伤等），与治疗有直接或间接关系的不良医疗事件。

（二）输血风险

部分治疗可能需要输血，但输血也存在一定的风险。医师应告知患者输血可能导致的不良反应，如过敏反应、感染等，并介绍如何预防和处理这些风险。

（三）麻醉风险

部分治疗或手术需进行麻醉，而麻醉也带有一定的风险。医师应向患者详细说明麻醉的种类、可能的不良反应和注意事项，并告知患者如何预防和处理这些风险。例如，麻醉药物可能引起麻醉意外，硬膜外麻醉可能导致神经损伤，局部麻醉可能引起局部功能紊乱等。同时，麻醉过程中也可能因操作不当导致出血、组织损伤、感染等风险。

（四）治疗后恢复风险

治疗后患者需经历一定的恢复期，而恢复期也可能带来一定的风险。医师应向患者详细说明术后恢复期的注意事项和可能出现的问题，并告知患者如何预防和处理这些风险。

三、治疗注意事项告知

治疗注意事项告知是确保治疗顺利进行和患者安全的重要环节。医师需向患者详细告知治疗相关的注意事项，以便患者做好充分准备，并理解治疗的风险与可能的结果。例如，治疗前 6 ～ 12 小时需禁食和禁水，以防止麻醉期间发生呕吐和误吸；需根据医师的指示停止或调整某些药物的剂量；根据治疗类型，可能需要在治疗前洗澡或清洁治疗部位；需向医师提供完整的健康信息，包括过去的疾病史、药物过敏史、治疗史等；在治疗前应避免接触感冒或其他传染病患者等。

四、围手术期医疗团队间的沟通内容

围绕医疗核心制度，除了医患之间的沟通，医疗团队内部也需要进行充分沟通，并将相关内容与患者或家属进行沟通，以更全面地展示治疗过程中可能出现的问题及处理办法。

（一）术前沟通内容

术前讨论是医疗团队在手术前对患者病情、手术方案、风险及应对措施等进行深入讨论的重要环节。讨论形式包括手术组讨论、医师团队讨论、病区内讨论和全科讨论等，针对治疗指征、治疗方式、预期效果、治疗风险和处置预案等进行全面探讨。医疗团队沟通的主要内容包括：

1. 手术方案和麻醉方案　医师需向患者详细介绍手术的具体方案、手术风险以及可能的并发症等情况。同时，麻醉师也需向患者介绍麻醉方案、麻醉风险，以及可能的并发症等情况。

2. 患者的身体状况和病史　医师需全面了解患者的身体状况和病史，包括既往疾病、过敏史、用药史等，以确保手术的安全顺利进行。

3. 手术前的准备和注意事项　医师需告知患者手术前需注意的各项事项，如禁食时间、药物使用等。同时，还需对患者进行必要的检查和评估，确保手术的安全性和可行性。

4. 手术后的护理和康复计划　医师需向患者详细介绍手术后的护理和康复计划，包括伤口护理、饮食调整、药物治疗等，以助力患者尽快康复。

在围手术期治疗环节的沟通中，掌握有效的沟通技巧至关重要。医师应避免使用过于专业的术语，确保患者及其家属能够充分理解沟通内容；需耐心倾听患者及家属的疑问和担忧，给予充分的关注和解答；需清晰、详细地解释手术方案，包括手术过程、预期效果、可能的风险及应对措施等；需提醒患者及家属术前准备的重要性，并详细指导如何进行术前准备。在手术过程中，如遇特殊情况需改变手术方式或麻醉方式时，医师应及时与患者家属进行沟通并解释原因。术后，医师需密切监测患者的生命体征和恢复情况，及时与患者及家属沟通术后注意事项和护理要求。

（二）手术分级沟通内容

医疗机构应制定符合本机构实际情况的手术分级管理制度，该制度需对手术风险、手术难度、资源消耗程度、伦理风险等多方面内容进行明确规范。医护人员有责任向患者及其家属详尽介绍手术分级管理制度，清晰阐述手术的级别与医师资质之间的关联，以及手术潜在的风险。医疗团队在手术分级沟通中，应包括以下内容：

1. 手术风险评估　手术前，医师需全面评估患者的病情，准确判定手术的适应证和禁忌证。依据患者的病情及手术难度，医师将手术划分为不同级别，并针对不同级别手术采取相应的麻醉方式、手术器械和技术，以及制定差异化的术后护理措施。

2. 手术方案制定　医师需结合患者的病情及手术级别，精心制定详尽的手术方案，包括手术的具体步骤、所需器械和技术、麻醉方式选择、预计手术时间等关键要素。

3. 术前准备　手术前，医师需对患者进行全面的身体检查和实验室检查，确保患者身体状况符合手术要求。同时，医师需向患者及家属详细讲解术前注意事项，如禁食时间、排便要求等。此外，医师还需与护士、麻醉师等医疗团队成员紧密合作，共同完成术前各项准备工作。

4. 术中协作　手术过程中，医师需与其他医疗团队成员保持密切协作，共同推进手术顺利进行。这包括与麻醉师、护士、手术室技师等人员的紧密配合。医师需及时传达手术进展情况及需协助事项，确保手术过程顺畅无阻。

（三）手术安全核查沟通内容

手术安全核查制度是指在麻醉实施前、手术开始前，以及患者离开手术室前，对患者身份、手术部位、手术方式等关键信息进行多方参与的核查，以切实保障患者安全的制度。在安全核查时，术者、麻醉医师、手术室护士三方需明确各自职责。医疗团队应提前告知患者三方核查的具体内容，并向患者及家属详细解释手术安全核查制度的重要性，使用清晰、准确的语言，确保患者及家属充分理解核查的内容及目的。医疗团队执行手术安全核查的内容包括以下六个方面。

1. 患者身份确认　手术前，团队成员需共同核对患者的身份信息，包括姓名、年龄、性别、住院号等，以确保手术对象的准确性。这通常通过查看患者手环信息、询问患者本人或其家属等方式进行确认。

2. 手术部位和标识　明确手术的具体部位，并在患者身体上做出清晰醒目的标记，以防止手术过程中出现部位错误。这一步骤需由手术医师、麻醉师和巡回护士共同完成。

3. 手术器械和物资准备　确保所有必需的手术器械、设备及物资已准备齐全，且符合手术需求。这要求与手术室护士、供应室等部门保持密切沟通，确保物资准备无误。

4. 麻醉计划确认　麻醉师需向团队详细阐述麻醉方案，包括麻醉药物的选择、剂量的计算等，确保团队成员对麻醉过程有全面了解。

5. 紧急情况应对预案　团队需讨论并制定手术中可能出现紧急情况的应对措施，如大出血、心搏骤停等，确保每位团队成员都明确自己的角色和职责。

6. 无菌操作流程　强调无菌技术的重要性，确保所有参与手术的人员均严格遵循无菌操作规程，有效降低感染风险。

（四）值班与交接班沟通内容

通过值班和交接班制度，确保患者诊疗过程的连续性，包括医师间、护士间、医护间的患者诊疗信息传递。尤其对于急危重症患者和当日四级手术患者，因特殊情况需随时评估等，必须实行床旁交班，口头详尽叙述交接班内容及相关注意事项，并详细记录在交接班记录册中。值班与交接班的沟通内容具体包括以下三个方面。

1. 值班安排　医师需明确值班时间表和值班人员的具体职责，确保所有团队成员均清楚自己的值班时间和任务，以便在紧急情况下能够迅速响应。

2. 交接班流程　交接班时，医师需详细记录患者的病情、手术进展、治疗方案以及任何特殊注意事项。接班人员需认真听取交班人员的汇报，并确认自己对患者情况的了解无误。

3. 紧急情况处理　医师需制定完善的应急预案，以应对可能出现的紧急情况，如患者病情突然恶化或手术中出现意外情况。所有团队成员都需了解应急预案的内容，并在紧急情况下能够迅速采取行动。此外，医疗团队在值班期间，医师需与其他科室保持密切联系，及时获取患者的检查结果、化验报告等信息，并将患者的病情变化、治疗方案等信息及时告知其他科室，以便他们提供必要的支持和协助。交接班时，医师应使用标准化的交接班表格或电子系统来记录和传递信息，避免遗漏或误解。可采用面对面交流、电话、电子邮件等多种沟通方式，确保信息的准确传递和及时反馈。

（五）临床用血沟通内容

临床用血审核制度是指在临床用血全过程中，对与临床用血相关的各项程序和环节进行严格审核和评估，以保障患者临床用血安全的制度。医疗团队需遵循临床用血申请、审核、监测、分析、评估等管理要求，对用血的申请、适应证判断、配血、取血发血、临床输血、观察、输血后管理等环节进行详细记录，确保信息可追溯。具体沟通内容包括以下四个方面。

1. 用血申请和审批　手术前，医师需根据患者的病情和手术计划，提出用血申请。同时，需向患者和家属详细解释用血的必要性和风险，并征得他们的同意。随后，医师需向输血科提交用血申请单，并等待输血科的审批。

2. 用血准备和配型　输血科需根据用血申请单的要求，准备好相应的血液制品，并进行配型。在配型过程中，医师需向输血科提供患者的血型、Rh因子等关键信息，以确保血液制品与患者相容。

3. 用血过程监测　手术过程中，医师需密切监测患者的血压、心率、呼吸等生命体征，以及出血情况。若患者需要输血，医师需及时通知护士或输血科工作人员，并协助他们完成输血操作。同时，医师还需详细记录患者的输血量、输血时间和输血反应等信息。

4. **用血后处理**　手术结束后，医师需对患者进行密切观察和护理，及时发现并处理可能出现的并发症。若患者需要继续输血，医师需与护士或输血科工作人员保持密切联系，及时了解患者的输血情况和反应。

（六）抗菌药物使用沟通内容

抗菌药物分级管理制度是根据抗菌药物的安全性、疗效、细菌耐药性和价格等因素，对抗菌药物临床应用进行分级管理的制度。围手术期抗生素的使用需严格遵循该制度规范。具体沟通内容包括以下五个方面。

1. **抗菌药物选择与适应证**　团队成员需共同讨论并确定适合患者的抗菌药物，需综合考虑手术类型、患者个体情况（如过敏史、肾功能）、感染风险评估等多方面因素。这要求外科医师、麻醉师、药师等多方紧密协作，确保药物选择合理且符合治疗指南。

2. **预防性抗生素的使用时机与持续时间**　需明确预防性抗生素的给予时机（通常在手术前一定时间内），以及术后维持的时长，避免不必要的长时间使用导致耐药性增加或不良反应发生。这一决策需基于最新的临床证据和医院政策制定。

3. **剂量调整与给药途径**　需根据患者的体重、年龄、肝肾功能等个体差异调整抗菌药物的剂量，并选择合适的给药途径（如静脉滴注、肌内注射等），以确保达到有效血药浓度的同时，减少不良反应的发生。

4. **监控与评估**　需讨论如何有效监测患者对抗菌药物的反应，包括疗效评估、不良反应监测及细菌培养结果追踪等，以便及时调整治疗方案。同时，需加强外科、感染科、药剂科之间的沟通协作，定期进行抗菌药物合理使用的培训，提升团队成员对于抗菌药物分级管理的认识和执行能力。

5. **患者教育与知情同意**　需向患者及家属详细解释抗菌药物使用的目的、可能的风险与益处，获取其知情同意，增强患者对治疗计划的理解和支持。可通过举例等方式，帮助患者更好地理解抗菌药物的使用方法和重要性。

五、回答患者关于治疗方案的问题

在将治疗方案等相关内容详尽告知后，患者或其家属虽已对治疗方案有了一定程度的了解，但仍可能存在诸多疑问，需要医护人员进一步解答，以助其做出最终的决定和选择。当面对患者关于治疗方案的疑问时，医师应遵循以下步骤和原则：首先，要认真倾听患者的疑问和担忧，确保完全理解他们的问题所在；其次，提供详尽的治疗信息，包括治疗的原因、目的、预期成效，以及可能的替代治疗方案。

例如，若患者问："我这个病一定要用这个药吗？有没有其他替代方案？"医师可如此回答："您的问题非常中肯且合理。对于治疗方案的选择，我们确实会综合考虑多种因素，包括您的具体病情、身体状况、过敏史，以及个人偏好等。目前推荐的这个药物，是基于其对您病情的针对性和临床上的显著疗效。当然，也存在其他替代药物或治疗方法，但每种方案都有其独特的利弊。我们会进一步细致评估，并与您深入讨论，共同决定最适合您的个性化治疗方案。"

在描述治疗的具体步骤时，可借助图解或模型等辅助工具，以帮助患者更好地理解。同时，要清晰地阐述治疗可能带来的风险和并发症，以及医师将如何预防和处理这些问题，以消除患者的顾虑。

在解释治疗过程时，要包括预期的疼痛程度、活动限制，以及康复训练等相关内容。当讨论治疗的预期效果时，既要提及短期改善，也要展望长期疗效，并指出可能影响结果的各种因素。例如，患者问："这个治疗过程会痛吗？需要多久时间？"医师可回答："关于疼痛问题，大部分患者在治疗过程中可能会感到一些不适，但我们会采取多种措施，如局部麻醉、使用镇痛药物等，来尽量减轻您的不适感。至于治疗时间，它因您的具体情况和所选方案而异。我们会根据治疗进展适时调整计划，并确保整个过程尽可能顺畅无阻。"

此外，还要安排治疗前和治疗后的跟进沟通，确保患者在整个治疗过程中得到充分的支持和关怀。同时，要尊重患者的决定权，包括他们选择治疗或寻求第二意见的权利。若患者有疑问："如果治疗后没有效果怎么办？"医师可坦诚回答："这是一个非常实际且重要的问题。治疗的效果因人而异，虽然我们基于当前的医学知识和临床经验为您选择了最佳方案，但无法保证百分百的成功率。然而，通过充分沟通，我们可以共同面对这一不确定性，并为您制定最合适的后续计划。"

通过有效的沟通，医师不仅能帮助患者做出明智的决定，还能为提升患者的满意度打下坚实基础。同时，这也有助于建立医患之间的信任桥梁，减少误解和潜在的医疗纠纷风险。

第二节　治疗前医患沟通的技巧与方法

医疗纠纷作为社会各界广泛关注的话题，其中医方败诉的原因中，未尽到注意义务和告知义务占据较大比例。以治疗为代表的治疗前医患沟通是一个复杂而细致的过程，如何提升医患沟通的效率及质量，涉及医学知识的准确传递、沟通技巧的不断提升、文化差异的关注与尊重、鼓励患者参与共同决策，以及医护人员沟通能力的全面提升等多个层面。

一、医学知识的全面准确传递，促进患方知情同意

患方的知情同意原则基于其对疾病诊疗过程的充分把握和理解程度，这也进一步促进了医患之间的信任与合作。如何将专业的医学知识以合理且准确的方式表达出来，使患者能够接受并据此做出决策，是医务人员必须掌握

的重要技能。

（一）建立信任关系：诊疗得以继续的坚实基石

医师的专业能力和医德风范是医患信任建立的关键因素。医师应始终坚守医学和伦理的信念和价值观，从患者的最大利益出发，为其提供最优质的医疗服务，而医院则需从制度层面提供保障，公开透明地展示诊疗相关信息，如医院收费项目明细、治疗分级管理情况等，让患者能够通过多种途径了解所需信息；同时，建立保障医师权益的制度体系，使医师在做出决策时能够无后顾之忧地参与共同决策，如各类特殊治疗审批表、耗材临时采购制度等。

（二）专业知识展示：全面信息披露与透明化

根据法律法规要求，手术等重大治疗前的医患沟通必须由主刀医师亲自完成；非手术类治疗的沟通工作应由主治医师全程负责。在术前沟通时，医师需要充分掌握患者的病史、家族史、过敏史等详细信息，为个性化治疗方案的制定提供有力依据。同时，要详细介绍治疗过程，包括治疗步骤、预计时间、可供选择的耗材情况、费用等事宜；解释所选择的治疗方案及其替代方案的利弊得失；告知治疗的风险和预后情况，包括并发症的发生率和治疗后的恢复过程，以及可能需要的康复措施等信息，供患者进行全面了解和选择，而麻醉医师则需充分评估麻醉风险，选择适合患者的麻醉方式，并向患者详细解释相关情况，以便其做出相应的选择。通过展示对患者病情的深入理解和治疗方案的专业设计水平，进一步巩固医患双方的信任关系。

（三）场所与时间的选择：营造良好沟通环境

要充分考虑患者或家属与手术者的交流空间需求，确保术前沟通能够在相对安静且独立、能够保障患者隐私的空间内进行，使治疗知情同意过程能够顺利进行。同时，要留足时间供患者或家属有效接收信息并进行深入思考及交流讨论。在治疗前后保持持续的沟通联系，确保前后信息的连贯性和双方信息的及时反馈交流，以便适时调整诊疗方案，切实保障患者权益。

（四）医疗文书的优化与管理：规范化、标准化

为保障患者的知情同意权得以充分实现，医院需不断根据临床指南或实践情况、各类政策指导等持续修订和完善各类医疗文书的内容和形式；严格执行十八项医疗核心制度来保障医患双方的合法权益不受侵害。

二、有效沟通技巧：关注心理支持与辅导并重

准确、高效地进行治疗期间的医患沟通工作，不仅是建立良好医患关系、提高治疗依从性、促进疾病诊治和减少医疗纠纷的前提条件；更是提高医护工作效率、节约宝贵医疗资源的必要条件之一。因此，我们必须充分从患者角度出发考虑问题，使用规范的沟通方式和方法，加强患者参与诊疗过程等方法的运用和实践，以确保这一目标得以顺利实现。

（一）详细解释治疗方案：确保患者充分理解并认同

导致医患沟通不顺畅的主要原因之一是医师与患者及家属之间存在信息差异性和不对称性。因此，医师在治疗前应与患者使用通俗易懂的语言进行沟通交流，尽量避免使用过于专业化的医学术语；采用简单明了的语言解释治疗方案的相关内容和细节。由于患者缺乏相关医学知识背景，可能无法充分了解沟通内容的深层次含义和重要性；因此，医师可以采用直观的视频资料、模型等媒介手段来提高患者及家属对疾病的认识水平及相应治疗手段的了解程度。如近年来兴起的3D打印技术，可使患者疾病部位、形态等实现完全可视化展示效果，从而有效地提升沟通质量和双方满意度水平。

（二）采用标准化、结构化的沟通模式：提高沟通效率与准确性

针对同病种患者，实施同质化的医护患沟通工作至关重要。然而，各级医护人员之间在沟通能力方面存在一定差异；尤其是低年资医护人员在沟通技能方面相对欠缺且经验不足；而术前谈话往往由低年资医护人员负责完成；但由于其专业知识储备不足等原因，易出现告知不全面，或难以及时准确回答患者提问等问题，从而影响沟通成果和效果。此外，不同病种间的告知模板也存在较大差异；存在多种不同的模板形式；从而导致风险告知不全面或不准确等问题发生。为此，医院可实施同病种同质化的告知书制度；规范告知内容格式和要求；如明确列出治疗风险和术后并发症以及替代医疗方案等相关信息内容；并对术前沟通的人员配置、方式方法、内容要点及文书撰写等进行规范化管理和培训；以提升患者就医体验和满意度水平。如 GLTC 医患沟通模式（医方示善 goodwill、医方倾听 listening、医患交流 talking 和医患合作 cooperation）已被编入教材《医患沟通》中，并被广泛应用于临床相关实践活动中。

（三）关注患者心理状态：提供全方位情感支持与服务

在医患沟通过程中，要密切关注患者的心理状态变化；及时识别并处理可能的焦虑情绪、恐惧心理或其他情绪问题；明确患者内心需求和期望；对患者进行共情式沟通交流；增进患者及家属对医护人员的信任感和治疗信心。通过提供有效的人文关怀和干预措施；医护人员可为患者提供个性化的医疗服务方案；根据患者的围手术期情况特点；提供针对性的精神心理支持服务；利用多种手段和方法减少对治疗的恐惧感和紧张情绪；使患者能够更好地配合诊疗过程；从而提升患者的整体满意度水平。如耐心倾听患者的疑虑和担忧；给予充分的关注、理解和尊重；通过点头、微笑等肢体语言表达对患者的支持和鼓励；对患者的病痛和疾苦表达同情和安慰；鼓励患者保持

积极乐观的心态；树立战胜疾病的坚定信心。

三、关注文化敏感性，实施个性化沟通策略

我国是一个多民族国家，各民族之间风俗及文化差异较为显著。在医疗环节中，医护人员需深入了解并尊重患者的文化背景和信仰，以避免不当的言行对正常的诊疗秩序造成干扰。此外，随着对外交流的日益频繁，国际患者的数量也在不断增加。针对这一现状，医疗机构应建立特殊的工作机制，配备专业人员负责沟通工作，确保诊疗过程的顺利进行。在具体实践中，医护人员应根据患者的年龄、性别、文化背景，以及个人偏好，灵活调整沟通方式，以满足不同患者的需求。

四、增强患者对疾病的认知，鼓励其参与治疗决策

在开展治疗之前，尤其是当多数患者表达出参与治疗决策的意愿时，医护人员应充分重视并满足这一需求。较高的治疗决策参与满意度能够显著减少患者对治疗结果的担忧，增强其对治疗过程及结果的控制感。当前，国内医院从患者入院到开始治疗的时间间隔相对较短，医师与患者沟通病情的时间有限。因此，鼓励患者参与治疗决策成为术前沟通的重要内容。当患者对治疗方案有充分了解，且其想法在方案制定过程中得到充分尊重时，能够有效减少其对治疗失败的焦虑，缓解术前紧张情绪。共同决策模式的建立，能够显著提高患者的满意度和信任度。

五、持续学习，全面提升医患沟通能力

除了对专业知识的全面把握，医护人员的医患沟通能力也需要不断进行提升，以满足百姓日益增长的医疗需求。一方面，医院和卫生行政管理部门可以通过构建科学合理的培训模式，提高医护人员的接受度和培训效率。应重视岗前培训、临床带教等环节，通过患者反馈等方式，不断改进沟通方式

和技巧。培训内容应理论与实践相结合，既包括医院规章制度、国家法律法规（如《中华人民共和国民法典》《医疗纠纷预防和处理条例》等），也包括各类沟通相关课程（如心理学、医学人文等）。培训形式应多样化，根据医院运行实际情况，采用线上、线下相结合的方式，利用社交平台、企业微信、公众号等渠道实现培训内容的推送。另一方面，医院应关注医护人员的感受与不同层级医护的需求，建立绩效管理体系，将"人文关怀"和"医患沟通"作为重要指标，激励医护人员不断提升专业技术水平和沟通能力，发挥其潜能和特长，激发其使命感和敬业度。

第三节　治疗前医患沟通的实例

一、因治疗前知情同意告知不充分导致患者利益受损案例

📝 **案例一：**

（一）案例介绍

赵某因间断便血至某医院住院治疗，经检查诊断为"直肠恶性肿瘤"。医院评估病情后，拟行"经腹直肠癌切除术"。然而，在手术过程中，医院决定将术式更改为"腹腔镜下直肠癌根治术"。与先前术式相比，更改后的术式需将患者肛门一并切除。术后，患者主张医院选择治疗方式不当，且在术中改变术式时未与患者家属进行沟通，侵害了患者的知情同意权，要求医院承担侵权赔偿责任。

（二）处理结果

法院经审理认为，虽然某医院对赵某的疾病进行了正确诊断，且治疗方式的选择未违反诊疗规范，但医院未充分尽到告知义务，侵害了赵某的知情同意权。因此，判令某医院承担相应的侵权赔偿责任。

（三）过程评析

医院在术前谈话中未对治疗方式的选择及可能改变的治疗方式作重点告知，对保肛与否的利弊未与患者及其家属进行充分沟通。术中决定更改术式时，亦未再次与患者家属进行沟通。医院未尽到告知义务，导致患者知情同意权受到侵害。

（四）经验总结

在术中出现与术前医患沟通及治疗同意书不一致的情况时，若需临时调整治疗方式，医方应及时向患方说明情况，充分告知调整治疗方式的原因、调整方案、医疗风险及应对措施等，并再次签署知情同意书或治疗同意书。若术中不便沟通说明或情况紧急，术后应予以补充说明，并尽可能让患方补签同意书。否则，在判决时，医方将承担不利的法律后果。

📝 案例二：

（一）案例介绍

患者因"发现颈前区肿块 7 天，无声嘶"于 2020 年 9 月 23 日入住 A 医院，初步诊断为甲状腺右侧叶及峡部肿瘤。医方在排除治疗禁忌证后，于 9 月 25 日行全麻手术，将右侧甲状腺连峡部切除，同法切除左侧甲状腺，保留甲状旁腺组织。同年 9 月 26 日，患者诉切口部疼痛不适，出现声音嘶哑、饮水呛咳等症状。医方考虑系术中剥离肿块与神经粘连时损伤引起。患者于10月11日出院。出院后，患者复查耳鼻喉内镜检查报告提示：双侧声带固定，声门不能闭合，双侧声带完全麻痹。2021年9月18日，患者在B医院被诊断为双侧声带麻痹。2021年12月9日，于B医院行喉镜检查报告显示：声门闭合后存在声门裂隙；声带振动振幅左右均减弱，声带黏膜波左右均减弱，声带振动不对称，声带振动不规律。

（二）处理结果

根据《医疗事故处理条例》《医疗事故分级标准（试行）》《医疗事故技术鉴定暂行办法》等相关规定，本例被认定为三级丙等医疗事故，A医院承担主要责任，B医院不承担责任。

知识链接

三级医疗事故系指造成患者轻度残疾、器官组织损伤导致一般功能障碍。

三级丙等医疗事故：器官大部分缺损或畸形，有轻度功能障碍，可能存在一般医疗依赖，生活不能自理。

——《医疗事故分级标准（试行）》

（三）过程评析

A医院在签署的治疗知情同意书中，未向患方告知备选治疗方案及术中存在双侧喉返神经损伤的可能性。医方在术前及术中的告知存在明显不足，这直接影响了患者对治疗方式的选择，并导致患者后期出现声门闭合的严重后果，严重侵犯了患者的知情权及选择权。

（四）经验总结

在诊疗过程中，医方应当依据患者病情特征、身体状况及经济条件，全面履行替代治疗方案告知义务，具体包括：①主选方案与替代方案的适应范围、预期疗效及实施路径。②各方案可能引发的并发症、医疗风险及防控措施。③治疗全程的动态监测机制与应急预案。④诊疗费用明细及医保政策。医务人员应结合循证医学证据提出优先建议，对诊疗方案的关键信息进行专业解析，确保患方在充分知悉风险与获益后，通过书面确认方式行使知情选择权。该制度既是医学伦理准则的实践要求，也是防范医患纠纷的核心保障。

📝 案例三：

（一）案例介绍

患者于 2020 年 7 月 12 日 22 时 3 分因"饮酒后摔倒 10 余分钟"就诊于 A 医院。入院查体显示：双上肢肌力正常，双下肢肌力减退，尤以左下肢为甚。医方予以维持水电解质平衡等治疗后，患者症状无缓解，考虑有脑出血可能。7 月 13 日 3 时 55 分，急诊行头颅 CT 检查；4 时 26 分，神经外科会诊后，于 9 时 6 分转入外科继续治疗，并复查头颅 CT。医方给予脱水、营养神经等处理。7 月 14 日 9 时 55 分，患者嗜睡症状缓解，可正常对话，GCS 评分 14 分，生命体征平稳。专科查体：双瞳等大等圆，直径约 2.5mm，光反射灵敏，双上肢肌力均正常，左下肢肌力 4 级，右下肢肌力 5 级，肌张力未见异常，四肢肢端循环良好，余肢体未见明显异常，生理反射存在，病理征未引出。10 时 59 分复查头颅 CT 示：双侧额叶及右侧颞叶散在出血灶较前总体变化不明显；蛛网膜下腔出血较前有所吸收；余基本同前片。7 月 15 日 5 时，患者出现呼之不应，呈昏迷状，双侧瞳孔等大等圆约 3.0mm，对光反射极弱，压眶反射存在。医方立即予以甘露醇静滴，并于 5 时 5 分急查头颅 CT。结果显示：双侧额叶颅板下积血稍增加，双侧额叶脑挫裂伤伴血肿形成较前变化不明显，出血密度稍变淡，蛛网膜下腔出血变化不明显，脑实质肿胀明显，前中线结构局部显示不清，偏移不明显。考虑患者昏迷为外伤致颅内压增高所致，医方怀疑有脑疝的可能。在与家属沟通后，患者家属要求转上级医院治疗。患者遂于 2020 年 7 月 15 日 6 时 20 分出院。当天 14 时 11 分，患者因"颅脑外伤"入住 B 医院神经外科。专科查体：神志昏迷，双侧瞳孔等大等圆，直径约为 3.5mm，光反射消失，刺痛可见肢体收缩，四肢肌力肌张力查体不配合，病理征阴性。入院诊断：①重型颅脑损伤，双侧额叶脑挫裂伤伴血肿形成。②右侧颞叶脑挫裂伤伴血肿形成。③蛛网膜下腔出血。④颅骨骨折。⑤右侧颞部硬膜下积血等。B 医院拟行急诊治疗，然而 15 时 38 分时，患者突发呼吸心跳停止，大动脉搏动消失，血压进行性下降测不出。B 医院立即给予心肺复苏等抢救措施，但经抢救后患者呼吸循环极度不稳，瞳孔散大固定。患者家属在了解情况后，要求自动出院。患者出院后，于 2020 年 7 月 15 日 17 时 4 分死亡。

（二）处理结果

根据《医疗事故处理条例》《医疗事故技术鉴定暂行办法》《医疗事故分级标准（试行）》的相关规定，本例被认定为一级甲等医疗事故，A 医院承担次要责任。

知识链接

一级医疗事故系指造成患者死亡、重度残疾。

一级甲等医疗事故：死亡。

——《医疗事故分级标准（试行）》

（三）过程评析

7月15日5时左右，患者出现呼之不应的症状，A医院立即予以甘露醇静滴，并急查头颅CT。结果显示："双侧额叶颅板下积血稍增加，脑实质肿胀明显。"这表明患者颅内出血进一步加重，A医院考虑有脑疝可能。此时，患者有明确的急诊治疗指征，但A医院未就患者病情危重、脑疝存在死亡高风险、必须立即就地行急诊治疗的必要性与患方进行充分沟通说明，导致患者错过最佳治疗时机而死亡。医方对患者危重情况、应采取的医疗措施及风险告知不足，未充分履行告知说明义务，导致不良后果，因此应当承担相应责任。

（四）经验总结

医疗告知说明义务贯穿整个诊疗过程，包括病情危重情况、应采取的治疗措施、替代方案、风险及防范措施、疾病预后、医疗费用等。任何一个环节的沟通障碍都可能使患方对治疗的预期效果、潜在风险等有关事项没有充分理解，从而对诊疗过程或结果产生错误认识，进而引发医疗纠纷。此外，虽然法律未将书面告知作为硬性要求，但为避免后期无法举证，建议在进行重要告知说明时，均签署知情同意书、医患沟通记录等文书。这既能保证告知义务的切实落实，也能为事后可能发生的医疗纠纷提供明确证据。

二、因治疗前高值耗材沟通不当导致医疗纠纷案例

案例一：

（一）案例介绍

2017年5月5日，患者卞某因左颊部肿物在A医院被诊断为左颊部鳞

癌。5 月 18 日，患者转至 B 医院住院治疗。入院检查发现颌面部稍不对称，左面部肿胀，张口受限，张口度约 1.5cm 等。5 月 25 日，患者行左侧颊颌颈联合根治术，术中植入钛板进行修复。6 月 14 日出院后，患者又多次在该院进行化疗。2018 年 4 月 18 日，卞某在进行医学影像检查时，发现植入的钛板发生断裂，遂将 B 医院诉至法院。

（二）处理结果

法院根据鉴定意见认为，B 医院在诊疗过程中存在诸多医疗过错，特别是擅自改变治疗方式、在治疗中造成原告下颌骨骨折、使用钛板等高值耗材未征得患者同意、钛板发生断裂后未及时告知患者等。因此，判决医院在本案中承担 70% 的赔偿责任。

（三）过程评析

经鉴定，医方对卞某的诊疗行为存在一定的过错，主要表现在以下五个方面：①医方对卞某实施的治疗属于四级手术，但术前没有经科室讨论，也没有进行术前、术中、术后讨论评估。②治疗前后名称不一致，记录混乱。③在肿瘤切除过程中，需对下颌骨部分切除，该治疗容易导致下颌骨骨折的并发症，但医方与患方家属沟通不足。④钛板内固定断裂后，出院记录上没有注明，提供给患方的材料中也未注明内固定断裂。⑤缺乏高值医用耗材使用知情同意书。

（四）经验总结

医疗机构在使用安全风险程度较高的医用耗材时，应当与患者进行充分沟通，明确告知可能存在的风险。特别是使用Ⅲ级或植入类医用耗材时，必须签署知情同意书。同时，应严格把握治疗指征和高值医用耗材的应用适应证。除紧急抢救治疗外，应具体说明使用的产品名称、规格、型号、生产企业和金额。医师应详细记录使用高值医用耗材的名称、规格、型号和数量，并将使用的高值医用耗材产品条形码粘贴在住院病历和耗材使用登记单中。确保《知情同意书》、治疗操作记录和耗材使用登记单上的耗材使用信息一致。

案例二：

（一）案例介绍

患者曾某因右上腹胀痛 2 个月，于 2014 年 3 月 13 日入住某肿瘤医院。初步诊断为肝脏占位性病变：①原发性肝癌。②转移性肝癌。2014 年 3 月 15 日，经检查确认患者为原发性肝癌。患者肿瘤部分位于肝脏边缘，有可能出现肿瘤破裂出血；同时，患者肝硬化可能导致消化道出血。治疗上可考虑行介入手术。在向患者家属详细说明病情、治疗方案及风险后，患者家属同意行介入手术。2014 年 3 月 17 日，医院对患者曾某在局部麻醉下行 TACE 介入手术。然而，2014 年 3 月 18 日 5 时，患者诉腹部剧烈疼痛。经相关检查，考虑为肝癌破裂出血。医院立即通知患者家属病危。后患者于 2014 年 3 月 18 日出院，现已死亡。

（二）处理结果

在诉讼过程中，患方提出医院在手术过程中使用高值耗材栓塞微球等进口材料未经同意，并伪造了《使用高值耗材（植入性医疗器械）知情同意书》中的患者签字。经鉴定，医院出具的《使用高值耗材（植入性医疗器械）知情同意书》中患者（委托人）签字处签字并非委托人本人所写。尽管医院对此提出异议，但并未提供充分证据予以证明，因此应承担举证不能的责任。故该笔费用应由医院承担。

知识链接

医疗机构使用安全风险程度较高的医用耗材时，应当与患者进行充分沟通，告知可能存在的风险。使用Ⅲ级或植入类医用耗材时，应当签署知情同意书。

——《医疗机构医用耗材管理办法（试行）》第三十五条

三、因治疗前与医保沟通不当导致医疗纠纷案例

📝 案例一：

（一）案例介绍

2017年6月13日，蔡某因身体不适前往A医院就诊。经门（急）诊诊断后，被收入消化内科治疗，后于2017年6月16日转至肝胆甲乳外科。蔡某入院时的初步诊断为腹痛待查，疑似胆石症。入院后，医院完善了相关检查：2017年6月13日的彩超结果显示肝内胆管扩张，胆囊稍大，伴有胆囊结石及胆泥淤积，胆总管上段存在结石；2017年6月17日的CT检查进一步确认了胆囊增大、胆囊结石，以及胆总管上段结石的情况；而2017年7月12日的颅脑CT检查则发现了脑萎缩。在转至肝胆甲乳外科后，蔡某经保守治疗效果不佳，且无明显治疗禁忌证，存在治疗指征。在充分了解病情和治疗风险后，蔡某家属签署了治疗同意书。于是，蔡某于2017年6月21日接受了胆囊切除术、胆总管切除取石术、"T"管引流术及腹腔冲洗引流术。因治疗需要，A医院为蔡某使用了注射用骨肽、复方曲肽注射液、注射用生长抑素三种自费药品。然而，医院在使用这些药品时并未告知蔡某及其家属。蔡某在出院结算时才得知这些药品不能医保报销，需自费支付。蔡某

认为医院未告知使用自费药侵犯了自己的知情同意权，涉嫌欺诈，遂要求医院赔偿该笔费用，并希望依据《中华人民共和国消费者权益保护法》主张三倍赔偿。

（二）处理结果

法院经审理认为，A医院在为蔡某使用自费药品时，并非处于急救、抢救等紧急状况下必须先用药后告知的情况，也未在蔡某出院前及时补办告知手续。蔡某在出院结算后才得知被使用了自费药，医院未履行告知义务，因此应承担该部分费用。但鉴于使用的药物成功治愈了患者的病患，并未对蔡某身体构成损害，故对蔡某主张A医院因欺诈而按照《中华人民共和国消费者权益保护法》规定以三倍的自费药价格进行赔偿的诉求不予支持。

（三）过程评析

作为城乡居民基本医疗保险的参保人，患者对于住院期间需个人负担的药品、诊疗项目、医用材料、特需服务等费用享有知情权。涉案医院在为蔡某使用自费药品时，并非处于急救、抢救等紧急状况下，不存在必须先用药后告知的情况。因此，医院在使用自费药前未履行告知义务，未事先征求患者同意，存在过错。

（四）经验总结

2021年，我国颁布了《医疗保障基金使用监督管理条例》。其中明确规定："除急诊、抢救等特殊情形外，提供医疗保障基金支付范畴以外的医药服务，应当经参保人员或者其他亲属、监护人同意。"医院使用自费药物未告知患者，侵犯了患者的知情权，同时剥夺了患者选择治疗药物的权利，构成侵权。

案例二：

（一）案例介绍

2012 年，患者青某因病在某医院神经外科住院治疗。后因病情需要，青某转院至北京就医。在出院办理报销手续时，青某发现自己在两个月内使用的万古霉素为自费药，费用高达 2.46 万余元。青某表示，自己并不知晓万古霉素为自费药。若事先知晓，会选择其他药物替代。若无其他药物可替代，自己可能会选择在院外购买。因此，青某多次与院方交涉，寻求说法。院方解释称，他们并未违反相关规定，用药是出于患者康复的考虑。双方始终未能就此问题达成一致意见。2013 年 3 月，青某将医院诉至法庭，要求医院赔偿使用万古霉素的费用 2.46 万余元。青某认为，医院未尽到告知义务，侵犯了自己的知情权，同时导致自己丧失了选择其他药物或外购药物的权利，给自己造成了较大的经济损失。

（二）处理结果

法院先后三次开庭进行调解，最终促使双方达成和解协议。医院自愿赔偿青某 1.3 万元，双方的纠纷得以平息。

（三）过程评析

医院在未征得患者青某本人或其家属同意的情况下，擅自使用自费药万古霉素，两个月内总费用高达 2.46 万余元。医院的行为不仅侵犯了患者的知情权，同时剥夺了患者选择治疗药物的权利，依法存在过错，应当承担损害赔偿责任。

（四）经验总结

在诊疗过程中，医方应当履行告知义务的范围通常包括四个方面：一是病情告知。医方应如实告知患者所患疾病的名称、现状、程度、发展趋势以及可能产生的危害健康后果等诊断结论。但出于防止病情急剧恶化、避免对患者可能或必然造成不利后果的善意考虑，对患者本人的迟延告知可作为例外。二是治疗告知。医方应如实告知患者所患疾病将采取的治疗方案、治疗措施以及为避免危险所采取的预防措施。在采取治疗时，应由患者及其家属告知并签字同意。三是风险告知。医方应如实告知治疗措施可能或必然产生的危险，或因患者体质特异而可能发生的过敏、排异、恶化和并发症等其他损害后果。四是费用告知。医方应如实告知患者治疗疾病所应承担的费用及其计费依据。

四、医患术前准备风险分层递进沟通提供心理支持案例

（一）案例介绍

张某，58 岁，因腹部不适和体重下降就医。经过一系列检查，张某被确诊为胃癌中期，需要进行胃部切除手术。面对这一突如其来的打击，张某对治疗感到非常担忧，对治疗风险和术后恢复存在诸多疑问。李某医师在与张某沟通前，详细复习了病历资料，制定了周密的治疗方案，并列出了可能的并发症。随后，李某医师用通俗易懂的语言向张某解释了胃癌的严重性和治疗的必要性，详细介绍了治疗步骤、预期效果，以及可能的风险和并发症。同时，李某医师还透明地告知了治疗过程中的各种风险，包括麻醉风险、出血风险、感染风险等，并详细解释了相应的应对措施。

（二）案例评析

主治医师李某具有丰富的胃癌治疗经验，且善于与患者沟通。他耐心倾听了张某的担忧，并针对性地回答了张某关于术后恢复和生活影响的问题。李某医师强调，张某有权选择是否接受治疗，并详细解释了拒绝治疗可能带

来的后果。此外，李某医师还为张某提供了心理支持，鼓励他保持积极的心态，并介绍了术后的支持团队。同时，李某医师还鼓励张某的家属参与沟通过程，确保他们了解病情和治疗信息，以便在术后为张某提供支持。沟通结束后，李某医师确保张某和家属充分了解了所有信息后，并签署了知情同意书。

（三）经验总结

通过这个案例，我们可以深刻体会到良好的治疗前沟通对于医患关系的重要性。良好的治疗前沟通不仅能够确保患者充分理解治疗的必要性和风险，还能够在医患之间建立起信任，为治疗的成功和患者的术后恢复打下坚实的基础。治疗前沟通是建立信任、减少患者焦虑的关键环节。医方应根据患者的具体情况和需求进行个性化沟通，以提高患者的满意度。透明地告知风险并解释应对措施，有助于患者做出明智的决策。提供心理支持有助于患者缓解术前紧张情绪，增强对治疗的信心。家属的参与对于患者的术后恢复至关重要，医方应鼓励他们了解病情和治疗信息。同时，确保沟通内容有详细记录，并得到患者的确认，可以有效避免未来的误解和纠纷。

第九章

诊治效果不佳时的医患沟通

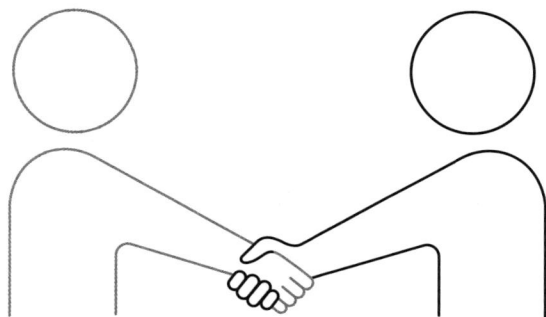

第一节　诊治效果不佳时进行沟通的重要性

一、诊疗效果：医学发展的试金石

救死扶伤，是医学自古以来不变的宗旨。20 世纪以来，进步一直是医学界的主旋律。然而，即便医疗技术日益发达，医疗实践中仍有时会出现治疗效果不尽如人意的情况。在医学领域，每一次治疗的失败都为医师和研究人员提供了宝贵的经验。通过深入分析诊治效果不佳的原因，我们可以不断优化治疗方案，提高医疗技术。例如，通过病理分析，医师能够发现疾病的新型变异，从而调整药物配方或手术方法。同时，失败的案例也促使医疗设备的改进和创新，以期达到更精确的诊断和治疗效果。因此，诊治效果不佳虽带来挑战，但也是推动医疗进步的重要动力。

在临床实践中，医师们不断积累经验，通过多学科团队合作，对病例进行深入讨论，以期找到更有效的治疗方法。同时，医学教育也在不断进步，新一代的医疗工作者被教导要从失败中学习，培养批判性思维和解决问题的能力。此外，随着大数据和人工智能技术的发展，医疗行业开始利用这些工具来分析大量的医疗数据，预测疾病发展趋势，从而提前制定应对策略。这些技术的应用，不仅提高了诊断的准确性，也为个性化医疗提供了可能。因此，尽管医疗过程中存在挑战，但正是这些挑战激发了医学界的创新精神，不断推动着医疗技术向前发展。

二、诊治效果不佳时应重视沟通

诊治效果不佳时的医患沟通，对于增强信任与理解、明确责任与期望、促进情感共鸣与心理支持、优化诊治方案与决策、预防医疗纠纷与冲突，以及提升医疗质量与服务质量等诸多方面，都具有重要意义。因此，医师应高度重视这一环节的沟通工作，努力构建和谐、稳定的医患关系。

（一）诊治效果不佳时患者的心理

面对诊治效果不佳，患者的心理状态往往会遭受重大打击。他们可能会感到焦虑不安，担忧自己的健康状况无法得到改善，这种情绪的波动可能会导致他们夜不能寐、日不能食。抑郁情绪也可能随之而来，患者可能会感到悲观失望，对生活失去兴趣，甚至对未来的治疗和生活前景感到绝望。在这样的心理压力下，患者对医护人员的信任可能会受到挑战，开始怀疑治疗方案的合理性，对医护人员的专业能力产生质疑。这种不信任感有时会转化为对治疗的抵触，患者可能会拒绝配合治疗，甚至中断治疗过程。因此，医护人员在治疗过程中，除了要关注患者的生理状况，更应深入了解患者的心理状态，提供心理支持和咨询。通过耐心倾听、心理疏导和情感支持，帮助患者缓解心理压力，重建对治疗的信心。医护人员可以引导患者参与治疗决策，让患者感到自己是治疗过程中的重要一员，从而提高患者的治疗依从性，最终达到提高治疗效果的目的。

（二）诊治结果不佳时医师的心理

在面对诊治结果不尽如人意的情况时，医师的心理状态可能会变得异常复杂。他们可能会感到一种难以言说的失落感，仿佛自己的努力和专业知识在这一刻都显得苍白无力。医师可能会反复回顾诊疗过程中的每一个决策、每一个用药选择、每一个手术步骤，试图寻找那些可能导致结果不佳的微小疏漏。他们可能会自问，是否错过了某个关键的诊断指标，或者是否应该采取不同的治疗方法。在面对患者家属时，医师可能会感到一种沉重的责任感和压力。他们必须以最恰当的方式传达坏消息，同时准备好应对家属的质疑、失望甚至愤怒。这种沟通不仅考验着医师的同理心，也考验着他们的沟通技巧和心理承受能力。医师在保障患者隐私的同时，还需顾及家属的知情权，这种双重责任无疑加重了其心理压力。在这样的压力下，医师可能会对自己的专业能力产生怀疑，担心自己的知识和经验是否足够应对日益复杂的医疗挑战，甚至担心自己的声誉受损、职业生涯受到影响。

然而，正是在这样的挑战中，医师需要学会如何有效地管理自己的情绪，保持冷静和客观，以便从失败中吸取教训、提升自己的专业技能。同时，医师也要学会如何在繁忙的工作之余，找到适当的方式来缓解压力，比如通过与同行交流、参与专业培训、进行心理辅导或投身于个人爱好。这些方法可以帮助医师保持良好的心理状态，从而在面对未来的诊治工作时，能够更加自信和从容，增强心理韧性，更深刻地理解医疗工作的复杂性和不确定性，从而在未来的医疗实践中做出更加明智和人性化的决策。

（三）诊治结果不佳时常见的沟通问题

在面对诊治结果不佳的情况时，医师与患者之间的沟通往往会遇到一些常见的问题，这些问题可能会导致误解、不满甚至冲突，因此需要特别注意和改进。

首先，医师在传达不利消息时，可能缺乏足够的同理心和情感支持。如果过于直接地告知结果，没有充分考虑到患者的感受和心理承受能力，患者可能会感到被忽视或不被理解，从而产生负面情绪。简短而冷漠的表述，会让患者感到孤独和无助，甚至可能怀疑医师的专业能力和关心程度。

其次，沟通时信息的传递可能不够清晰和详细。医师可能没有详细解释病情的具体情况、治疗失败的原因，以及后续的治疗方案，导致患者对病情和治疗过程缺乏足够的了解，从而感到困惑和无助。

此外，在医患沟通中，若医师过度使用专业术语，可能导致患者认知障碍。这种信息不对称不仅阻碍患者理解诊疗方案的核心内容，更会削弱其参与共同决策的能力，使患者产生被边缘化的心理体验。持续存在的沟通壁垒可能引发患者的挫败情绪与无助感，最终影响其对治疗依从性的信心基础。

最后，沟通时缺乏有效的双向互动也是一个问题。医师可能没有给予患者足够的时间和机会来表达他们的疑问和担忧，导致患者感到自己的声音没有被听到，从而产生不信任和抵触情绪。这种缺乏耐心和关注的沟通方式会让患者感到被忽视和不被尊重，从而对医师的治疗失去信心。

为了避免这些问题，医师应当采取更加富有同理心的态度，用通俗易懂的语言详细解释病情和治疗方案，并鼓励患者提问和表达自己的感受。通过有效的沟通，可以增强患者的信任感，减少误解和冲突，从而更好地应对诊治结果不佳的情况。通过细致入微的沟通方式，可以有效缓解患者的焦虑和不安，增强他们对治疗的信心和配合度。

（四）诊治结果不佳时沟通的重要性

1. 沟通：增强理解与信任的桥梁　当诊治结果未能如患者所愿时，他们往往陷入情绪的低谷，此时，他们渴求的不仅是专业的医疗建议，更是医师的理解、同情与坚定支持。医师主动且诚恳的沟通，如同冬日里的一缕暖阳，传递出对患者的深切关怀与责任感。耐心倾听患者的每一个疑虑，用温和而清晰的语言解释病情与治疗方案，让患者感受到自己被视为一个独一无二的、值得尊重的个体。这种充满人性化的沟通方式，犹如一把钥匙，打开了医患之间的心门，搭建起一座理解与信任的坚固桥梁。

2. 沟通：促进信息共享的双向通道　信息共享，绝非医师单向传递医疗知识与治疗方案那么简单，它是一个需要医师与患者共同参与的双向互动过程，旨在实现信息的全面、准确交流。医师在沟通中，应详尽阐述诊治过程中的种种困难、已尝试的方法及其效果，以及为何未能达成预期目标。这种透明化的信息共享，让患者感受到自己是治疗决策中不可或缺的一部分，而非被动的接受者。同时，医师还应鼓励患者勇敢提出自己的疑问与担忧，深入了解他们对治疗方案的期望与偏好，从而制定出更加个性化的治疗计划。此外，信息共享还有助于提升患者的医疗素养与自我管理能力，使他们更好地理解病情，学会与疾病和谐共处，并在日常生活中积极采取预防措施。

3. **沟通：推动共同决策的有效途径**　面对诊治不佳的沟通挑战，有效的医患沟通成为促进共同决策的关键所在。共同决策模式强调医师与患者之间的平等合作，鼓励患者积极参与治疗方案的制定与实施。在传统医疗模式中，医师往往扮演决策者的角色，患者则只能被动接受治疗。然而，共同决策模式打破了这一传统，鼓励患者与医师携手合作，共同制定治疗方案。这种转变体现了对患者个体意愿与选择的尊重，使患者在充分了解病情与治疗方案的基础上，能够做出符合自己价值观与偏好的决策。当患者被赋予更多决策权，并有机会表达自己的需求与偏好时，他们更有可能对治疗方案感到满意。这种满意度的提升，不仅有助于改善患者的心理状态，还可能促进治疗效果的飞跃，使他们更加愿意遵循医嘱，积极配合治疗。这种依从性的增强，对于确保治疗效果、降低医疗风险，以及提升医疗服务质量都具有举足轻重的意义。

4. **沟通：管理患者期望与情绪的良方**　面对疾病的不可预测性与治疗的不确定性，患者及其家属往往会产生焦虑、恐惧、失望等复杂的情绪反应，同时对治疗效果抱有过高或过低的期望。此时，医师需以理解与尊重为基石，通过巧妙的沟通策略，帮助患者及其家属合理调整期望值。医师应准确地向患者解释疾病的复杂性、治疗的可能性与局限性，以及预期的治疗效果与时间框架，使患者能够对治疗过程有一个现实而清晰的认识。诊治效果不佳，往往意味着患者的病情未能得到预期的控制或改善，甚至可能出现恶化。通过沟通，医师可以深入了解患者的心理需求，提供必要的心理支持，帮助他们建立积极的治疗态度，从而减轻心理压力。医师通过倾听、理解、同情等方式，为患者提供情感上的慰藉，让他们感受到医师的关心与温暖，从而缓解焦虑与恐惧。同时，通过详细解释治疗方案、预期效果，以及可能出现的挑战，帮助患者建立合理的治疗期望，增强其对治疗的信心与决心。

5. **沟通：防范医患纠纷的坚固盾牌**　沟通，是医师与患者之间就治疗方案、风险、费用等问题达成一致的重要途径，能够有效减少因误解或信息不对称而导致的纠纷。在诊治结果不佳时，更应加强沟通与合作，共同应对疾病带来的严峻挑战。通过有效的医患沟通，医师可以及时向患者及其家属解释病情、治疗方案及可能的风险，充分保障患者的知情权与选择权，从而消除误解与猜疑。沟通能够增进医患之间的理解与信任，为共同应对疾病挑战奠定坚实的基础。在诊治不佳的情况下，患者往往对病情和治疗过程存在诸多疑问与困惑。通过沟通，医师可以详细阐述病情的发展、治疗方案的调整以及可能的风险与预后，使患者充分了解自己的病情与治疗情况。这种透明度有助于增强患者的知情权与参与感，减少因信息不对称而产生的误解与猜疑。同时，面对诊治不佳带来的焦虑、沮丧甚至愤怒情绪，医师应通过耐心、细致的沟通，表达对患者的关心与同情，传递出积极、负责的态度。这种态度有助于增进医患之间的情感联系与信任度，为共同应对疾病挑战营造和谐、积极的氛围。此外，诊治不佳意味着治疗效果的不确定性与风险性。通过沟通，医师可以帮助患者及其家属建立合理的治疗期望，避免过高的期望落空后产生的失望与不满情绪。合理的期望有助于减少医患之间的冲突与纠纷，构建和谐的医患关系。同时，沟通是发现问题与解决问题的有效途径。在诊治不佳的情况下，医师可以通过沟通及时了解患者的反馈与需求，发现诊疗过程中可能存在的问题与不足。针对这些问题，医师可以及时调整治疗方案或采取其他补救措施，从而有效避免纠纷的升级与扩大。

6. **持续沟通：诊治不佳后的必经之路**　诊治不佳不应成为沟通的终点，而是开启更深入对话的新起点。持续的沟通如同一盏明灯，能够及时发现并解决问题，调整治疗策略，同时也为患者提供了一个随时表达疑虑与需求的宝贵平台。它不仅仅意味着在单次就诊中的信息交流，更强调建立一个长期、稳定、开放的沟通渠道，以确保医患双方能够随时就病情、治疗方案、治疗效果等进行深入探讨与及时调整。通过持续沟通，医师可以紧密关注患者的病情变化与治疗效果，从而根据患者的实际情况灵活调整治疗方案，确保治疗的有效性与安全性。同时，患者也可以随时向医师反馈自己的身体状况与感受，提出疑问与担忧，获得及时、专业的解答与支持。持续沟通还有助于进一步增强医患之间的互信关系，使医患双方携手并进，共同战胜疾病。

知识链接

发生医疗事故的赔偿等民事责任争议，医患双方可以协商解决；不愿意协商或者协商不成的，当事人可以向卫生行政部门提出调解申请，也可以直接向人民法院提起民事诉讼。

——《医疗事故处理条例》第四十六条

第二节　诊治效果不佳时的沟通内容和技巧

在诊治效果未能如愿以偿的情境下，医患之间的有效沟通显得尤为关键。医师需秉持全面、客观、坦诚的态度，同时融入深厚的人文关怀，与患者及其家属展开深入而细致的交流。通过此种卓有成效的沟通方式，医师不仅能够详尽地阐述病情的具体状况，还能助力患者及其家属更为深刻地领悟疾病的错综复杂与治疗的局限性。此外，医师更应鼓舞患者及其家属正视现实，助力他们树立坚定信心，积极投身于后续的治疗之中。如此，医患关系方能愈发紧密，携手共克疾病带来的重重挑战。

一、陈述客观事实

（一）准备阶段

1. 收集全面信息 准备阶段的首要任务是搜集患者的全方位信息，包括患者的病史详情、既往检查结果、已实施的治疗方案及其效果等。医师必须确保自己全面掌握与患者病情相关的所有信息，这样才能在解读诊治结果时做出精准、全面的评判。这一步骤是医师制定合理解释和后续治疗建议的坚实基础。

2. 评估患者心理状态 医师还需对患者、家属的心理状况进行细致评估，洞悉他们可能对诊治结果产生的种种反应。面对相同的诊治结果，有人或许表现出焦虑不安、恐惧万分或沮丧不已，而有人则可能相对冷静自持、理智应对。医师需根据患者、家属的具体情况，灵活调整自己的沟通策略，以确保信息能够以最恰当的方式传递给患者。

3. 制定沟通计划 此计划需明确沟通的时间节点、地点选择、参与人员名单，以及沟通的具体内容与方式等。医师应择一舒适、宁静的环境进行沟通，同时，还需深思熟虑，如何以清晰明了、简洁扼要的语言，阐释那些复杂的医学问题。

（二）解释诊治结果的过程

1. 开场白，建立信任与同理心 沟通伊始，医师应以温暖如春、真诚待人的态度，与患者建立起紧密的联系，表达对他们所遭遇困境的深切同情与充分理解。例如，医师可以温婉地说道："我深知您近期历经诸多磨难，对诊治结果或许感到失望至极或困惑不解。请您放心，我定会竭尽全力，为您把问题解释得清清楚楚。"此番开场白，有助于缓解患者的紧张情绪，为后续的沟通奠定一个稳固而良好的基础。

2. 客观陈述事实 在阐述诊治结果时，医师应保持客观公正、准确无误的态度，切忌使用模糊不清或过于乐观的言辞。医师应明明白白地陈述患者的病情状况、治疗过程以及当前的治疗效果，包括任何积极的进展与不足之处。例如："经过这一阶段的悉心治疗，您的病情在一定程度上得到了有效控制，但遗憾的是，我们并未能完全实现预期的治疗效果。"此般表述，既尊重了事实真相，又给患者留下了进一步探讨的空间余地。

3. 强调治疗措施 在沟通过程中，应针对患者的发病背景（包括发病时间、诱因、既往病史等），最显著的体征特征，患者所接受的各项检查（如血液检查、影像学检查等）及其结果详情，最终确诊的疾病名称或疑似疾病类型，进行简要介绍。针对治疗过程中的关键事件，如病情恶化、治疗调整等，需详细阐述其来龙去脉，着重强调医疗团队在患者病情变化、恶化时所采取的针对性措施及其成效，充分展现医疗团队为患者治病所付出的辛勤努力与不懈追求。

知识链接

在医疗活动中，医疗机构及其医务人员应当将患者的病情、医疗措施、医疗风险等如实告知患者，及时解答其咨询；但是，应当避免对患者产生不利后果。

——《医疗事故处理条例》第十一条

二、分析诊治原因

（一）分析诊治原因的必要性

1. 增进患者理解 从患者的视角观之，分析诊治原因犹如一盏明灯，照亮他们理解病情与治疗过程的道路。面对疾病的侵袭，患者心中往往充满了困惑与不安，他们迫切渴望知晓为何治疗未能如愿以偿，以及未来治疗方案的调整方向。医师的详尽解释与分析，如同拨云见日，使患者能更清晰地认识到自己病情的独特性与治疗的难点所在，从而有效减少因信息不对称而滋生的误解与焦虑。

2. 优化治疗方案　一旦明确了诊治不佳的缘由，医师便能如匠人般精雕细琢，更加有针对性地调整治疗方案，以期提升治疗效果。此过程要求医师不仅具备深厚的医学知识底蕴，还需拥有丰富的临床经验，以便为患者量身打造最合适的治疗建议。同时，患者通过参与分析过程，也能更加深入地了解自己的病情与治疗方案，从而与医师的治疗建议形成更好的配合。

3. 增强医患信任　在医疗过程中，医患之间的信任是至关重要的。当患者感受到医师对他们病情与治疗方案的深入剖析与关注时，这份信任便如春日暖阳般悄然升起，使他们更加信赖医师，并积极主动地配合治疗。这种信任关系的铸就，对于提高患者的治疗依从性与满意度大有裨益，进而助力治疗效果的进一步提升。

（二）分析诊治原因的步骤与方法

1. 全面回顾病史与治疗过程　医师需细致入微地回顾患者的病史与治疗过程，包括疾病的初诊情形、已实施的治疗方案、患者的反应及病情变化等。例如，对于一位长期的高血压患者，医师需详尽了解其血压控制状况、服药的依从性、有无并发其他病症等信息，为后续的分析奠定坚实基础。此步骤旨在确保医师对患者的整个诊疗过程有清晰、准确的认知，为后续分析提供有力支撑。

2. 识别可能的影响因素　在回顾病史的基础上，医师需如侦探般敏锐地识别可能导致诊治不佳的种种影响因素。这些因素或源于疾病本身的复杂性，如多因素、多阶段的发病机制；或源于患者的个体差异，如年龄、性别、遗传因素、生活方式等；或源于治疗方案的局限性，如某些方案并非适用于所有患者，或在特定情境下效果不佳；或源于患者的依从性，如是否按时服药、遵循医师建议等；或源于外部因素，如环境变化、生活方式调整等。

3. 深入探讨与沟通 识别出可能的影响因素后，医师需与患者展开深入探讨与沟通。此步骤的关键在于以同理心为舟，以尊重为帆，与患者共渡难关。医师需以通俗易懂的语言阐释医学知识，助力患者理解病情与治疗方案的复杂性。例如，对于糖尿病患者，医师可详细阐述饮食、运动与药物对血糖控制的影响，并与患者携手探讨如何调整这些因素以改善治疗效果。

4. 权衡利弊，制定调整方案 分析完可能的影响因素后，医师需如智者般权衡各种治疗方案的利弊，与患者共同制定调整方案。此步骤要求医师不仅具备深厚的医学知识底蕴，还需拥有丰富的临床经验，以便为患者提供最优的治疗建议。同时，医师亦需充分考虑患者的意见与需求，制定出贴合患者实际情况的个性化治疗方案。例如，对于高血压患者，若分析发现其血压控制不佳的症结在于药物治疗方案不合理，医师可与患者共同探讨调整药物种类、剂量或用药时间等方案，以期达到更佳的治疗效果。

（三）分析诊治原因中的沟通技巧

1. 倾听与同理心 在分析诊治原因的过程中，医师需如倾听者般展现出同理心的态度。医师需认真聆听患者的陈述与疑问，理解他们的担忧与期望，并以温暖、真诚的态度回应他们的情感需求。通过建立起与患者的情感纽带，为他们提供坚实的情感支撑。例如，当一位患者表达对治疗效果的不满时，医师可回应道："我深知您此刻的失望与担忧，我们一同探寻问题的根源，并携手解决。"

2. 清晰明了的解释 医师需以通俗易懂的语言为笔，描绘出医学知识与治疗方案的轮廓，确保患者能准确理解自己的病情与治疗过程。清晰的解释如同春风化雨，能消除患者的误解与焦虑，增强他们对治疗的信心。

3. 鼓励患者参与　医师应如引路人般鼓励患者提出自己的疑问与看法，与他们共同探讨可能的影响因素与调整方案。例如，医师可询问患者："您认为在治疗过程中有哪些方面可能存在不足？我们一同思考如何改进。"通过参与决策过程，患者可增强对治疗的控制感与满意度。

4. 保持耐心与尊重　面对诊治不佳的情境，患者可能如秋风中的落叶般表现出不同的情绪反应。医师需如守护者般保持耐心与尊重的态度，理解患者的情感波动，并给予他们足够的时间与空间来表达自己的感受与需求。例如，当患者因治疗效果不佳而情绪激动时，医师可安慰道："我深知您此刻的焦急心情，我会竭尽全力帮助您。我们先冷静下来，一同探寻问题的根源。"

（四）分析诊治原因中的挑战与应对策略

1. 医学知识的不对称性　患者往往如初学者般缺乏专业的医学知识，这使得他们在理解病情与治疗方案时可能遭遇困难。医师需以通俗易懂的语言为桥，连接医学知识与患者的认知世界，鼓励患者提出疑问与看法，与他们共同探讨可能的影响因素与调整方案。通过有效的沟通，医师能更好地理解患者的病情与需求，从而更准确地分析诊治原因。

2. 患者情绪的波动　面对诊治不佳的情境，患者可能如惊弓之鸟般表现出焦虑、恐惧或沮丧等情绪反应。为应对这一挑战，医师需如慈母般展现出同理心与尊重的态度与患者交流，理解他们的担忧与期望，给予他们足够的支持与鼓励。通过关注患者的心理与情感需求，医师能构建起更加和谐的医患关系，提高患者的治疗依从性与满意度。

3. 治疗方案的不确定性　在某些情境下，医师可能如迷雾中的行者般无法确定具体的诊治原因或提供明确的治疗方案。为应对这一挑战，医师需与患者坦诚相待，解释医学的局限性与不确定性，并共同探讨可能的治疗选择。同时，医师可借助多学科协作的力量来分析诊治原因，邀请其他科室的专家进行会诊，共同商讨患者的病情与治疗方案。通过多学科协作的智慧碰撞，制定出更加全面与个性化的治疗方案。

三、讨论后续方案

在诊治结果未达预期时，探讨后续治疗策略成为一项既复杂又敏感的任务。医师需秉持坦诚、客观的态度，向患者及其家属详尽告知病情及诊治现状，提供多样化的后续治疗选项，并充分尊重患者的个人意愿与选择。通过量身定制治疗计划、细致关注患者情绪变化与心理需求，以及不断强调沟通的重要性，我们力求在最大程度上提升治疗效果，促进医患关系的和谐共进。

（一）后续治疗讨论的重要意义

1. 明确治疗航向 当诊治陷入困境时，意味着当前的治疗路径未能如愿以偿，或患者的病情出现了新的波折。此时，医师与患者携手共商后续治疗之策，犹如为治疗之舟指明新的航向，确保治疗方案的针对性和实效性。通过深入交流，医师得以洞悉患者的病情变迁与身体状况，从而绘制出更加贴合患者实际的治疗蓝图。同时，患者也能更加明晰自己的治疗路径与目标，进而更加积极地配合治疗。

2. 增添患者信心 对患者而言，诊治不佳如同晴天霹雳，带来沉重的心理压力与无尽的未知。此时，医师与患者共同探讨后续治疗之路，犹如为患者点亮一盏希望之灯，让他们感受到医师并未放弃，仍在竭尽全力寻找破局之策。这种积极向上的态度与专业精神将传递给患者，激发他们的治疗信心。同时，通过讨论，患者也能更加深入地了解自己的病情与治疗方案，从而减轻焦虑与恐惧。

3. 促成医患共识 后续治疗的讨论过程，实则是医患双方就治疗目标、方案选择、潜在风险与收益等达成共识的过程。这一共识如同桥梁，连接着医患双方的心，确保治疗方案的顺利实施，减少误解与纠纷。通过讨论，医师能更加准确地把握患者的需求与期望，从而制定出更加贴合患者心意的治疗方案。同时，患者也能更加理解医师的治疗决策与医疗行为，进而更加信任与支持医师。

（二）后续治疗讨论的核心内容

1. 剖析诊治不佳之因　在讨论后续治疗之前，医师需与患者携手，共同剖析诊治不佳的可能缘由。这包括病情的复杂性、个体差异、治疗方案的不适应性等诸多方面。通过客观分析，帮助患者理性认识当前状况，为后续治疗方案的调整提供有力依据。

2. 全面评估患者状况　医师在关注疾病进展的同时，还需全面审视患者的身心状况，包括体力状况、心理状态、家庭经济条件等。这些因素均可能对后续治疗的选择与实施产生深远影响。

3. 详尽介绍后续治疗选项　医师应向患者全面展示后续治疗的多种选择，包括药物治疗、手术治疗、放疗、中医治疗等。对于每一种治疗选项，医师都需详细阐述其原理、预期疗效、可能的风险与不良反应，以及所需的疗程与费用。

4. 探讨治疗方案的个性化调整　鉴于每位患者的独特性，后续治疗方案应尽可能实现个性化。医师需与患者共同探讨如何根据患者的具体情况对治疗方案进行微调，以提升治疗效果与患者的舒适度。

5. 明确治疗目标与期望　医师需与患者共同确定治疗目标，既包括短期目标，也包括长期目标。同时，还需深入了解患者的期望与需求，尽量在治疗方案中予以体现与满足。

6. 强调治疗过程中的监测与评估　在后续治疗过程中，监测与评估是不可或缺的环节。医师需向患者明确说明将如何进行定期的病情监测与治疗效果评估，以便及时调整治疗方案。

7. 提供心理与社会支持资源　诊治不佳时，患者除了需要医疗上的支持外，还可能需要心理与社会层面的关怀。医师应向患者介绍相关的心理咨询服务、社会支持团体等资源，助力患者更好地应对挑战。

（三）后续治疗讨论的技巧要领

1. 保持开放与诚恳的心态　医师需以开放的心态面对患者的疑问与担忧，切勿使用模糊或过于乐观的言辞来掩盖治疗的挑战与不确定性。诚恳地传达治疗的真实情况，包括可能的风险与未知因素，有助于建立患者对医师的信任感，使他们更加积极地参与后续治疗的决策中来。

2. 运用通俗易懂之语　医学术语往往让患者感到困惑与不安，因此医师应尽量使用通俗易懂的语言来解释治疗方案与疾病情况。通过生动的比喻、形象的描述等方式，帮助患者更好地理解治疗方案的原理与预期效果，从而增强他们的治疗信心。

3. 鼓励患者提问与发表意见　患者的参与感与自主权对于治疗依从性与治疗效果至关重要。医师需耐心倾听患者的疑问与担忧，鼓励他们勇敢表达自己的意见与需求。通过积极的互动与交流，医师能更好地了解患者的真实想法与期望，从而制定出更加符合患者需求的后续治疗方案。

4. 提供情感上的慰藉与支持　诊治不佳可能给患者带来巨大的心理压力与不确定性。在讨论后续治疗时，医师不仅要传递医学信息，还要给予患者情感上的慰藉与支持。通过倾听、理解与鼓励，帮助患者缓解焦虑与恐惧情绪，增强他们面对治疗挑战的勇气。

5. 考量患者的家庭与社会环境　患者的家庭与社会环境对其治疗决策与依从性具有重要影响。医师在讨论后续治疗时，应邀请患者的家庭成员参与，并充分考虑他们的意见与需求。

6. 制定具体的行动计划　医师需与患者共同制定详细的治疗步骤、时间表与责任分配等。这有助于确保治疗方案的顺利实施，并让患者更加清晰地了解自己的治疗进程与期望目标。通过明确的行动计划，医师能更好地指导患者的治疗行为，提升治疗效果。

（四）后续治疗讨论面临的挑战与应对策略

在技巧层面，医师首先需保持开放与诚恳的态度，这是后续治疗讨论的基石。医师应以开放的心态面对患者的疑问与担忧，避免使用模糊或过于乐观的言辞。诚恳地传达治疗的挑战与不确定性，有助于赢得患者的信任。同时，医师还需运用通俗易懂的语言来解释治疗方案，确保患者能够充分理解并参与决策。鼓励患者提问与发表意见同样至关重要，这有助于增强患者的参与感与自主权，提高治疗依从性。

然而，在后续治疗讨论中，医师也需直面诸多挑战：

1. 患者的不确定性与恐惧心理　面对诊治不佳与后续治疗的不确定性，患者可能陷入极度的不安之中。此时，医师需通过提供详尽的信息、情感上的慰藉与支持，以及成功案例的分享，来减轻患者的担忧，帮助他们重拾信心。

2. 治疗方案的复杂性与多样性　某些疾病的治疗方案可能极为复杂，涉及多种药物与技术的组合。医师需耐心地向患者解释治疗方案的每一个细节，并强调每一步的必要性与预期效果，以确保患者能够充分理解并积极配合。

3. 患者的经济负担与压力　后续治疗可能给患者带来沉重的经济负担。医师在讨论治疗方案时，需充分考虑患者的经济状况，并提供可行的经济援助方案或资源建议，以减轻患者的经济压力。

4. 医患之间的沟通障碍与隔阂　有时，医患之间可能存在语言、文化或教育背景的差异，导致沟通不畅。医师需努力克服这些障碍，使用清晰、简洁的语言，并借助图表、视频等辅助工具来解释治疗方案，以确保患者能够准确理解。

5. 患者家庭的支持与潜在冲突　患者的家庭成员可能在治疗决策上产生分歧或冲突。医师应扮演中介者的角色，促进家庭成员之间的沟通与交流，并寻求共识，以确保患者能够得到最佳的支持与治疗。

四、提供患者反馈机制

构建患者反馈机制是一项系统工程，它要求医院从建立反馈渠道、明确反馈内容、收集处理反馈意见，到反馈沟通与持续改进等多个层面进行全面布局，而对于医师而言，则需确保与患者保持持续、有效的沟通。患者反馈机制是提升医疗服务品质、加强医患沟通、提高患者满意度的重要途径。

（一）患者反馈机制的重要性

在医疗领域，患者反馈机制的重要性不容小觑。它不仅是连接医师与患者的桥梁，更是提升医疗服务水平、增强患者信任、促进医患和谐的关键所在。尤其在治疗效果不佳时，一个完善、高效的患者反馈机制更显重要。

首先，患者反馈是医师了解病情变化及治疗效果的宝贵窗口。通过患者的反馈，医师能更准确地把握患者的实际状况，从而及时调整治疗方案，确保患者获得最适宜、最有效的治疗。这种基于反馈的动态调整，对提升治疗效果、缩短康复周期具有深远意义。

其次，患者反馈机制有助于增强患者的信任感和满意度。在医疗过程中，患者往往对病情、治疗方案及医师的专业能力存在诸多疑虑。一个畅通无阻的反馈机制，能让患者随时向医师提出问题，并得到及时、专业的解答。这种开放、透明的沟通方式，不仅能消除患者的疑虑，还能增强他们对医师的信任和对治疗方案的信心。

再者，患者反馈机制对促进医患关系和谐发展具有积极作用。在医疗实践中，医患关系紧张、矛盾频发的情况时有发生。这很大程度上源于医患之间缺乏有效的沟通机制，而一个健全的患者反馈机制，能为医患双方提供一个平等、尊重的沟通平台，使医师能更深入地了解患者的需求和期望，从而提供更加贴心、人性化的医疗服务。这种基于相互理解和尊重的沟通方式，有助于化解医患矛盾，促进医患关系的和谐发展。

最后，患者反馈机制还是医疗机构提升服务质量、实现持续改进的重要基石。通过收集和分析患者的反馈意见，医疗机构能及时发现服务过程中存在的问题和不足，并有针对性地进行改进和优化。这种基于患者反馈的服务质量改进机制，不仅有助于提升医疗机构的整体服务水平，还能增强其在患者心中的形象和信誉。

（二）构建有效的患者反馈机制

为了构建一个有效的患者反馈机制，医师需从以下五个方面着手。

1. 营造开放、安全的沟通环境 在治疗效果不佳时，患者往往会感到脆弱和敏感。医师需营造一个开放、安全的沟通环境，展现出真诚、耐心的态度，让患者感受到自己的声音被尊重、被倾听。例如，在诊室中，医师可以通过温和的语气、亲切的微笑，以及积极的倾听来营造这样的氛围。当患者表达疑虑或不满时，医师应给予充分的理解和同情，而非立即反驳或辩解。

2. 鼓励患者提问和表达疑虑 医师应主动鼓励患者提问和表达疑虑，让患者知道他们的每一个问题都会得到认真的回答。医师可以通过询问"您有什么疑问吗？""您对治疗方案有什么不明白的地方吗？"等开放性问题来引导患者表达自己的疑虑和困惑。

3. 及时、全面地解答患者问题 当患者提出问题时，医师需给予及时、全面的解答。医师应确保自己的回答准确、清晰，并尽可能使用患者能理解的语言来解释复杂的医学概念。例如，当患者询问某种药物的不良反应时，医师可以用简洁的语言解释不良反应的具体表现，并告知患者如何减轻或避免这些反应。如果患者的问题涉及多个方面，医师需逐一解答，确保患者能全面理解。

4. 提供多样化的反馈渠道　为了方便患者随时提出问题和疑虑，医师需提供多样化的反馈渠道。除了面对面的沟通外，医师还可以通过电话、电子邮件、社交媒体等方式与患者保持联系，及时回答患者的问题。此外，一些医师还会在社交媒体上开设账号，与患者进行在线交流，及时回应他们的疑问。

5. 跟踪和回应患者反馈　医师需跟踪和回应患者的反馈，确保每一个问题都得到妥善处理。如果患者的问题需要进一步的调查或咨询其他专家，医师应向患者说明情况，并给出一个明确的回复时间。例如，当患者反映某种治疗效果不佳时，医师可以告知患者他们会进一步了解情况，并在一周内给予回复。同时，医师还需定期回顾患者的反馈，分析其中存在的问题和不足，以便不断改进自己的沟通方式和服务质量。

（三）回答患者问题的技巧与策略

在治疗效果不佳时，患者的问题往往涉及病情、治疗方案、未来走向等多个层面。为了有效回答这些问题，医师需掌握一些技巧与策略。

1. 使用简洁明了的语言　医师在回答患者问题时，应尽量避免使用过于专业的术语，而是用简洁明了的语言来解释。这有助于患者更好地理解医师的回答，并减少误解的可能性。例如，当解释某种药物的不良反应时，医师可以用通俗易懂的语言来描述，而非直接列出专业术语。

2. 给予明确、具体的回答　医师需给予明确、具体的回答，避免使用模糊或含糊不清的语言。如果患者的问题涉及多个方面，医师需逐一解答，确保患者能全面理解。例如，当患者问"我需要吃多久的药？"时，医师应给出一个具体的时间范围，而非简单地说"一段时间"。

3. 避免过度承诺或保证　在回答患者问题时，医师需避免过度承诺或保证。医疗领域存在诸多不确定性和风险，医师应如实告知患者可能的后果和不确定性。例如，当患者问"我这个病能治好吗"时，医师应根据实际情况给出可能的答案，而非简单地承诺"一定能治好"。

4. 保持耐心和同理心　在回答患者问题的过程中，医师需保持耐心和同理心。例如，当患者描述自己的痛苦或担忧时，医师可以说："我能理解您现在的感受，这确实是一件很让人担忧的事情。"医师需理解患者的担忧和困惑，给予他们足够的支持和鼓励。同时，医师还需耐心倾听患者的陈述和疑问，确保自己能全面理解患者的需求和期望。

5. 提供额外的信息和资源　如果患者的问题涉及一些较为专业或复杂的内容，医师可以考虑提供额外的信息和资源来帮助患者更好地理解。例如，医师可以向患者推荐一些相关的医学书籍、网站或专家，让患者能更深入地了解自己的病情和治疗方案。此外，医师还可以提供一些科普资料或视频，帮助患者更直观地了解医学知识。

6. 鼓励患者参与决策过程　在回答患者问题的过程中，医师还需鼓励患者参与决策过程。医师可以向患者解释不同治疗方案的优缺点，让患者能根据自己的需求和期望做出更加明智的选择。同时，医师还需尊重患者的决策，给予他们充分的支持和帮助。通过鼓励患者参与决策过程，不仅能增强患者的自主意识和责任感，还能提高治疗效果和满意度。

第三节　死亡病例的沟通要点

一、死亡病例沟通的注意事项

在处理死亡病例的沟通事宜时，医护人员需充分尊重家属在遗体处理、后事安排等方面的决定权。在必要时，应为家属提供合理且切实可行的建议和方案。沟通过程中，家属往往会对医师产生一定程度的质疑。当家属明确提出对医疗过程或结果的质疑时，医护人员应避免立即进行争论或辩解，而应充分认可并理解家属的感受，同时承诺会进一步调查或解释，以有效缓解紧张气氛。参与沟通的医护人员应保持冷静和理智，避免因情绪化或冲动行为而引发纠纷；同时，还应确保沟通内容和行为严格符合法律法规的要求，避免因违法违规行为而埋下纠纷的隐患。对于可能引发纠纷的证据和资料，应妥善保管并做好备份；对于重要的沟通内容和决定，应详细做好书面记录，以便日后查证和参考。沟通结束后，应及时向上级或相关部门反馈沟通情况，以便及时改进和优化沟通策略，提升沟通效果。

二、死亡病例的沟通要点

沟通前准备是医患沟通中的重要环节，尤其在遇到死亡病例时，更是需要格外重视并精心准备。沟通前，首先要确定患方的主要人员（关键人物），以便能有效提高沟通效率，减少信息传递的误差。除非特殊情况，否则应由主管医师（或当事医师）亲自参与沟通，这样不仅能确保沟通内容的有效性和准确性，还能有效减少家属的质疑和不满。

（一）情绪管理

在患者死亡后，医师往往会遭受巨大的挫败感，感到悲伤、沮丧或无助。然而，这些情绪绝不应被带入与家属的沟通中。家属也会因亲属的死亡而出现各种情绪反应，如悲伤、愤怒、焦虑或无助等。特别是当患者突然死亡时，亲属因受到巨大的心理冲击而进入应激状态，可能出现认知与自我控制能力下降的情况，甚至导致暴力冲突、自杀、自残等极端事件的发生。因此，医师不仅要在沟通前调整好自己的情绪，保持冷静、平和的态度，还要在沟通过程中时刻关注家属的情绪变化，及时给予疏导和安慰，避免极端事件的发生。

（二）表示充分尊重

医师需真诚地向家属表达同情和慰问，认可他们的痛苦和失去。通常情况下，借助语气、表情和体态等非言语方式表达同情会有更好的效果。当家属感受到医护人员的关心和理解时，能有效减轻他们的孤独感、无助感。每个家庭都有自己的文化背景、宗教信仰和价值观念，因此，在面对死亡病例时，家属的反应和诉求也会有所不同。医师需要尊重家属的个体差异和选择，不强迫他们接受自己的观点或建议，而是以理解和包容的态度与他们进行沟通。

（三）信息沟通

医师应使用通俗易懂的语言，向家属提供关于患者病情、治疗过程，以及死亡原因等关键信息。医师应保证信息的真实性和准确性，任何试图掩盖真相的尝试都可能导致家属的不信任和后续的法律纠纷。同时，医师还应以耐心、细致的态度解答家属的疑问和困惑，确保他们能够全面了解患者的相关情况。

（四）倾听与阐释

在耐心倾听家属的诉求和疑问后，医师需要及时、准确地给予回应。回应的内容应基于患者的实际情况和医疗规范，对于家属不理解或误解的地方，医护人员需要用通俗易懂的语言进行详细解释和说明，直到家属完全明白为止。在面对死亡病例时，家属往往情绪较为激动和脆弱，对医师带有一定的不信任感。因此，在沟通过程中，医师应保持平和、理解、严肃的态度，避免微笑或轻浮的言辞，以免因言辞、态度不当而引发冲突和矛盾。

（五）保持沟通渠道畅通

在处理死亡病例等敏感情况时，保持患方沟通渠道畅通尤为重要。一个畅通无阻的沟通渠道不仅能够确保信息的准确传递和及时反馈，还能够有效缓解家属对医疗服务的不信任感，减少纠纷的发生。沟通渠道不仅仅指家属与医护人员的直接联系，还应明确告知医院相关投诉受理部门（如医务部、医患沟通办、投诉办等）的联系方式和投诉流程，让家属感受到充分的尊重和重视，从而减少纠纷的扩大化和恶化。

（六）遵循规范

法律与伦理的遵循是医患沟通中不可或缺的重要方面。医护人员在与患者家属沟通时，必须严格遵守相关法律法规和伦理规范，以确保沟通的有效性和合法性。同时，通过展现人文关怀、尊重患者尊严等方式，可以进一步增进医患之间的信任和理解，为构建和谐的医患关系奠定坚实的基础。

第四节　诊治结果不佳沟通实例

一、因诊治后不符合患者手术治疗预期引起的医患争议案例

（一）案例介绍

张某，男，55岁，因突发胸痛前往某市三甲医院急诊科就诊。经详细检查，医师诊断为急性心肌梗死，并紧急实施手术治疗。然而，术后张某虽生命体征稳定，但生活质量却明显下降。张某认为手术效果未达预期，对医院的诊疗过程产生质疑。由于主管医师工作繁忙，未能与患者进行有效沟通。

张某出院后，因活动后胸闷症状无法完全缓解，多次尝试与主管医师沟通，但双方始终未能达成一致。张某及家属认为手术失败是导致术后生活质量下降的直接原因，要求医院给予合理解释并提出赔偿要求。

（二）处理结果

法院在审理过程中，综合考量了病历资料、专家鉴定意见及双方陈述等多方面证据后，认为医院在诊疗过程中并不存在过错，因此不支持张某的赔偿请求。法院指出，患者术后生活质量下降，但尚在医学可接受的范围内，且考虑与原发疾病密切相关。同时，法院建议医院进一步加强医患沟通工作，以提高患者满意度和信任度。

（三）过程评析

沟通不充分是核心问题：在本案例中，医院在术后沟通方面存在明显不足。尽管手术本身取得成功，但医院未能及时向患者及家属解释术后可能出现的症状及原因，导致患者对治疗效果产生误解和不满情绪。

信任缺失加剧矛盾：由于沟通不畅，患者对医院的信任度逐渐降低，进而加剧了双方之间的矛盾。即便医院提供了充分的诊疗证据，也难以完全消除患者的疑虑和不满。

（四）经验总结

1. 加强术后沟通　医院应高度重视术后沟通工作，及时向患者及家属解释手术效果、术后可能出现的症状、并发症，以及康复过程等信息，以增强患者的知情权和信任感。

2. 提高沟通技巧　医务人员应不断提升自身的沟通技巧和能力，学会用通俗易懂的语言与患者沟通，避免使用过多的专业术语导致患者理解困难。同时，要注重倾听患者的诉求和疑问，给予耐心、细致的解答。

3. 建立有效的反馈机制　医院应建立完善的患者反馈机制，鼓励患者提出意见和建议，以便及时发现并改进诊疗过程中的不足之处。

4. 重视法律风险防范　医院应加强对医务人员的法律知识培训，增强法律风险防范意识。在诊疗过程中，医务人员应严格遵守法律法规和诊疗规范，避免因沟通不畅等问题引发法律纠纷。

二、因诊治后个人体质不良反应引起的患者不满案例

（一）案例介绍

李某，女，62岁，因长期干咳伴消瘦症状前往某市肿瘤医院就诊。经过一系列详细检查，医师诊断为肺癌晚期，并建议进行化疗和放疗以延长生存期。李某及家属在得知病情后，感到十分震惊和不安，但对医师的建议表示了初步的接受。然而，在治疗过程中，李某的咳嗽症状并未得到缓解，反而出现了恶心、呕吐、乏力等不适症状。李某及家属将这一情况告知主管医师后，主管医师解释称这些症状为化疗的常见并发症，目前尚无有效缓解方法。李某及家属认为医院未能提供有效的治疗方案，导致病情加重，对医师失去信任，并最终进行投诉。

（二）处理结果

医调会在综合考量了病历资料、专家意见及双方陈述等证据后，认为医院在医患沟通方面确实存在不足，但诊疗过程符合规范，患者出现的胃肠道症状系化疗常见不良反应，目前医学水平尚无法有效缓解。因此，不支持患者的赔偿请求。

（三）案例评析

沟通障碍与信任危机：本案例中，医院与李某及家属之间的沟通障碍是

导致纠纷升级的主要原因。医师在解释治疗方案和可能效果时，未能充分考虑患者的心理需求和接受能力，导致患者对治疗效果产生误解和不满。同时，医院在处理患者投诉和纠纷时缺乏及时有效的应对措施，进一步加剧了双方的信任危机。

（四）经验总结

1. 加强医患沟通的重要性　本案例再次凸显了加强医患沟通的重要性。医师在诊疗过程中应注重与患者的沟通，充分解释治疗方案、可能效果和风险等信息，以增强患者的知情权和信任感。

2. 提高医务人员的沟通技巧和能力　医务人员应不断提升自身的沟通技巧和能力，学会用通俗易懂的语言与患者沟通，避免使用过多的专业术语。同时，还应注重情感疏导和心理支持，帮助患者缓解焦虑情绪，增强治疗信心。

3. 完善医疗纠纷调解机制　为了更有效地解决医疗纠纷，需要进一步完善医疗纠纷调解机制，包括加强对调解人员的培训和管理、优化调解程序、提高调解效率，以及探索建立更具执行力的调解结果确认和执行机制等。

4. 强化医院的法律风险防范意识　医院应加强对医务人员的法律知识培训，增强法律风险防范意识。在诊疗过程中，医务人员应严格遵守法律法规和诊疗规范，避免因沟通不畅或诊疗失误等问题引发医疗纠纷和法律风险。同时，医院还应建立完善的医疗质量管理和监控体系，确保诊疗过程的合规性和安全性。

三、因手术后护理不规范造成医患争议案例

（一）案例介绍

王某，男，45岁，因长期心脏瓣膜病于2023年1月前往某市心脏专科医院就诊。经过详细检查，医师诊断为心脏瓣膜严重狭窄，并建议进行心脏

瓣膜置换手术。王某及家属在经过慎重考虑后，同意了手术方案。手术过程顺利，但术后王某出现了心功能不全、心律失常等严重并发症，导致身体恢复进展缓慢，生活质量受到严重影响。王某及家属对此感到十分不满，认为医院在手术操作中存在失误，且在护理过程中存在过错。特别是当术后出现心律失常症状时，护士的回复"术后有并发症是正常的"更是引起了患者及家属的强烈不满。王某及家属认为医院在手术及术后护理中存在过错，导致了不佳的诊治结果，因此对医务人员进行投诉。

（二）处理结果

法院经审理认为，医院在诊疗过程中符合规范，未构成医疗事故，因此不支持患方的赔偿请求。但法院同时指出，医院在术后护理和沟通方面确实存在不足，建议医院加强术后护理和沟通工作，以提高患者满意度和信任度。

（三）案例评析

本案例中，医院与王某及家属之间的沟通障碍是导致纠纷升级的主要原因。医护人员在解释术后恢复过程和可能并发症时，未能充分考虑患者的心理需求和接受能力，导致患者对恢复进展产生误解和不满。同时，医院在术后护理方面也存在疏忽和不足，进一步加剧了患者的疑虑和不满情绪。

（四）经验总结

1. 加强术后护理与沟通的重要性 本案例凸显了加强术后护理与沟通的重要性。医护人员应注重术后患者的护理和观察，及时发现并处理并发症等异常情况。同时，还应加强与患者的沟通，充分解释术后恢复过程和可能出现的并发症等信息，以增强患者的知情权和信任感。

2. 提高医务人员的沟通技巧和能力 医务人员应不断提升自身的沟通技

巧和能力，学会用通俗易懂的语言与患者沟通，避免使用过多的专业术语导致患者理解困难。同时，还应注重情感疏导和心理支持，帮助患者缓解焦虑情绪，增强患者恢复信心。

3.强化医院的法律风险防范意识与应对能力　医院应加强对医务人员的法律知识培训，增强法律风险防范意识。在诊疗过程中，医务人员应严格遵守法律法规和诊疗规范，避免因沟通不畅或诊疗失误等问题引发医疗纠纷和法律风险。同时，医院还应建立完善的医疗质量管理和监控体系，确保诊疗过程的合规性和安全性。在面对医疗纠纷时，医院应能够迅速、有效地进行应对和处理，以维护医院的声誉和患者的权益。

四、诊疗完成出现争议时的成功沟通案例

（一）案例介绍

李女士，42岁，因子宫肌瘤前往某市一所知名的三甲医院寻求治疗。经过一系列详尽的检查，医师综合评估后，建议李女士接受子宫肌瘤切除术。李女士在充分了解手术风险及预期效果后，同意接受手术，并在术后严格遵循医师的嘱咐进行恢复。然而，术后数月，李女士发现身体恢复情况并不如预期那般顺利，出现了持续性腹痛及月经不调等一系列症状。对此，李女士深感焦虑，认为医院在手术过程及术后护理中可能存在疏漏，从而导致了不佳的诊治结果。

（二）处理结果

双方秉持友好沟通的原则，医务人员与李女士共同努力，经过一系列精心治疗与调理，李女士的症状得到了显著改善。为表示感激之情，李女士特为主管医师送上了一面锦旗。

（三）案例评析

1. 初步沟通与理解　李女士首先向她的主治医师坦诚地表达了内心的担忧与不满。医师则以极大的耐心倾听了她的诉求，并详细阐述了手术后的可能并发症及恢复过程的正常波动。为消除李女士的疑虑，医师还主动提出为她进行进一步的全面检查，以准确查明腹痛和月经不调的具体原因。

2. 组织多方会诊　为进一步明确问题所在，医院迅速组织了一次多方会诊，邀请了妇科、内科及康复科的资深专家共同为李女士进行系统的诊断和治疗。会诊结束后，专家们一致认为李女士的腹痛可能与术后粘连有关，而月经不调则可能与内分泌系统的调整有关。基于此，他们为李女士量身定制了一个详尽的治疗和康复计划。

3. 持续沟通与跟进　在接下来的数月里，医师与李女士保持了密切的沟通联系，定期询问她的身体状况，并根据她的实时反馈及时调整治疗方案。此外，医师还主动提供了专业的康复指导和心理支持，帮助李女士有效缓解焦虑情绪，增强战胜疾病的信心。

4. 达成共识与和解　经过数月的精心治疗和康复调理，李女士的身体状况有了显著的改善。她对医师的耐心和专业精神表示由衷的感谢，并主动提出了和解的意愿。医院也对李女士的理解与配合表示衷心的感谢，并郑重承诺将进一步加强术后护理和沟通工作，以更好地服务于广大患者。

（四）经验总结

1. 及时沟通与理解患者诉求　在本案例中，医师及时与李女士进行了深入的沟通，并耐心倾听了她的诉求。这种积极的沟通态度为后续的诊治和调解工作奠定了坚实的基础。医师应时刻关注患者的身心状况，及时解答患者的疑问，以有效减轻患者的焦虑情绪，增强医患之间的信任感。

2. 多方会诊与科学诊治　面对复杂的医疗情况，医院迅速组织了多方会诊，邀请了不同科室的资深专家共同为患者进行系统的诊断和治疗。这种科学、全面的诊治方式有助于更准确地判断患者的病情，并制定更为合适的治疗方案，从而提高诊治的准确性和有效性。

3. 持续跟进与康复指导　医师在治疗后并未忽视患者的康复情况，而是持续跟进并提供专业的康复指导。这种负责任的态度让患者感受到了医师的关心和专业精神，也有助于患者更好地恢复健康，提高生活质量。

4. 注重患者体验与满意度　在调解过程中，医院始终将患者的体验和满意度放在首位，承诺将进一步加强术后护理和沟通工作。这种以患者为中心的服务理念有助于提升医院的医疗质量和患者满意度，为医院赢得更好的社会声誉和口碑。

第十章

中医药特色诊疗中的医患沟通

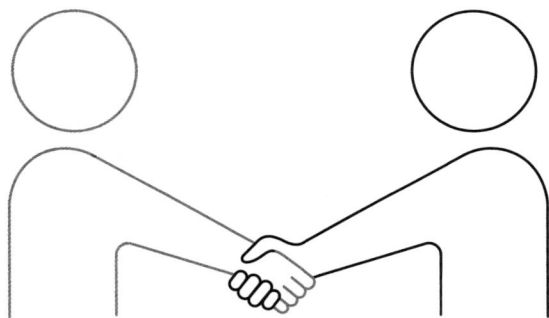

第一节　中医药特色诊疗的特点和发展

一、中医"简、便、验、廉"的特色

中医治疗，凭借其"简、便、验、廉"的独特优势，在医学领域独树一帜，为人类的健康事业奠定了坚实基石，贡献卓越。简，一则指中医治疗手段简便易行，能因时制宜，灵活应变；二则体现了中医将万千病象归结为阴阳平衡与身心统一的哲理，整体审视。便，即因地制宜，随地取材，如中草药可随手摘取，结合望闻问切的四诊合参，能迅速制定出个性化的治疗方案，简便快捷。廉，意味着治疗成本低廉，不浪费人力物力，适合广大民众的经济承受能力，性价比颇高。验，乃为有效的证明，是医学的生命线，亦是中医数千年传承的保障。古籍所载、流传的临床验方，使诸多慢性病、疑难杂症经由中医治疗而得以痊愈，疗效显著。

中医秉持"治未病"的理念，即在疾病未发之前，通过调养身心、调整生活习惯与饮食结构等方式，增强人体自我修复能力与免疫力，从而有效预防疾病的发生。此理念与西医学的预防医学观念不谋而合，彰显了中医在维护人类健康方面的前瞻性与科学性。随着老龄化社会的日益加深，医疗费用持续增长，人们逐渐将关注点从治疗水平转向预防疾病的层面。正如《黄帝内经》所言："上古之人，其知道者，法于阴阳，和于术数，食饮有节，起居有常，不妄作劳，故能形与神俱，而尽终其天年，度百岁乃去。"此乃大道至简的真谛，亦是中医"简"之精神所在。

二、中西医结合的探索

中西医结合的历史渊源可追溯至唐代，彼时阿拉伯医学等外来医学的传入，促进了中医疗法与药物的改进。及至 20 世纪，中医学开始全面引进西方医学的理论与技术。时至今日，中西医协同治疗已成为现代中国中医院的基本运行模式。

中西医结合，是指融合中医与西医两种医学体系，以中医与西医的理论和方法为基础，通过相互结合与补充，旨在提高治疗效果、减少药物不良反应、减轻疾病痛苦、提高生活质量等目标的一种医学治疗方法。中医学认为，人体内部环境的平衡与稳定乃疾病治愈的关键，强调整体观念与辨证论治，注重预防与调理，而西医则认为，疾病多由细菌、病毒等致病因子所致，强调病灶消除与药物治疗，注重诊断与治愈。中西医结合治疗，充分发挥中西医学的特色优势，通过望闻问切的中医辨证方法，结合实验室检查、影像学检查等西医学手段，获取全面的疾病信息；运用中西药联合，以及手术、放射免疫等西医手段与针灸、推拿等中医特色技术，共同为患者提供多元化、个性化的医疗服务，从而达到改善患者健康状况的目的。

中西医结合，实乃我国医学事业发展的特色与亮点。不争中医更优还是西医更佳，而是立足于中西医"差异"这一矛盾之上，通过中西医学术的相互配合、中西医药的互用互补、中西医医疗技术的共同发展，逐渐形成理论体系、诊疗体系、药物体系与科研体系有机融合统一的中国特有的医学体系。

三、中医药现代化的进程

中医药现代化，是中国式现代化的重要组成部分，具有鲜明的中国特色与中医药特色。其运用创新思维，开创发展新局面：既敬重传统、继承中医药的精髓，又勇于创新、谱写中医药的新篇章；同时创造性转化，充分利用好中医药的宝贵资源。以全生命周期的预防、治疗、康复服务，丰富的中西医诊疗方法技术体系，"治未病"的理念与整体观下的全科医疗特色，满足群众不同层次的健康医疗需求；推进中医药服务现代化、产业现代化、科技现代化、教育现代化、文化传播现代化，从各个领域增强中医药事业的创新驱动，加快中医药方法、技术与手段的现代化进程；推动中医药国际化传播，不断扩大中医药的国际影响力，使中医药走向世界。

第二节　中医药特色诊疗概述

一、中药治疗概述

中药治疗疾病，是一种具有独特优势的医疗方法。其通过调整人体内部的阴阳平衡与气血循环，达到治疗疾病与保健养生的目的。在使用中药治疗时，需遵循辨证施治、药物配伍、剂量控制与药物质量等原则，以确保疗效与安全性。常用中药可分为植物药、动物药与矿物药三大类，其中植物药在中药中占主导地位，动物药与矿物药相对较少。常用治疗方法有汗、吐、下、和、温、清、补、消八法。口服药物的剂型有汤剂、丸剂、散剂、膏剂、丹剂、酒剂、片剂、糖浆、茶剂、冲剂等不同剂型。此法在临床各科应用范围最广，疗效显著。

二、针灸治疗概述

针灸治疗，乃用针刺、艾灸的方法在人体经络及经外腧穴施以一定的手法，以通调营卫气血、调整经络、脏腑功能而治疗相关疾病。

（一）针刺法

针刺法根据病情与穴位的不同，选取不同的进针手法、深度与角度。针刺可分为体针、头针、面针、眼针、耳针、足针等多种针法，每种针法皆有其独特的适应证与操作技巧，巧妙运用，可达事半功倍之效。

（二）艾灸法的温通

艾灸法是利用艾绒或其他药物在体表穴位上进行烧灼、熏熨，通过温热刺激与药物作用，达到温通经络、散寒除湿、调和气血的目的。艾灸可分为艾条灸、麦粒灸、瘢痕灸等多种灸法，各具特色，疗效显著。

三、推拿治疗概述

推拿，又称"按跷""跷引""案杌"，乃一种非药物的自然疗法、物理疗法。医者运用自己的双手作用于病患的体表、受伤的部位、不适之所在、特定的腧穴、疼痛的地方，具体运用推、拿、按、摩、揉、捏、点、拍等形式多样的手法与力道，以期达到疏通经络、推行气血、扶伤止痛、祛邪扶正、调和阴阳、延长寿命的疗效。

小儿推拿，乃建立在中医药学整体观念的基础上，以阴阳五行、脏腑经络等学说为理论指导，运用各种手法刺激穴位，使经络通畅、气血流通，以达到调整脏腑功能、治病保健的目的。小儿推拿的治疗体系形成于明代，以《保婴神术·按摩经》等小儿推拿专著的问世为标志。小儿推拿的穴位有点状穴、线状穴、面状穴等，在操作方法上强调轻快柔和、平稳着实，注重补泻手法与操作程序，对常见病、多发病均有较好疗效，尤其对消化道病症疗效尤佳。吴师机曾言："外治之理，即内治之理。"小儿推拿的治疗法则与内治法基本一致，谨守病机，以期治病求本，调整阴阳，扶正祛邪。在中医基础理论的指导下，小儿推拿广泛应用于小儿泄泻、呕吐、食积、厌食、便秘、腹痛、脱肛、感冒、咳嗽、哮喘、发热、遗尿、夜啼、肌性斜颈、落枕、惊风等疾病的治疗，且疗效显著。

四、刮痧治疗概述

刮痧疗法采用边缘光滑的嫩竹板、瓷器片、小汤匙、铜钱、硬币、玻璃片，甚至头发、苎麻等工具，蘸取食油或清水，在人体表面的特定穴位上，由上至下、由内向外反复刮动。此疗法旨在预防和治疗疾病，效果显著。刮痧疗法源于中医对五脏腧穴分布的认识。腧穴是人体气血汇聚之处，通过刮痧，可使脏腑的秽浊之气通达于外，使周身气血流畅，邪气得以排出。西医学研究表明，刮痧疗法首先作用于神经系统，通过神经末梢的传导，增强人体的防御功能。其次，它能促进循环系统血液回流加速，循环增强；淋巴液循环加快；新陈代谢旺盛。研究还表明，刮痧疗法具有显著的退热和镇痛作用。刮痧疗法具有多种疗效。它能宣通气血，使体内气血畅通，进而调理全身功能；能发汗解表，帮助排出体内寒湿之气，缓解感冒、头痛等症状；能舒筋活络，缓解肌肉紧张，消除疲劳；并能调理脾胃，增强消化系统功能，改善食欲不振等症状。其适应证广泛，包括中暑、感冒、喉痛、腹痛、吐泻、头昏脑胀等常见病症，也可用于排毒养颜、舒筋通络的预防保健。目前，在内科领域，刮痧疗法已得到广泛应用。它可用于治疗感冒、咳喘、胃痛、呃逆、呕吐、泄泻、便秘、胁痛、淋证、癃闭、遗尿、遗精等疾病。

五、拔罐治疗概述

中医拔罐疗法古称角法，又称吸筒法，早在马王堆汉墓出土的帛书《五十二病方》中就有记载，历代中医文献中亦多有论述，主要用于外科治疗疮疡时吸血排脓。后来又扩大应用于肺结核、风湿病等内科病症。随着医疗实践的不断发展，拔罐方法不断得到改进，治疗范围也逐渐扩大，外科、内科等都有其适应证，并常与针刺配合使用。因此，拔罐法成为中医治疗疾病的一种方法。拔罐以罐为器，利用燃烧的热力排去其中的空气以产生负压，使之吸附于皮肤，通过吸拔，可促使局部组织充血或瘀血，使经络通畅、气血旺盛，具有活血行气、止痛消肿、散寒、除湿、散结拔毒、退热等作用。罐的质地、形式多样。拔罐法适用于风湿痹痛、腹痛、消化不良、头痛、高血压、感冒、咳嗽、腰背痛、月经病、软组织损伤、目赤肿痛、睑腺炎、丹毒等，尤其对小儿患者更为适用。但高热、抽搐、痉挛等症状，皮肤过敏或溃疡破损处，肌肉瘦削或骨骼凹凸不平及毛发多的部位不宜使用，孕妇腰骶部及腹部均需慎用。拔罐时应注意罐口光滑、大小适宜，拔罐时间不宜过长。常用拔罐方法有闪罐法、投火法、抽气法、水罐法、留罐法、走罐法、刺络拔罐法等。

六、穴位贴敷治疗

穴位贴敷，这一古老而充满活力的中医保健疗法，其基本原理是依据经络学说，将药物研磨成极细的粉末，然后借助水、醋、酒、蛋清、蜂蜜、植物油、清凉油、药液或其他介质，调和成糊状、软膏、丸剂、饼剂等形态，或将中药汤剂熬制成膏药，再在药膏上均匀撒布药末。在中医学理论指导下，根据病情和身体状况，选择相应的穴位进行贴敷。这种疗法既可作用于局部病灶，如阿是穴（疼痛或病变部位），也可通过透皮吸收原理，使药物成分直接通过皮肤渗透进入体内，避免肝脏首过效应和胃肠道消化液的影响，使药物直达病灶，迅速发挥作用。穴位贴敷的起源可追溯至远古时代，当时人们发现并开始使用某些植物、泥土等自然物质外敷治疗蛇毒、虫咬等伤害。随着历史的演进，穴位贴敷逐渐发展成为一种系统、科学的疗法。在中医学领域，穴位贴敷常用于冬病夏治，其应用范围不断扩展，包括咳喘、发热、腹泻、腹痛、腰痛等各种疼痛疾病，以及胸腔积液、腹腔积液。穴位敷贴治疗经过长期的实践、认识、再实践、再认识的反复过程，其独特优势逐渐显现：一是作用直接，药物成分能够迅速穿透皮肤作用于目标组织或穴位；二是适应证广泛，对多种疾病均有良好疗效；三是用药简便安全，既可自行操作，又可由专业医师实施，避免了内服药物可能带来的胃肠道反应和全身不良反应；四是精准施治，即针对病变部位进行治疗，不影响身体健康的其他部分；五是简单易学，便于推广普及，不用特殊设备和技术支持；六是取材广泛、价格低廉，既节约资源又减轻患者经济负担；七是穴位贴敷治疗过程中无创无痛，患者容易接受。经大量临床实践验证，穴位贴敷对于诸多疾病具有显著疗效。

七、中医药膳治概述

药膳是以中医学理论为指导，为满足防病治病、健体延年的需要，选择适当的药物与有关食物相配，通过特殊的烹调加工而制成的具有一定色、香、味、形和滋补强身、辅助治病等食疗作用的保健食品。它是中国传统的医学知识与烹调经验相结合的产物。"寓医于食"是其特点，既将药物作为食物，又将食物赋予药用价值，是一种兼有药物功效和食品美味的特殊膳食。药膳的应用应三因制宜（因人、因时、因地），勿犯禁忌，调理脏腑，扶正祛邪，平衡阴阳。食疗药膳的记载见于历代中医典籍，从两千多年前的《神农本草经》《黄帝内经》，到唐代的《备急千金要方》《外台秘要》，宋代的《太平圣惠方》《证类本草》，元代的《饮膳正要》，明代的《古今医统大全》《本草纲目》，清代的《随息居饮食谱》等上百本著作均有记述。近代的专著更是繁多，在此不一一介绍。食疗中药是制备药膳的主体原料，它既是有效的中药，又是营养的食物，既食既药、无毒、富营养。上品的中药，可制成糕点、面条、粥、露、汤、茶和糖果等类型，也可投放市场形成商品，还可作为菜肴供宴席之用。药食一体，食药同功，对保健康、养生延年和发展现代饮食结构具有深远意义。

八、中医体质辨识概述

中医体质是指人体以先天禀赋为基础，在后天的生长发育和衰老过程中所形成的结构、功能和代谢上的个体特殊性。中医体质辨识，即以人的体质为认知对象，从体质状态及不同体质分类的特性出发，把握其健康与疾病的整体要素与个体差异，从而制定防治原则，选择相应的治疗、预防、养生方法，进行"因人制宜"的干预。我国有学者团队经过全国性流行病学调查得出结论：中国人可分为九种基本体质类型，即平和质、气虚质、阴虚质、阳虚质、湿热质、气郁质、痰湿质、血瘀质和特禀质。

（一）平和质

此类人饮食正常、睡眠良好、二便通畅、性格开朗，社会和自然适应能力强。

（二）气虚质

此类人说话无力，常出虚汗，容易呼吸短促，疲乏无力，属于气虚体质。一般性格内向，情绪不稳定，做事不爱冒险。

（三）阴虚质

此类人经常手脚心发热，面颊潮红或偏红，皮肤干燥，口干舌燥，容易失眠，常大便干结。大多性格外向好动，性情急躁。

（四）阳虚质

此类人比较怕冷，总是手脚发凉，不敢吃凉的东西。性格多沉静、内向。

（五）湿热质

此类人脸部和鼻尖总是油光发亮，容易长粉刺、疮疖，口中有异味，大便黏滞不爽，小便发黄且浓。性格多急躁易怒。

（六）气郁质

此类人性格忧郁脆弱，体形一般较瘦，常闷闷不乐，多愁善感，食欲不振，易心慌、失眠。

（七）痰湿质

此类人最大的特点是心宽体胖，腹部松软肥胖，皮肤出油多，汗多，眼睛浮肿，容易困倦。性格温和稳重，善于忍耐。

（八）血瘀质

此类人刷牙时牙龈易出血，眼睛经常有红血丝，皮肤常干燥、粗糙，肤色发暗，常身体疼痛，易烦躁，记忆力较差，容易健忘，性情急躁。

（九）特禀质

此类人对不同物质有过敏反应，如花粉或某种食物过敏，多是遗传所致。

九、养生与气功治疗概述

（一）养生

中医学十分重视预防保健，称之为养生。通过精神调养、食疗药膳、养生功法等综合措施，达到增强体质、防治疾病、延缓衰老、延长寿命的目的。中医学的整体观理论强调，人体平时必须注重适应四季的气候变化，避免外邪侵袭，这是养生的基本法则，应当遵循。具体来说，一是注重情志调养。《素问·上古天真论》载："恬惔虚无，真气从之，精神内守，病安从来。"这说明精神要舒畅，宁静乐观，确保正气充沛，避免"七情"过度，使机体内外环境和谐统一。二是强调动静结合。无论是体育锻炼，还是养生气功，都要动静结合，才能调整阴阳，使体内气血有序运行，符合"流水不腐，户枢不蠹"及"法于阴阳，和于术数"的科学道理。三是注重五谷为养。《素问·脏气法时论》曰："五谷为养，五果为助，五畜为益，五菜为充，气味合而服之，以补精益气。此五者，有辛、酸、甘、苦、咸，各有所利。"指出五谷五味是人赖以生存的必需物质，然而偏食、暴食、过饥、过饱皆不宜。四是保持起居有常。中医学认为："起居有常，不妄作劳。"强调劳逸适度，不可过度劳累，否则易致正气虚损，继而导致疾病发生。《素问·宣明五气》云："久视伤血，久卧伤气，久坐伤肉，久立伤骨，久行伤筋。"足见劳逸结合之重要。

（二）气功

在医学领域，气功疗法是传统中医药学的重要组成部分，已有数千年的发展历史，至今仍广泛应用于临床。自20世纪90年代以来，气功疗法及其学术思想经过汇集整理，逐渐形成体系，发展成为一门既古老又年轻的独立学科。历代中医名家留下了数不胜数的气功功法，并形成了众多流派。如从练功特征分，可分为吐纳派、存想派、静定派、周天派、导引派五大类；从"性命"之学分，可分为性功、命功、性命双修功；从"三调"的侧重点分，可分为调息为主、调身为主和调心为主三大类；从练功体态分，可分为站功、坐功、卧功、行功；从练气的功用分，有武术、杂技中的硬气功，以及养生、防病的软气功等。这些分类方法各有优势，本节择要介绍气功的动静分类。以动静为纲，三调为目，可概括一切功法。气功的外在修炼形式不外乎动与静两类，而一切功法均由三调操作构成。

1.静功 外静内动，重在调心。静功也称内功，以调心、调息为主，从入静、存想、吐纳等入手，无明显肢体运动，其主要作用是内炼精气神。静功通过外静内动的方法激发人体潜能，对调整人体心理状态有积极作用。静功又可分为以调心为主的功法和以调息为主的功法，二者外在的身体姿势可相同，均可采用坐式、站式或卧式，但内在操作方法及作用各异。调心为主的功法，从意守、存想、入静等操作入手。崇尚此类功法的学者认为，神是人体的精神思维活动，是生命活动的主宰，统御着精与气，是生命存亡的根本和关键，具有易动难静、容易耗散的特点，唯有清净内守方可养神。代表功法有禅定、坐忘、真气运行法等。其中坐忘源于孔子大弟子颜回，是一种高度入静"忘"却一切的"坐功"，被郭沫若先生誉为"我国静坐的起源"。调息为主的功法，从吐纳、服气、行气等操作入手。此类功法以"吸新吐故以炼脏"为指导思想，通过吐纳炼气来调整人体脏腑功能，代表功法如六字诀、内养功等。六字诀呼气时配合发出嘘、呵、呼、呬、吹、嘻六个字，分别对应肝、心、脾、肺、肾、三焦六个内脏及其经络，由此实现"炼脏"强身的目的。有学者将六字诀应用于慢性阻塞性肺疾病的康复，取得了良好效果。静功中的放松法、吐气法等具有祛邪泻实的作用，对高血压等中医辨证属实证、阳证类疾病有较好疗效；而存想法、纳气法等则有补虚作用，可用于体质虚弱者或中医辨证属虚的病证，如消化性溃疡、慢性肠炎等脾胃虚弱、中气不足者。此外，对调节情绪、缓解紧张状态也有良好作用。需要指出的是，调心与调息在静功中往往互相依存，故以调心为主的功法也可从调整呼吸开始，调息为主的功法也需在安静状态下锻炼。

2.动功 外动内静，强健形体。动功也称外功，以调身为主，从全身和四肢的姿势、动作入手，所谓"外练筋骨皮"。动功具有外动内静的特点，主要通过躯体、四肢的运动，活络关节、强健筋骨、促进气血流动和增强脏腑功能。运动能养人体之形，这是动功养生思想的主要源泉，认为"流水不腐，户枢不蠹，动也。形气亦然"。由于动功都有看得见、摸得着的形体动作，故在一般民众中，其受欢迎程度高于静功。常见的动功多为套路动作，可分为以下几种：

（1）柔韧型　动作柔和、缓慢、连贯，如太极拳、八段锦等。

（2）刚硬型　动作刚健、强硬、有力，常用静力性收缩（等长收缩）的方法以增强练功中的"得气"效应，如易筋经、五行掌等。

（3）按摩型　运气至手，以手按摩（包括拍打）特定身体部位，如保健功。

（4）仿生型　模仿动物动作，经提炼编成功法，如五禽戏、大雁功等。

（5）舞蹈型　动作取材于舞姿，优美且富于观赏性，如禅定舞蹈。

（6）体操型　动作类似体操，四肢及躯体动作均较舒展，如练功十八法。

（7）行走型　以特定步伐为基础编成功法，如新气功疗法、太极步、梅花桩等。

当然，上述几个类型有时难以客观界定，还有许多功法属于动静相兼的类型，具有动静两重特点，如峨眉十二桩、形神桩、站桩功等，可见动与静不可截然分开。应当说明的是，众多流派和不同功法的形成原因有多方面，包括历史印记、地域限制，以及人生哲学的不同、个体差异的变化等，但最根本的原因是生命运动的复杂性和多层次性。从正常生理状态进入各种不同层次的气功状态的途径并非唯一，这些途径或方法就是我们所说的气功功法。

十、中医针灸美容概述

中医针灸美容以中医经络学说和脏腑学说为指导，运用针刺、艾灸或其他方法刺激腧穴，以疏通经气，恢复和调节人体脏腑气血功能，从而达到防治损容性疾病和损容性生理缺陷、美化人体的目的。主要用于容貌、体形有畸形、缺陷、老化及瑕疵者，或有强烈修复、改善及美化愿望者，以及解剖生理功能正常条件下求美者，通过针灸美容技术能达到改善、美化要求，并最大限度地接近人体理想的美学参数。针灸美容技术包括针刺技术，如毫针术、三棱针术、梅花针术、皮内针术、火针术、电针术、水针术等，以及灸术、耳针术和拔罐术等。

第三节　中医特色诊疗过程中需注意的医患沟通

中医的沟通既具有一般医患沟通的共性，又具有其独特的特性。作为普通患者，其生存需求若无法得到充分满足，疾病带来的威胁会让患者丧失安全感，他们期待来自亲属和医护人员的关心与呵护。部分中医患者罹患慢性疑难病，经过长期的西医治疗仍效果不佳，从而辗转寻求中医治疗，对中医诊疗的期待值很高，一旦疗效未达预期，可能造成巨大的心理落差。中医治疗往往疗程较长，有的患者在短时间内未能收获预期疗效，容易对中医治疗产生不信任感，进而影响后续治疗。针灸、针刀等中医特色疗法容易让患者产生恐惧心理，需在充分信任医师的基础上进行，尤其是头面部针刺的患者，因此，在开展中医特色治疗前的沟通显得尤为重要。

一、解释中医学理论时的沟通

中医学理论的核心和基础是"整体观念""阴阳平衡""五行学说"，强调和谐、平衡对健康的重要作用。在中医学理论体系中，人体被视为一个有机整体，各脏腑、经络、器官之间相互联系、相互制约，共同维持生命活动。人的健康在于各脏腑功能和谐、情志平和、顺应环境；疾病发生的根本原因是内、外因素作用下，人的整体功能失去动态平衡；治疗疾病，就是使失去动态平衡的整体功能恢复到和谐、平衡的状态，而保持健康的关键就是长久维持这种状态。

中医学理论复杂深奥，医师在向患者解释时，应结合其生活经历、受教育程度、对疾病的认知程度，以及对医学语言的理解接受能力等不同，选择最佳沟通方案。对受教育程度高的患者，他们大多对自身病情较为关注，医方与其沟通时应层次分明、重点突出，着重介绍中医辨证治疗与现代医疗技术手段结合的最新进展，以取得患者的信任和配合，帮助患者树立战胜疾病的信心。对于生活经历坎坷、受教育程度低、对疾病认知程度低的患者，交代病情时应尽量使用通俗易懂的语言，将疾病相关的生理、病理知识，可能出现的病情变化，以及有关医疗措施解释清楚，帮助患者更好地理解病情和治疗方案，以取得良好的沟通效果。

在解释"整体观念"时，我们可以将人体比喻成一台复杂而精细的机器，中医的治疗目标是使这台机器的各个部件都能和谐运转，让患者明白疾病并非孤立存在，而是与身体内部环境的失衡密切相关。当解释"阴阳平衡"理论时，我们可以采用日常生活中的自然现象来类比，告诉患者人体的阴阳就像自然界中的白天和黑夜，它们相互依存、相互制约，共同维持着人体的健康状态。阴阳失衡，就像白天过长或黑夜过长，都会影响人体的正常运作，导致疾病发生。在古代朴素唯物主义哲学中，宇宙万物都由木、火、土、金、水五种基本要素的运行和循环生克变化所构成，这就是"五行学说"。在人体而言，五行代表五脏六腑各有所属，用于描述和解释五脏系统的生理功能、病理变化，以及疾病传变的规律。我们可以用"取类比象法"向患者解释五行，如肝属木，具有生发的特性，像树木一样喜欢伸展，因此肝喜条达，治疗上常疏肝理气。

通过将复杂深奥的中医学理论生动地展现给患者，可以让其更加深入地理解中医学的理论和方法，提高患者的治疗信心和配合度，还能促进中医知识的普及和传播。

二、中医诊疗时的沟通

辨证和论治是中医诊疗的基本方法，是理法方药在临床应用的环节，两者相互联系，不可分割。辨证是认识疾病的过程，四诊是其重要手段；论治是针对疾病采取相应的治疗措施。辨证论治的过程蕴含着医患沟通，而良好的沟通也是辨证论治顺利完成的重要条件之一。

（一）四诊

"四诊"是中医诊疗中医患沟通的重要环节，包括望、闻、问、切。"望"是观察，"闻"是倾听以及接收气味，"问"是交流，"切"是接触。四诊是实现医患病情资料信息互通、双向情感交流的重要手段。

1.**望**　中医重视望诊，所谓"望而知之谓之神"。望诊包括观察患者的神色、形态、舌苔等。富有经验的中医师可通过敏锐的目光迅速收集所需信息，从而得出阴（寒）证、阳（热）证、阴阳错杂证的大致判断。望诊可能受到先天肤色、化妆、药食染苔、一时情绪失控等多种因素的干扰，需要通过语言沟通来一一甄别。对于信息所代表的意义，可通过打比方的方式让患者理解，部分信息可教会患者在日常生活中自我观察，如面部、眼睑色黄常代表肝脏问题等，提醒患者及时就医。

2.**闻**　"闻而知之谓之圣"。医师通过听患者的语声、咳嗽声、嗳气声、呃逆声等，以及通过声音的清浊、高低等情况判断疾病的表里虚实；通过闻气味来判断疾病的特征，有助于病机的分析。由于闻诊主要靠医师用心体验，沟通中需要多做解释性工作，以取得患者理解。

3.**问**　《素问·征四失论》曰："诊病不问其始，忧患饮食之失节，起居之过度，或伤于毒，不先言此，卒持寸口，何病能中，妄言作名，为粗所穷，此治之四失也。"论述了询问患者发病原因的重要意义，提出不能不问病因而贸然切脉，强调了语言沟通的重要性。明代医学家李中梓在《医宗必读·不失人情论》中对于诊疗时医患沟通的重要性有着全面的论述："医，仁术也。仁人君子，必笃于情。笃于情，则视人犹己，问其所苦，自无不到之处……诚以得其欢心，则问者不觉烦，病者不觉厌，庶可详求本末，而治无误也。凡治病，不问患者所便，不得其情，草草诊过，用药无据，多所伤残，医之过也。"医师在询问病情时，要亲切、诚恳，态度严肃，尊重患者的意愿，让患者能倾诉自己的痛苦，不隐瞒与疾病有关的情况。

4. 切 "切脉"，即脉诊，是通过手指指端触摸人体体表动脉，运用中医思维进行判断的一种方法。不仅可以感知人体生理病理变化，还可以感知患者的情绪改变。对脉诊及体表部位的触诊，均要做到动作轻柔、细致有序。脉诊要求医患双方情绪稳定、平和。对于部分因长时间候诊、对疾病紧张、被医院氛围影响而产生不良情绪的患者，医师可以建议其就诊前适当休息，放松心情，待情绪稳定后再行脉诊。浅表的肢体接触，一定程度上可以增强患者对医师的信任感，体现中医的人文关怀。

（二）辨证

辨证是指将四诊所收集的资料、症状和体征，通过分析、综合，辨清疾病的原因、性质、部位，以及邪正之间的关系，进而概括、判断为某种性质的证。中医学的辨证方法众多，最常见的是八纲辨证，包括阴、阳、表、里、寒、热、虚、实。在诊疗过程中，医师会辨别病变部位、性质及邪正盛衰等情况，再制定相应的治疗方案。医师应将辨证结果详细告知患者，让患者了解自己的病情和治疗原则，同时解答患者的疑问和困惑。

在向患者阐述辨证结果时，医师需注意专业术语的准确表达，并与人们的常识相区分。如中医常用"淋证"表示泌尿系统感染，如"石淋"代表尿路结石，"血淋"代表尿血等，这些与"淋病"这一性病的名称相似，但发病部位和性质不同，容易造成患者及其家属的误解。因此，在向患者阐述时应特别注意患者的情绪，及时告知两者的区别，避免不必要的纠纷。

（三）论治

论治又称施治，是根据辨证的结果确定相应的治疗方法。这种方法不仅注重治疗疾病本身，更注重调整人体的整体状态，使人体达到一种动态的平衡。中医有许多独特的治疗方法和技术，最常见的有中药汤剂、中药膏滋等内服疗法，以及针灸、推拿、拔罐等中医非药物疗法，这些治疗方法和技术均基于中医辨证施治的原则。

在阐述治疗方案时，应注意掌握患者的情绪，避免过于谦虚而折损患者的信任，或夸大疗效而导致心理落差。对于各种治疗方案的利弊，要结合患者的医疗费用等实际情况，提供最佳参考方案供其选择。不同性格心理特征的患者对疾病预后信息的承受程度有很大差别，在实施诊疗前要做好沟通，在综合把握患者病情与心理机制的基础上，可适当运用情志疗法改善病情。

1. 中药服用的沟通　中医通过辨证得出病因病机后，便开始拟定治疗方案，按照君臣佐使的配伍原则遣方用药。对于中药饮片的煎煮方法，医师需要耐心说明，包括浸泡时间、用水量、火力大小等，其中有先煎、后下等不同要求的，需特别交代清楚。对生活起居中的注意事项，包括饮食禁忌、心理调摄、合适的运动方式与运动量等，均要详细告知患者。

若是初次接受中药治疗，医师应仔细询问患者的用药史，并检查是否与其他药物存在相互作用，包括同时服用的中成药、西药等。若存在潜在的药物相互作用，医师应调整治疗药物。有的中药可能会对机体产生一定影响，对此医师应提前告知。有的中药与特定食物会发生相互作用，影响药物疗效发挥，医师应明确告知患者避免或限制同服，以确保药物发挥最佳作用，如人参与莱菔子等。

从患者角度考虑，其生活习惯可能影响药物疗效，如吸烟、饮酒和锻炼等，医师应询问了解患者情况，提供针对性建议，以确保药物发挥最佳作用。中药饮片直接由原生药材加工而成，其中包括许多虫类药如蜈蚣、地龙等，有些是动物的粪便、排泄物，如五灵脂、夜明砂等。加之中药"良药苦口"，不适的口感可能影响患者的服药依从性，而中医治疗以慢性疾病居多，往往需要持续服药一段时间才能见效。因此，医师应加强知识普及，介绍药物来源、加工制作过程等，帮助患者克服厌恶、恐惧心理，并且向患者强调坚持的重要性，鼓励其遵循医嘱。同时，定期随访患者，评估疗效和不良反应，并根据需要调整治疗方案。

随着西医学对中药研究的深入和相关知识在广大群众中的普及，有部分患者会担心中药可能产生的不良反应，医师应进行详细解释，并告知应对方法；如长期服用特定中药，医师应告知患者定期复查肝肾功能，而有部分患者认为中药主要来源于天然植物、矿物和动物，与西药相比完全没有不良反应，因此盲目自行服用。医师若发现此类情况，要告知患者中药需在中医学理论指导下开具，否则可能对身体造成损伤。

2. 中医特色疗法的沟通 以针灸为例，针灸是通过刺激腧穴，以调节机体阴阳气血、脏腑功能及筋肉活动状况等，达到治疗目的的方法。有别于药物治疗，针灸疗法具有"医患共同参与"的特点，患者的身体感受贯穿整个诊疗过程，且这种感受因人而异，并非固定不变。针灸治疗过程中，患者会静心体会针灸带来的身体触觉感受，一定程度上可能放大疼痛的感知；部分患者对针灸存在恐惧心理；部分疗法，如灸法、罐法温度较高，存在皮肤烫伤的风险；而针灸的疗效又十分依赖患者的配合，因此针灸治疗时充分有效沟通尤为重要。

针刺施术前，通过沟通交流使患者保持情绪平稳、气息稳定，消除抵触、紧张等心理，方可针刺。如对于初诊患者，存在畏针心理，可以在进针前为患者普及针刺该穴对治疗疾病的作用及意义，以产生积极的心理暗示。针刺前，按照腧穴的定位在施术穴位处进行按压，寻找酸麻胀痛等敏感点以选穴，这一方法称为"揣穴"。《灵枢·刺节真邪》曰："用针者，必先察其经络之实虚，切而循之，按而弹之，视其应动者，乃后取之而调之。"揣穴可以"探明穴位以利进针，开通穴道以利针感，专注感受以利治神"，不仅可以选定穴位，还可增强患者的信任感。针刺过程中，医师可以通过语言、取穴顺序、针具选择、手法轻重等方式充分稳定患者的情绪，使其配合治疗。嘱患者神情贯注，并适时询问患者是否有热感、凉感、传导等感觉，使其注意力集中在施术部位，有助于尽快得气。同时，要注意调动患者情绪，使其意守患病部位，促使气至病所。此外，患者的情绪状态是影响针刺取穴顺序及取穴数量的重要因素之一。对于不愿配合针灸治疗的患者，需充分尊重其意愿，不强求患者一次性接受完整的治疗方案，可少取穴、用细针、轻浅刺激，重在通调周身气血、安定情志。待彼此建立信任后，再以循序渐进的方式展开治疗。出针后，医师要叮嘱患者注意精神调摄，避免情绪波动，保持良好的心理状态，以维持并巩固针灸疗效。如此，医患之间形成情感层面的关怀与尊重、身体感知的交互与反馈，契合中医的整体观念，有助于更好地提升针灸治疗效果。

　　3. 其他环节的沟通　中医学独特的病因学说认为，疾病的发生大多非单一因素所致，而往往是天气（六淫）、七情、饮食等多种因素综合作用的结果。故治疗除了辨证论治、针对性用药外，医师还可在生活起居、饮食宜忌、情绪控制、心理调适等方面指导患者配合治疗，告知患者如何调节情志、控制和改变不良情绪、调整起居、改变不良生活习惯和饮食嗜好、识别不良气候并针对防范等。采用通俗易懂的方式，引导患者配合治疗，达到事半功倍的效果。

知识链接

1. 当疾病复杂，一个中成药不能满足所有证候时，可以联合应用多种中成药。

2. 多种中成药的联合应用，应遵循药效互补原则及增效减毒原则。功能相同或基本相同的中成药原则上不宜叠加使用。

3. 药性峻烈的或含毒性成分的药物应避免重复使用。

——《关于印发中成药临床应用指导原则的通知》

（中医药医政发〔2010〕30 号）

第四节 中医特色诊疗发生不良反应与紧急情况时的沟通

在医患沟通中，除常规医疗信息交流外，对不良反应与紧急情况的沟通更为至关重要。这不仅是医疗质量的体现，更是对患者权益的尊重与保护。此类沟通要求医师既具备专业医学知识，又应当具备高度责任心和同理心，以确保患者能充分理解并积极配合治疗。

一、与患者沟通

当医师发现患者可能出现不良反应时，应尽快与患者或其家属沟通，使用通俗易懂的语言，详细解释不良反应原因、症状及可能风险，使患者能清晰了解。同时，询问患者感受与疑虑，以便更好地解答其问题，缓解其焦虑情绪。在紧急情况下，医师需迅速准确传达信息。此时，首先确保患者生命安全，然后尽快与患者或其家属沟通，简明扼要说明病情，强调治疗的重要性和紧迫性，解释治疗方案、可能风险及预后情况，以便其做出正确决策。沟通过程中，医师需注意以下几点：一是紧急情况下，患者或其家属可能紧张恐惧，医师需保持冷静，以专业态度引导他们配合治疗，同时需有足够耐心，认真倾听其疑虑和担忧，并逐一解答；二是尊重患者知情权和选择权，确保他们了解病情和治疗方案，并有权做出决策；三是沟通过程中，医师需遵循医疗伦理和法律法规，确保行为合法合规，避免产生法律纠纷。

二、与团队沟通

除与患者沟通外，医师还需与其他医疗团队成员保持紧密沟通和协作，包括药师、护士、影像学技师、检验学技师等。医师与团队间的有效沟通不仅是传递信息的简单过程，更是确保患者安全、提升治疗效果、促进医疗质量持续改进的核心环节。良好沟通机制如同医疗流程中的润滑剂，能极大优化工作流程，减少误解与差错，进而构建更和谐、高效的医疗环境。

在不良反应发生时，通过良好团队沟通，有关人员快速响应，医、护处理症状，医、药、护、技共同分析、排查原因，制定治疗方案并监测不良反应发生。这种跨专业沟通与合作，有助于形成全面的不良反应评估和治疗方案，提高诊疗效率和质量，更好地保障患者治疗效果和安全性。

随着医疗技术不断进步和医疗模式转变，医师与团队间的沟通方式也在不断创新和发展。电子病历系统、远程会诊平台、移动医疗应用等现代信息技术的引入，为医师与团队间沟通提供了更便捷、高效的途径。这些技术应用不仅提高了沟通效率，还使医疗信息传递更准确、可靠。医师与团队应积极适应这些变化，充分利用现代信息技术优势，推动医疗质量持续提升。

三、中医药特色诊疗有关沟通

（一）中药不良反应

长期以来，中药在预防和治疗疾病中发挥着不可替代的作用。随着中药的广泛应用，人们对中药不良反应的认知也不断加深。西医学证明，不当使用或过量服用中药均可能引起不良反应，包括但不限于消化系统不适、过敏反应、肝肾功能损害等。在极少数情况下，甚至可能出现严重的紧急情况，如药物中毒、过敏性休克等，需立即处理，以避免对患者生命健康造成威胁。

作为医师，应在用药前提前告知患者可能出现的不良反应，长期服药者应提醒其定期复查肝肾功能，但切勿夸大，以免造成患者心理负担。当医师面对已发生的中药不良反应时，首先要深入了解患者情况，包括所服中药种类、剂量、服用时间等详细信息，以及患者出现的具体症状。通过详细询问和检查，更准确地判断中药不良反应的原因和程度。获取充分信息后，医师需用通俗易懂的语言向患者详细解释中药不良反应原因和可能影响，并说明预防和应对措施，帮助患者减少不良反应发生和减轻其影响。沟通过程中，医师需保持耐心和关心，给予患者足够关注和支持，尊重患者意愿和选择，充分听取患者意见和建议，共同制定治疗方案。患者需感受到医师的真诚和关心，才能更信任医师并积极配合治疗。

作为医院，需加强中药不良反应监测和管理，建立完善的不良反应监测体系和管理制度，及时收集和分析中药不良反应数据和信息，为与医师沟通时提供有力支持和帮助。

（二）中医特色疗法不良反应发生的沟通

针灸治疗过程中，偶尔会出现一些不良反应，如局部疼痛、瘀血、过敏或轻微晕针现象。面对这些突发情况，医师首先要保持冷静，告知患者当前情况，缓解其紧张情绪，同时第一时间确认不良反应性质，明确性质后简明扼要地向患者解释可能原因，并讨论处理方案。若不良反应轻微且可控，如局部瘀血，可告知患者这是正常现象，会自行消退，并建议其回家后如何冷敷或热敷以促进恢复；若情况较为严重，需采取进一步治疗措施，如口服抗过敏药物或就医检查，医师应详细说明步骤，并征询患者意见，确保其了解并同意治疗方案。不良反应得到初步处理后，医师还需强调后续关注与预防措施，如提醒患者注意休息、避免剧烈运动、观察身体反应，如有异常及时联系；同时根据患者情况，调整后续针灸治疗计划，如减少针刺数量、延长两次治疗间隔时间，或尝试不同针灸手法等，以预防类似不良反应再次发生。

火罐治疗过程中，偶尔会出现一些不良反应，如局部皮肤过敏、瘀斑过深、轻微烫伤等身体不适。作为治疗师，应当具备敏锐的观察力和判断力。进行火罐治疗前，应询问患者个人健康状况、过敏史及皮肤状况；在治疗过程中及结束后一段时间内，仔细观察患者皮肤反应及身体状态。一旦发现异常迹象，如皮肤出现红疹、水疱或患者自述有灼热、疼痛等不适，应立即停止进一步操作。随后用温和语气向患者详细解释不良反应的可能原因，如个体差异、皮肤状态、火罐材质或操作细节等，以消除其疑虑和恐惧。同时告知具体处理措施和后续护理建议，如对于轻微皮肤过敏，可推荐使用抗过敏药膏并避免再次刺激；如发生轻微烫伤，则应立即进行冷敷并涂抹烫伤膏，必要时建议及时就医或请有关科室会诊等。

不论是针灸、火罐，还是推拿等中医特色疗法，发生不良反应的整个沟通过程中，医师应始终保持耐心、真诚态度，认真倾听，了解患者担忧和需求，尊重其知情权，用实际行动展现对患者的关怀与负责。这不仅能有效缓解患者紧张与不安，还能在医患之间建立起信任的桥梁，为未来的治疗合作奠定坚实基础。良好的沟通是治疗成功的关键。

第五节 中医特色医患沟通案例

一、因中医推拿治疗后出现不良反应引发的医患争议案例

（一）案例介绍

患者李某，女，20岁，学生。因"脊柱侧弯疼痛持续30天"至医院推拿科就诊，经相关检查，诊断为脊柱侧弯，接受推拿、针刺、点穴、拔罐等治疗。治疗后患者回家，感觉不适，遂至外院就诊，诊断为创伤性气胸。患者对医方的诊疗行为提出异议，要求医方赔偿。

（二）处理结果

经当地医患纠纷人民调解委员会调解，双方达成协议，医方一次性赔偿患方13000元。

（三）案例评析

在治疗过程中，医师为李某选择了"三角针"进行治疗。在新开封一盒针灸针时，未注意到针头略钝。进针时，患者感到疼痛逐渐加剧，因疼痛导致体位变化，误伤了皮下组织及胸膜，这可能是导致气胸的主要原因。

事故原因主要有两方面：一是医师在操作过程中不规范，未注意到针头钝的问题，且对患者的疼痛感未给予足够重视；二是医疗机构监管不到位，未对医师的操作进行监督和检查，医疗用针的质量检测存在漏洞。

为避免类似事故再次发生，医疗机构采取了以下措施：一是对医师进行重新培训，强调操作规范和安全意识；二是对此批次的三角针进行集中处理，并与厂家联系要求退回，同时加强医疗用针的质量监测；三是完善中医治疗监管制度，定期对医师的中医治疗操作进行检查和评估；四是加强医师

对患者知情权的告知教育，明确告知针灸、推拿等中医治疗过程中的风险，在征得患者同意后签署知情同意书方可进行操作。

（四）经验总结

此事故为医疗机构和医务人员敲响了警钟，提醒在进行中医特色疗法时要时刻保持警惕，确保医疗用具的常规检查以及医疗操作的规范实施。在进行针灸、推拿等可能产生疼痛感的操作时，要密切观察患者的面部表情、肌肉紧张程度、情绪变化等，以确保治疗的顺利进行并保障患者安全。只有在严格遵守操作规范和确保安全的前提下，中医特色疗法才能更好地为患者带来健康效益。

二、因中医诊疗过程中缺乏检查与沟通引发的医患争议案例

（一）案例介绍

患者王某，女，35岁，小学教师，大专文化，汉族，丈夫为工程队负责人，家庭经济状况良好。因咽部阻塞感伴胸闷不适，在某中医院消化内科就诊，候诊约半小时。接诊医师张某某为住院中医师，经询问病情后，患者否认既往有特殊疾病史，述咽部阻塞感但饮食无碍，流质吞咽时反较硬质困难，胸闷不适在活动或分散注意力时好转。体格检查咽部及心肺未发现阳性体征。

本病的西医诊断为咽部神经官能症。患者在简单说明病情后，医生给予半夏厚朴汤、越鞠丸等口服治疗。治疗期间患者反复询问其病情严重程度，在得到否定答复后，再次追问是否有患食管癌的风险。张医师未予以相应检查，一口否决。一周后患者自觉症状加重，以医师未进行任何医技检查便草率开具处方、不负责任导致病情加重为由投诉该院。

（二）处理结果

后经该院安排专家诊治，详细询问病情，仔细察看舌苔脉象，在征得患者同意后进行食管钡餐检查、食管拉网脱落细胞检查，结果均为阴性。经过一番耐心细致的解释，患者思想顾虑解除，病情随之减轻。

（三）案例评析

患者作为小学教师，具备一定的文化和医学常识。由于丈夫常年在外工作，缺乏关心，情绪长期处于抑郁状态，易引发自主神经功能失调。吞咽障碍的感受诱导其联想到患食管癌的可能，产生疑虑、恐惧和不安，存在疑病症倾向，因此选择去医院消化科就诊。此时患者存在心理矛盾，一方面希望医师能够详细检查明确诊断，另一方面又担心检查结果不好。

医师作为住院医师，年资较低，可能导致患者产生不信任感。在诊疗过程中问询潦草，仅检查了咽部和心肺，未进行望苔切脉等中医诊疗程序，依据工作经验进行处方开具。这与患者候诊等候时间形成鲜明对比，导致患者感觉不受重视。虽然得到了心中希望的答案，但认为医师不负责任，诊断结论不可靠，因此疑虑和恐惧丝毫未减。由于思想顾虑未解决，注意力过分集中，自我感觉病情加重，疑病心理日益强化，最终由疑生怨，投诉医院。

作为首诊医师，张医师没有进行全面的检查，仅凭经验进行诊断，增加了患者的不信任感；对患者一再表露出的疑问虽然有所察觉，但并未耐心解释，也不愿违背自己的诊疗方案，处理草率，导致患者不信任、不满意。

医院后来安排了老中医为患者重新诊治，通过耐心解答取得了患者的信任，并辅以实验室检查排除食管癌的可能，进一步强化患者的良性心理，彻底消除了其疑虑。

（四）经验总结

许多患者来中医院就诊时，希望医师能够按照望闻问切的诊疗流程进行，而"名老中医"的形象定位也常常给患者"好中医年龄普遍偏大"的心理暗示，因此患者对于年轻中医的信任度本身就略低于老中医。面对患有神经官能症，特别是有疑病症倾向的患者时，接诊医师尤其是年轻中医应该通过详细的问诊、全面的体检，以及必要的现代化检查来体现医疗服务的细致和耐心、经验的丰富和老到，从而树立自己的权威性并取得患者的信任。在交代病情和回答患者对诊断的有关疑问时，语言要通俗易懂、简单明了；语气要干脆果断、不容置疑，表现出自己的信心十足，以起到良好的暗示和强化作用；同时态度要温和谦逊，给予患者心理上的关心以充分达到治疗效果。

医院相关部门在面对由于临床医师工作中的不足或失误引起的患者不满投诉时，应详细询问事情发生经过，倾听患者内心诉求，虚心诚恳地接受批评指正，并取得患者的信任，这有助于纠纷的圆满解决。

三、因中医针灸治疗后症状误解引发的医患争议案例

（一）案例介绍

患者张某，男性，45岁，高级工程师，本科学历，妻子为干部，经常出差，家庭经济条件较好。

患者因反复腰腿酸痛在某医院针灸科治疗。接诊王医师经询问病史、体格检查，诊断为慢性腰腿痛，给予针灸治疗。取穴：肾俞、委中、环跳、关元。治疗方案：每日一次，针灸一周为一个疗程。

针前患者较紧张，进针环跳穴时患者反映有"触电样"感觉，并向会阴、下肢传导，随后消失。医师告知此为正常现象，未进行深入解释。

治疗一周后，患者到医院办公室投诉，反映王医师针刺操作马虎、不负责，因针刺不到位而损伤神经，导致自己性功能受影响，夫妻生活难以为继，要求医院承担责任。

（二）处理结果

后医院请针灸科资深专家给予耐心解释，CT 片证实患者第 4、第 5 腰椎间盘明显突出，性功能减退与此相关，经针对性治疗后症状缓解，纠纷得以解决。

（三）案例评析

患者对针刺缺乏感性认识，产生肌肉紧张、心中恐惧，针刺出现触电样针感时恐惧心理加重，对医师当场的解释心存疑虑。针刺疗程结束，恰逢夫妻生活失败，疼痛部位引发患者联想，由此归咎于针刺影响。

首诊医师工作不仔细，未对腰腿酸痛的原因进行深入检查，可能导致误诊；针刺前也未注意到患者的紧张恐惧心理，对针后穴位处可能出现酸、麻、胀、痛甚至放电样传导的针感，未预先交代这是"得气"效应的体现，造成患者误解与不信任。

（四）经验总结

害怕扎针是非常正常的心理现象，医师首先应给予患者理解和认同。对于需要接受针刺治疗的患者，尤其是初次接受治疗的患者，医师应当事先耐心告知可能出现的进针感及反应，如在局部出现酸、麻、胀、痛甚至放电样感觉传导均为正常现象，无须担心身体受到影响；如出现头晕、心悸、冷汗等现象，为晕针反应，嘱患者应当立即告知医师及时处理。对于无法明确表述病因的体征，医师应当在西医学检查辅助下明确诊断后，再进行中医针灸治疗较为稳妥，以防耽误病情。对于实在惧怕针刺的患者，可采用一些新的针灸技术，如"揿针"等。治疗过程中若出现新的临床表现，医师应耐心解释、积极主动帮助查找原因，实事求是进行处理，以缓解医患矛盾。

四、中医辨证识诈与痰饮辨治成功化解误诊风险案例

（一）案例介绍

患者女性，35 岁，个体从业人员，汉族，丈夫从事长途运输工作。

患者自称服安眠药过量中毒，要求急诊洗胃治疗。接诊医师观其神志清楚，面色略带惊恐，瞳孔无放大之象，舌苔白腻而厚，闻其语声低怯，时闻胃中有振水声，问其亲属知其并无情志刺激，就诊中频频如厕，并诉心悸、头晕等不适，脉见细弦略紧，检查生命体征平稳。

医师怀疑其中有诈，反复询问亲属，方知患者已在外院催吐洗胃。即告知患者如已过量服用安眠药，则需要进行血液透析。患者这才道出实情：因自己经常胃中有振水声，怀疑有不洁物居中，故以此谎言试图达到目的。医师随即耐心解释，告知患者此属中医痰饮证，为气虚不能化水行水所致，洗胃治疗无益。

（二）处理结果

在取得患者信任和配合后，通过检查小便常规及培养，证实为泌尿系统慢性感染。经用胃苓汤五剂，胃中有振水声现象消失，头晕心悸得缓，小便畅利，舌苔转薄而愈。

（三）案例评析

患者就诊前对胃中有振水声有不安和疑虑心理，缺乏医学常识，较少与亲属及朋友沟通，长此以往产生焦虑心理，难以释怀，以致编造服毒故事以

期达到洗胃治疗目的。第一家医院的首诊医师未鉴别出患者的真实情况，给予洗胃治疗，但无法消除患者胃中有振水声的症状，患者并不认为是自己疑忌的过错，反误认为没洗干净，要求再次洗胃，这也是疑病症的表现之一。第二家医院的医师通过望、闻、切诊与详细的询问，结合体格检查与西医学检验，发现其中的矛盾与可疑之处，通过善意的"诈术"取得患者的信任，从而得知真实情况，运用中医辨证施治，达到病愈人安的目的。

（四）经验总结

在医学诊疗工作中，准确判断患者陈述的真实性是一项重要技能。在鉴别患者陈述的真实性时，应综合运用多种方法以确保判断的准确性与公正性。首先，细致观察患者的非言语行为，如面部表情、眼神交流、肢体动作及声音特质等，这些细微之处往往能揭示谎言的痕迹。其次，严格对比患者的口头陈述与已有的医疗记录、诊断结果等，寻找任何潜在的矛盾或不一致之处，以识别出可能存在的误导性信息。此外，通过询问具体细节来检验患者陈述的真实性，检验患者对其所陈述内容的了解程度及记忆准确性，从而揭示潜在的谎言。

鉴别过程中，医师应充分利用其医学专业知识与临床经验，对患者的陈述进行深入分析，识别出患者可能存在的医学知识误区或不合理之处，从而进一步判断其陈述的可信度。若有必要，可借助心理评估工具来辅助判断，但评估工具并不能直接证明患者是否撒谎，而是提供了一种评估患者心理状态和认知功能的手段。

需要注意的是，在鉴别患者陈述的真实性时，医师应始终遵循医学伦理与法律法规的要求，尊重患者的隐私权和自主权，确保在合法、合规的范围内进行工作，与患者建立信任关系，以促进更加坦诚、有效的沟通与交流。

后 记

在本书即将付梓之际，作为主编之一，心中既有释然也有忐忑。释然，源于历经数载的努力，终于将医患沟通这一复杂而微妙的主题与医疗环节结合进行了系统性的梳理与探讨；忐忑，则在于深知医患沟通不仅是医学领域的一个重要课题，更是关乎社会和谐、人文关怀乃至人性洞察的深刻话题，任何粗浅或片面的阐述都可能影响读者对这一主题的全面理解和深入思考。

在医疗技术飞速发展的今天，为何医患之间的裂痕却越拉越大？这促使我们深入探究医患沟通的本质、障碍及其改善之道。随着医学模式的转变，从传统的生物医学模式向生物－心理－社会医学模式过渡，医师的角色不再仅仅是治疗疾病的专家，更是患者心理支持、健康教育和社会适应的引导者。这一转变要求医师不仅要具备精湛的医术，更要拥有良好的沟通技巧和人文素养。

本书重点在于强调医患沟通不仅是信息传递的过程，更是情感交流、价值认同与信任建立的重要途径。在此基础上，提出了一些创新性的见解：情感共鸣是医患沟通的灵魂、信息不对称的缓解策略、沟通技巧的模块化训练，以及构建以患者为中心的沟通文化。

在这本书的撰写过程中，我们采用了多种研究方法，如文献综述、实地调研、案例分析、跨学科视野等，力求全面、深入地剖析医患沟通的内涵与外延。我深刻体会到医患沟通问题的复杂性与艰巨性。尽管本书力求全面、深入地探讨医患沟通，但仍面临诸多挑战与局限，比如文化差异的影响、医疗机制的制约、个体差异的考量，以及人工智能、远程医疗等新兴技术的应用，医患沟通的方式与内容正在发生深刻变化。

在这个信息洪流涌动、知识迭代加速的时代，能够共同携手编撰完成《医疗环节中的医患沟通》一书，我深感荣幸与感激。本书的顺利出版，离不开编委团队的精诚合作与无私奉献，在无数个日夜的不懈努力中，我们相互启迪，共同进步，营造出了浓厚的学术氛围与卓越的团队精神。在此，我们要特别感谢那些在编写过程中默默奉献的编委，尤其是我二十年亦师亦友的导师王艳羣教授，全程不辞辛苦地指导和审校，为本书的高质量出版提供了保障；更要感谢来自各地的医务同仁，是你们的智慧与经验，让本书更加贴近医疗实践，更加具有现实指导意义。最后，我们还要感谢中国中医药出版社的编辑张双强老师，您的宝贵意见与建议，为本书注入了新的活力与灵感。

《医疗环节中的医患沟通》的出版，标志着我们团队在医患沟通领域学术探索与人文关怀方面取得了重要成果，但这也仅仅是一个新的起点。我们将以此为契机，继续深化医患沟通领域的研究与实践，推动医学教育与培训模式的改革与创新，为培养更多兼具精湛医术与深厚人文情怀的医疗人才贡献我们的智慧与力量。

同时，我们也诚挚呼吁社会各界，包括政府、医疗机构、患者组织、媒体等，共同关注医患沟通的重要性，携手构建更加和谐、公正、高效的医疗卫生体系。我们深知，这本书虽试图对医患沟通这一复杂而深刻的主题进行全面而深入的探讨，但仍存在诸多不足与待完善之处。我们衷心希望，这本书的出版能够为医患沟通领域的理论研究与实践探索提供有益的参考与启示，促进医患关系的和谐发展，共同推动医疗事业的繁荣发展。在此，再次向所有为本书付出辛勤努力的编委、审稿专家、出版人员，以及广大读者表示最诚挚的感谢与崇高的敬意!

　　由于编者时间精力有限,书中存在不足之处,希望各位读者在阅读、使用过程中提出宝贵意见和建议,以期进一步完善。

徐　凯

2025 年 5 月于南京

主要参考书目

[1] 王锦帆，尹梅．医患沟通 [M]．北京：人民卫生出版社，2013．

[2] 舒静．医患沟通学 [M]．3 版．北京：人民卫生出版社，2023．

[3] 朱金富，李功迎．医患沟通学 [M]．北京：高等教育出版社，2016．

[4] 王凤华，石统昆，殳儆．医患沟通实务 [M]．北京：化学工业出版社，2021．

[5] 李功迎．医患行为与医患沟通技巧 [M]．北京：人民卫生出版社，2012．

[6] 张捷，高祥福．医患沟通技巧 [M]．2 版．北京：人民卫生出版社，2020．

[7] 白冰．张晓卉．医患沟通技巧与案例分析 [M]．北京：人民卫生出版社，2021．

[8] 王岳．医患关系与医患沟通 [M]．北京：中国协和医科大学出版社，2022．

[9] 王一方，甄橙．北京大学医患关系蓝皮书：语言与沟通 [M]．北京：北京大学医学出版社，2019．

[10] 赵爱平，袁晓玲．护患沟通指导 [M]．北京：科学出版社，2011．

[11] 李小妹，冯先琼．护理学导论 [M]．5 版．北京：人民教育出版社，2021．

[12] 史瑞芬，刘义兰．护理人文修养 [M]．2 版．北京：人民教育出版社，2017．

[13] 李红梅．护理人际沟通 [M]．西安：西安交通大学出版社，2019．

[14] 吴玲，韩景新．人际沟通与护理礼仪 [M]．南京：江苏凤凰科学技术出版社，2018．

[15] 徐玲．临床护士礼仪及护患沟通技巧 [M]．长春：吉林科学技术出版社，2020．

[16] 刘志敏．护士修养与护理艺术 [M]．北京：人民军医出版社，2011．

[17] 刘志敏，吴晓球．医师人文与艺术 [M]．北京：人民卫生出版社，2010．

[18] 张焜．医学人文视角下的医德建设 [M]．天津：天津科学技术出版社，2019．